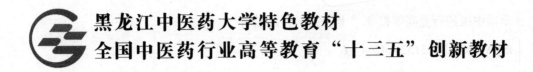

黑龙江中医药大学特色教材
全国中医药行业高等教育"十三五"创新教材

中西医常用护理技术

（供中西医结合临床、护理学、中医学、针灸推拿学等专业用）

主　编　穆　欣（黑龙江中医药大学）

副主编　（以姓氏笔画为序）
　　　　王东梅（黑龙江中医药大学）
　　　　张春宇（黑龙江中医药大学）

编　委　（以姓氏笔画为序）
　　　　代培方（黑龙江中医药大学）
　　　　边祥博（天津市南开医院）
　　　　郑晓英（黑龙江中医药大学）
　　　　杨　盼（厦门大学附属第一医院）
　　　　高焕香（湖北医药学院）
　　　　蔡恩丽（云南中医学院）

中国中医药出版社
·北 京·

图书在版编目（CIP）数据

中西医常用护理技术/穆欣主编．—北京：中国中医药出版社，2018.2（2022.3 重印）

全国中医药行业高等教育"十三五"创新教材

ISBN 978－7－5132－4264－6

Ⅰ.①中…　Ⅱ.①穆…　Ⅲ.①护理学－中医学院－教材　Ⅳ.①R47

中国版本图书馆 CIP 数据核字（2017）第 123290 号

中国中医药出版社出版

北京经济技术开发区科创十三街 31 号院二区 8 号楼

邮政编码　100176

传真　010－64405721

河北品睿印刷有限公司印刷

各地新华书店经销

开本 787×1092　1/16　印张 16　字数 357 千字

2018 年 2 月第 1 版　2022 年 3 月第 4 次印刷

书　号　ISBN 978－7－5132－4264－6

定价　45.00 元

网址　www.cptcm.com

服 务 热 线　010－64405510

购 书 热 线　010－89535836

维 权 打 假　010－64405753

微信服务号　zgzyycbs

微商城网址　https∥kdt.im/LIdUGr

官 方 微 博　http∥e.weibo.com/cptcm

天猫旗舰店网址　https∥zgzyycbs.tmall.com

如有印装质量问题请与本社出版部联系(010－64405510)

编写说明

护理工作在维护人类健康中有着十分重要的作用，护理技术作为护理工作的重要载体，为促进和恢复人类健康做出了巨大的贡献。为了拓展中医药院校临床专业学生的知识结构，熟悉常用护理技术，提高实践能力，增进医护间的互相配合，黑龙江中医药大学附属第一医院护理学教研室自1998年以来面向中医学临床、中医学（英语）等专业开设了常用护理技术选修课。通过近20年的理论与实践教学，此门课程评价很好，成效显著，受到学校广大师生的好评。

黑龙江中医药大学自2012年开始启动"校特色教材建设工程"，2013年12月9日发布了《关于公布黑龙江中医药大学特色教材遴选结果的通知》（校教发〔2013〕26号文件），《中西医常用护理技术》被评为校首届特色教材。特色教材旨在结合人才培养目标、专业及课程建设、教育教学改革和教学辅助资源建设，充实新知识和新成果，通过立项、扶持、资助，开发出一批内容新、方法新、具有地域特色、能解决实际问题的高水平教材，逐步完善学校的教材建设，为提高教学质量、培养高素质应用型人才提供有力支持。《中西医常用护理技术》作为高等中医药院校的一门公共选修课，旨在通过理论的讲授与实践的练习，使学生初步具备常用护理技术的基本知识和基本技能，努力适应我国高等中医药教育发展培养应用型人才的需要。

本教材紧紧围绕临床常用护理技术操作的特点和提高学生常用操作技术能力的培养目标，以实用性为原则。教材分上、下两篇，上篇为西医常用护理技术，着重介绍预防和控制医院感染的操作方法、各种常用注射法、常用输液技术和常用急救技术等，使学生形成无菌观念，能够熟练进行无菌技术操作，学会各种常用注射法，学会导尿和灌肠操作方法，熟练进行吸氧、吸痰、洗胃、除颤及心肺复苏等操作，学会外伤的止血包扎等技术，以达到提高实践能力和急诊急救意识的目的。下篇为中医常用护理技术，目的是让学生掌握拔罐法、毫针刺法、灸法、耳穴贴压法等中医护理技术，很好地继承中医学技术。本教材既能充分满足学生的学习需求，又能提高学生的各项操作技能。

本教材在编写过程中先对临床医生进行调查，确定临床应用率较高的中西医护理技术操作，并结合医疗学生的实际，按照中华中医药学会最新发布的《中医护理常规技术操作规程》进行编写，突出操作要点和操作技术原理，内容详实易懂，使学生在学习中明确每一操作步骤所要达到的目的，达到知其然又知其所以然，增强教学内容的实用性。通过对近年出版的同类教材调查得知，大部分教材以西医护理技术操作为主，中医护理技术部分阙如。此次编写中增加了中医常用护理技术，既突出了中医特色，使学生很好地继承中医学技术，满足中医药院校学生的需要；又满足了社会需求，充分体现了中医常用护理技术在维护人们健康中的作用。

本书编写分工如下：上篇第一章由郑晓英编写；第二章、第三章、第四章由王东梅编写；第五章第一至第四节由穆欣编写、第五至第八节由代培方编写；下篇第六章由张春宇编写；另外蔡恩丽、高焕香、边祥博、杨盼对本书的设计、编写给予了极大的指导与帮助，参与了本书编写和校稿。

本教材的编写得到黑龙江中医药大学的大力支持，在编写、审定和出版过程中得到中国中医药出版社领导、编辑的悉心指导和帮助，在此深表谢意！本教材经过多次认真修改和审校，若有疏漏和不当之处，请使用者提出宝贵意见和建议，以便进一步修订完善。

《中西医常用护理技术》编委会

2017 年 7 月

目 录

上篇　西医常用护理技术

第一章　预防与控制医院感染

医院感染是保障医疗安全的一项非常重要的工作，也是现代医学发展中一个普遍关注的公共卫生问题。医院是患者集中的场所，病原微生物种类繁多，医院感染不仅关系到患者安全，也关系到医务人员的健康。同时随着现代医学的发展，各种新的诊疗技术、大量抗生素和免疫抑制剂的广泛应用等都可促使医院感染发生增多，因此医院感染问题日益严重。预防和控制医院感染已经受到各级卫生行政部门和医院的高度重视。世界卫生组织（WHO）提出有效控制医院感染的关键措施为清洁、消毒、灭菌、无菌技术、隔离、合理使用抗生素、消毒与灭菌的效果监测。因此，护理人员必须掌握预防和控制医院感染的相关知识和技术。

第一节　医院感染概述

一、医院感染的概念与分类

（一）医院感染的概念

医院感染（nosocomial infection）又称医院内获得性感染，是指住院患者在医院内获得的感染，包括住院期间发生的感染和在医院内获得而出院后发生的感染，但不包括入院前已开始或入院时已处于潜伏期的感染。医院的工作人员在医院内获得的感染也属于医院感染。

医院感染对象包括一切在医院活动的人群，如住院患者、门诊患者、陪护人员、探视人员及医院工作人员，其中主要是住院患者。但上述人群中除住院患者外，其他人员在医院内停留时间短，难以确定其感染是否来源于医院，所以医院感染的对象主要是指住院患者。

（二）医院感染分类

1. 根据病原体来源分类　可分为内源性感染和外源性感染。

（1）**内源性感染**（endogenous infections） 是指在医院内由于各种原因，患者遭受其自身固有菌群侵袭而发生的感染，当寄居在患者体内的正常菌群在人体的免疫功能受损、健康状况不佳或抵抗力下降时才会发生感染，又称自身感染（autogenous infections）。

（2）**外源性感染**（exogenous infections） 是指各种原因引起的患者在医院遭受非自身固有病原体侵袭而发生的感染，又称交叉感染（cross infections），包括患者与患者、患者与医务人员之间的直接感染或通过水、空气、医疗器械等物品为媒介的间接感染。

2. 根据感染部位分类 可分为呼吸系统感染、泌尿系统感染、消化系统感染、骨和关节感染、血液系统感染、中枢神经系统感染、心血管系统感染、皮肤组织感染、手术部位感染等。

3. 根据感染病原体的种类分类 可分为细菌感染、病毒感染、真菌感染、支原体感染、衣原体感染等。其中，细菌感染最常见。

二、医院感染发生的条件

医院感染发生必须具备三个条件，即感染源（source of infection）、传播途径（modes of transmission）和易感宿主（susceptible host），三者同时存在并互相联系时就构成了感染链，导致医院感染的发生。感染链是指感染源的传播及感染的发展过程。通常预防和控制医院感染最有力的措施是控制传染源、切断传播途径、保护易感人群。

（一）感染源

感染源是指病原微生物自然生长繁殖及排出的宿主（人或动物）或场所，是感染的来源。

1. 内源性感染的感染源 是寄居在患者某些部位（如呼吸道及口腔黏膜）的正常菌群，在机体抵抗力下降时引起自身感染。

2. 外源性感染的感染源

（1）**已感染的患者或病原携带者** 是医院感染中最重要的感染源。病原微生物从患者感染部位的分泌物中不断排出，容易在另一宿主体内生长和繁殖；病原微生物不断增殖并被排出体外，但病原携带者由于症状、体征不明显，不易被发现和隔离，常常被忽略是医院感染中另一主要传染源。

（2）**动物感染源** 各种动物都可能感染病原微生物而成为动物感染源。其中，鼠类感染源最为常见，鼠类不仅是沙门菌的宿主，而且是鼠疫、流行性出血热等传染病的感染源。另外，禽类也可以使人感染高致病性禽流感。

（3）**医院环境** 医院的环境、设备、器械、物品、食品、垃圾等均可成为某些微生物存活并繁殖的场所而成为感染源。

处理措施：对感染者进行有效隔离和积极治疗；合理使用抗生素；严格进行消毒、灭菌；注意环境的卫生和个人卫生，减少感染概率。

（二）传播途径

传播途径是指病原微生物从感染源传到易感宿主的途径和方式，主要传播途径有接触传播、空气传播和飞沫传播。

1. 接触传播 接触传播是指病原微生物通过感染源与易感宿主之间直接或间接的接触而进行的传播方式。接触传播是医院感染中最常见也是最重要的传播方式之一。

（1）直接接触传播 感染源直接将病原微生物传给易感宿主，如母婴间风疹病毒、巨细胞病毒、艾滋病病毒等。

（2）间接接触传播 感染源排出的病原体通过媒介物传给易感宿主。①最常见的传播媒介是医务人员的手。②医疗用品和设备，以及病室内用具传给他人。③医院中污染的水和食物也可作为媒介，通过消化道传播疾病。④动物或昆虫携带病原微生物作为生物媒介成为人类感染性疾病传播的中间宿主，通过接触、叮咬等传给易感宿主，如蚊子可传播疟疾、乙型脑炎等。

2. 空气传播 空气传播是指带有病原微生物经由悬浮在空气中的微粒（$\leqslant 5\mu m$）传播疾病。如开放性肺结核患者排出结核杆菌，通过空气流动传播给易感宿主。

3. 飞沫传播 飞沫传播是指带有病原微生物的飞沫核（$>5\mu m$）在空气中短距离（1m内）移动到易感人群的口、鼻黏膜或眼结膜等导致的传播。感染者在咳嗽、喷嚏或谈笑时，从口腔、鼻孔喷出的很多微小液滴称飞沫。若易感者在1m内，这些含有病原微生物的飞沫会移动到易感人群的口、鼻黏膜或眼结膜上，从而引起易感宿主感染。医务人员进行某些诊疗操作，如吸痰、洗牙等会产生飞沫，因此操作时要戴口罩，必要时戴防护眼罩。

处理措施：严格执行消毒、隔离制度；接触患者前后要洗手和进行手消毒，戴口罩，必要时穿隔离衣；接触破损皮肤或接触患者血液、体液、分泌物、排泄物时要戴手套，必要时戴护目镜或防护罩；使用一次性医疗用品要按照规定进行处理。

（三）易感宿主

易感宿主是指对感染性疾病缺乏免疫力而易受感染的人。若将这种感染者作为一个总体，则称为易感人群。影响宿主易感性的因素有年龄、性别、种族、遗传；机体防御功能降低；疾病与治疗情况；营养状态；不良生活习惯；精神面貌；持续压力等。医院感染常见的易感人群有老年人和婴幼儿；机体免疫功能严重受损的患者；营养不良的患者；长期使用抗生素的患者；接受侵入性诊疗操作的患者；接受各种免疫抑制剂治疗的患者；住院时间长的患者；手术时间长的患者；精神状态差的患者等。

处理措施：提高易感者机体的抵抗力；对于免疫功能低下者实施保护性隔离；及时观察有无感染的征象；对于儿童及时进行免疫接种，可减少传染病的发生。

三、医院感染的预防与控制

为保障医疗安全，提高医疗护理质量，各级各类医院应将医院感染的管理列入日常管理工作中，建立健全医院管理组织和制度，完善医院感染监控系统，达到有效预防和控制医院感染的目的。

（一）建立医院感染管理机构，不断加强三级监控

医院感染管理机构应有其独立完善的体系，通常设置三级管理组织，医院感染管理委员会、医院感染管理科和各科室医院感染管理小组。

医院感染管理委员会的成员由医院感染管理科、医务科、护理部、临床相关科室、辅助科室及后勤部门等主要负责人和抗感染药物临床应用专家组成，在院长或业务副院长的指导下进行工作。

医院感染管理委员会下应建立层次分明的三级管理体系，便于加强医院感染管理，做到预防为主，及时发现，及时汇报，及时处理。

（二）健全各项规章制度，依法管理医院感染工作

各医院应依照国家卫生部门的法律、法规健全医院感染的各项管理制度，并能依照法律规定做好医院感染的预防、日常管理和处理等工作。医院管理相关的法律法规主要有《医院感染管理规范》《医院消毒卫生标准》《消毒技术规范》《医疗废物管理条例》等，另外还有《中华人民共和国传染病防治法》《突发公共卫生事件应急条例》等。

（三）落实医院感染管理各项措施，阻断感染链

各医院要落实医院感染管理措施必须切实做到控制传染源、切断传播途径、保护易感人群，同时加强对重点部门、重点环节、高危人群及主要感染部位的感染管理。具体的措施主要有建立合格的感染病病房，病区布局合理；加强手术室、母婴同室病房、ICU病房、消毒供应室、门诊和急诊等重点科室的消毒隔离工作；做好清洁、消毒、灭菌及其效果监测工作；合理使用抗生素；做好无菌技术、洗手技术、隔离技术的监督监测工作；对一些重点环节进行监测如各种内镜、接触血及血液制品的医疗器械、钻牙器械，以及医院污水和污物的处理等工作；严格探视和陪护制度，对易感人群实施保护性隔离，对易感染部位如呼吸道、手术切口等部位加强管理。

（四）加强医院感染知识教育，督促各级人员控制医院感染的发生

医务人员在医院感染管理中应履行如下职责：

1. 定期参加预防与控制医院感染的知识培训。
2. 掌握医院感染诊断标准。
3. 加强手的清洁和消毒，严格执行各项诊疗技术的操作规程。
4. 掌握抗感染药物的临床合理应用原则，做到合理使用药物。
5. 加强自我防护。
6. 发现医院感染病例或疑似病例，应及时进行病原学检查及药敏试验，查找感染

源和传播途径，控制感染蔓延，积极治疗患者，隔离其他患者，及时准确地报告到医院的感染科，协助调查，发现法定的传染病，按《传染病防治法》中的有关规定报告。

第二节　清洁、消毒、灭菌

一、相关概念

1. 清洁（cleaning）　清洁是指用物理方法清除物体表面的污垢、尘埃和有机物的过程。清洁还包括保持周围环境的洁净。其目的是去除和减少微生物，并非杀灭微生物。常用的清洁方法有手工清洗、机械清洗和超声波清洗。适用于医院地面、墙壁、家具、医疗护理用品（如器械）等物体表面的处理，以及对物品消毒、灭菌前的处理。

2. 消毒（disinfection）　消毒是指用物理、化学或生物的方法清除或杀灭传播媒介上除芽孢以外所有的病原微生物，使其达到无害化的处理。

3. 灭菌（sterilization）　灭菌是指用物理或化学方法清除或杀灭传播媒介上所有微生物的处理。经灭菌处理的物品称无菌物品。

二、消毒、灭菌的方法

常用消毒灭菌的方法有物理消毒灭菌法和化学消毒灭菌法两大类。

（一）物理消毒灭菌法

物理消毒灭菌法是利用物理因素作用于病原微生物，将之清除或杀灭，常用的方法有热力、光照、辐射、过滤除菌等。

1. 热力消毒灭菌法（heat disinfection sterilization）　主要是利用高热能破坏微生物的蛋白质、核酸、细胞壁和细胞膜，促使其死亡，从而达到消毒灭菌的目的，是效果可靠、使用最广泛的方法。热力消毒灭菌法又分为干热法和湿热法两种。干热法通过空气导热，传热较慢；湿热法通过空气和水蒸气导热，传热较快，穿透力强。因此，相对于干热法，湿热法所需的时间短，温度低。

（1）**干热法**　干热法又可分为干烤法和燃烧灭菌法两种。

①干烤法（dry-heat sterilization）：即将器具放入专用密闭的烤箱内进行灭菌，其热力传播和穿透主要依靠空气对流及介质传导，灭菌效果可靠。干烤法适用于高温下不易变质、损坏、蒸发的物品，如油剂、粉剂、玻璃器皿和金属制品等的灭菌。禁用于纤维织物、塑料制品等的灭菌。干烤灭菌所需的温度和时间需根据消毒灭菌物品的种类和烤箱的类型确定。

②燃烧灭菌法（burning sterilization）：即直接用火焰灭菌，是一种简单、迅速、彻底的灭菌方法。常用于微生物实验室接种环的消毒灭菌及某些金属器械（锐利刀剪禁用此法以免锋刃变钝）或搪瓷类物品急用时的消毒。金属器械可直接在火焰上烧灼20秒；搪瓷类容器可倒入少量95%～100%的酒精，点燃后慢慢转动容器，使酒精分布均匀，

燃烧直至熄灭，但中途不可添加酒精，避免发生危险。另外对污染的废弃物、病理标本、带脓性分泌物的敷料或纸张等的处理，可直接点燃或在焚烧炉内焚烧处理。

（2）湿热法　主要是通过凝固病原体的蛋白质而达到杀死微生物的目的。临床上主要用于耐湿、耐高温物品的处理。如各类器械、敷料、搪瓷、橡胶、耐高温玻璃制品及溶液等的灭菌。临床常用的湿热法有四种，即煮沸消毒法、压力蒸汽灭菌法、低温蒸汽消毒法、流通蒸汽消毒法等。

1）煮沸消毒法（boiling disinfection）：操作简便，无需特殊器材，且效果可靠，是应用最早的消毒方法之一，适用于耐湿、耐高温的物品，如金属、搪瓷、玻璃和橡胶类等的消毒。一般水沸后再煮5～15分钟即可达到消毒目的。

为保证消毒效果，进行煮沸消毒时应注意如下情况：①煮沸消毒前要将物品刷洗干净。②物品不宜放置过多，大小相同的碗、盆不能重叠，要保证物品各面都与水相接触。有轴节的器械或带盖的容器要将轴节或盖打开再放入水中，空腔导管需先在腔内灌水后再煮沸。③根据物品性质决定放入水中的时间及消毒时间，玻璃器皿要冷水时放入；橡胶制品要用纱布包好，待水沸后再放入；消毒时间5～10分钟。④消毒所需时间要从水沸后开始计算，如中途加入物品，则在第二次水沸后重新计时。⑤水的沸点受气压影响，海拔高地区气压低，水的沸点也低，需适当延长消毒时间。一般海拔每增高300m，消毒时间延长2分钟。⑥将碳酸氢钠加入水中，配成1%～2%的浓度时，沸点可达到105℃，不仅可增强杀菌作用，还可减少对金属的腐蚀。⑦消毒后要将物品及时取出，置于无菌容器内。

2）压力蒸汽灭菌法（autoclave sterilization）：是目前为止热力消毒灭菌中效果最好的一种方法，临床应用广泛。压力蒸汽灭菌法能快速杀灭所有微生物包括细菌芽孢，快速加热并穿透至物品深部，短时间即能达到灭菌效果。

压力蒸汽灭菌法的优点：①对人员无毒、无副作用；不破坏环境；无毒性残留物。②灭菌过程容易控制和监测。③快速杀灭微生物。④受有机物和无机物影响较小。⑤整个灭菌循环过程较短。⑥能渗透到包裹内或管腔内。

压力蒸汽灭菌法的缺点：①破坏对热敏感的物品；反复暴露会破坏一些精密医疗器械。②可能会引起包裹和物品过湿。③可能引起物品生锈。④不能用于油剂和粉剂等的灭菌。

根据排放冷空气的方式和程度的不同，可分为下排气式压力蒸汽灭菌和预真空压力蒸汽灭菌。

下排气式压力蒸汽灭菌是利用重力置换原理，使热蒸汽在灭菌器中自上而下使冷空气从下排气孔排出，再由饱和蒸汽取代，利用蒸汽释放的潜能使物品达到灭菌效果。当压力达到102.9kPa时，其温度可达到121℃，此时维持20～30分钟即可达到灭菌的目的。此法常用的有手提式压力蒸汽灭菌法和卧式压力蒸汽灭菌法。

预真空压力蒸汽灭菌法主要是利用机械抽真空的方法，让灭菌柜室内形成2.0～2.7kPa的负压，使蒸汽能够迅速穿透至物品的内部进行灭菌。若压力达到205.8kPa时，温度则可达到132℃或更高温度，如果维持5～10分钟则可达到灭菌效果。此法可分为预真空法和脉动真空法，脉动真空法因为多次抽真空，所以效果更可靠。

注意事项：①器械和物品在灭菌前必须清洗并擦干。②物品包装不宜过大。采用下排气式压力蒸汽灭菌的物品体积不应超过30cm×30cm×25cm，总装载量不能超过灭菌柜室总容量的80%。若采用预真空压力蒸汽灭菌，物品的体积不能超过30cm×30cm×50cm，总装载量不能超过灭菌柜室总容量的90%，也不能少于灭菌柜室总容量的10%。③灭菌包要合理放置，物品捆扎不宜过紧，各消毒包之间要留有空隙，布类物品要放在搪瓷类、金属等物品之上；盛装物品的容器若有孔，要将容器的孔打开，以利于蒸汽进入。消毒灭菌后，要关闭容器孔。④包裹材料要透气，以利于空气的排出和蒸汽的进入。⑤物品外用化学指示胶带粘封，包内要放化学指示卡或化学指示胶带。⑥灭菌后的物品要放在无菌柜内存放，在有效期内使用。

3）低温蒸汽消毒法（low temperature steam disinfection）：是将蒸汽输入预先抽空的压力蒸汽灭菌锅内，并控制温度在73~80℃，持续10~15分钟进行消毒。其可杀灭大多数致病微生物。此法主要用于不耐高热的物品，如内镜、塑料制品、橡胶制品和麻醉面罩等物品的消毒。

4）流通蒸汽消毒法（flowing steam disinfection）：是在常压下用100℃左右的水蒸气消毒，常用于食具、便器的消毒。消毒时间要从水沸产生蒸气后开始计算，一般为15~30分钟。

2. 辐射消毒法　该法主要利用紫外线的杀菌作用，使菌体蛋白光解、变性而使细菌死亡，分为日光暴晒、紫外线消毒和臭氧消毒灭菌法。

（1）日光暴晒（sunshine disinfection）　因日光具有热、干燥和紫外线的作用，所以有一定的杀菌力，常用于床垫、被服及书籍等物品的消毒。一般将物品放在阳光直射下暴晒6小时，并定时进行翻动，使物品各面均受到日光照射，达到消毒效果。

（2）紫外线消毒（ultraviolet disinfection）　紫外线灯管是人工制造的低压汞石英灯管，通电后汞蒸气辐射出的紫外线光波具有杀菌作用（紫外线属波长在100~400nm的电磁波，根据波长可分为A波、B波、C波和真空紫外线。消毒使用的是C波紫外线，其波长范围为200~275nm，杀菌作用最强的波段为250~270nm）。常用的紫外线灯管有15W、20W、30W和40W四种。

紫外线消毒主要用于空气消毒和物品消毒。用于空气消毒时，每10m²安装30W紫外线灯管1支，有效距离不超过2m，消毒时间为30~60分钟；用于物品消毒时，有效距离为25~60cm，消毒时将物品摊开或挂起，使其表面受到直接照射，消毒时间为20~30分钟；用于液体消毒时，可采用水内照射法和水外照射法，水层厚度不应超过2cm，并且根据紫外线的辐射强度确定水流速度。

为确保消毒效果，应用紫外线灯管消毒时应注意：①经常保持灯管清洁，每周两次用乙醇棉球轻轻擦拭灯管，除去灰尘和污垢。②消毒时间从灯亮后5~7分钟计时，消毒时间=杀灭目标微生物所需的照射剂量÷紫外线灯管的辐照强度，关灯后，如需再开启要间歇3~4分钟，照射结束后要开窗通风。③记录使用时间，如使用时间超过1000小时，需更换灯管。④紫外线消毒的适宜温度为20~40℃，适宜湿度为40%~60%。⑤做好自身防护。紫外线对人的眼睛和皮肤有刺激作用，直接照射30秒就可引起眼炎或皮炎，照射过程中产生的臭氧对人体也不利，故照射时人要离开房间，必要时戴防护镜、穿防护衣。⑥定期监测灭菌效果，确保灭菌效果。

（3）臭氧消毒灭菌法（ozone disinfectant）　臭氧在常温下为强氧化剂，主要依靠强大的氧化作用杀菌，可杀灭细菌繁殖体、病毒、芽孢、真菌，并能破坏肉毒杆菌毒素，稳定性极差，且易爆炸。臭氧消毒的原理是利用臭氧发生管，在电场作用下将空气中的氧气转换成高纯臭氧，主要用于空气消毒、医院污水和诊疗用水的消毒，以及物品表面消毒。

使用中要注意臭氧对人体有毒，国家规定大气中允许臭氧浓度不能超过 $0.2mg/m^3$。因此，空气消毒时，人员必须离开，待消毒结束后 20 ~ 30 分钟才可进入，并开窗通风换气。使用臭氧消毒灭菌过程中还需注意环境的温湿度、有机物、pH 等多种因素可影响臭氧的杀菌作用。

3. 电离辐射灭菌法（ionizing disinfectant）　电离辐射灭菌法是指利用放射性同位素 ^{60}Co 发射高能 γ 射线或电子加速器产生的高能电子束进行辐射灭菌。电离辐射作用可分为直接作用和间接作用。直接作用是指射线的能量能直接破坏微生物的核酸、蛋白质和酶等。间接作用是指射线的能量先作用于水分子，使其电离，电离后其产生的自由基再作用于蛋白质、核酸、酶等物质。

电离辐射灭菌法是在常温下灭菌，因此又称"冷灭菌"，适用于不耐热的物品灭菌，如精密仪器、橡胶、生物制品等。使用电离辐射灭菌法应注意：①由于放射线对人体有害，故消毒过程中要使用机械传送物品。②由于氧能促进 γ 射线的杀菌作用，所以灭菌要在有氧环境下进行。③湿度越高，杀菌效果越好。

4. 微波消毒灭菌法（microwave disinfectant）　微波是频率在 30 ~ 300000MHz、波长在 0.001 ~ 1m 的电磁波。在电磁波的高频交流电场中，物品中的极性分子发生极化进行高速运动，并频繁改变方向，互相摩擦，使其温度迅速上升，达到消毒灭菌的作用。微波可以杀灭各种微生物，包括细菌繁殖体、真菌、病毒、细菌芽孢、真菌孢子等，常用于食物和餐具的消毒、医疗药品及耐热的非金属材料器械的消毒灭菌。

使用微波消毒时应注意：①微波对人体有一定的伤害，要避免小剂量、长期接触或大剂量照射。②微波无法穿透金属面，不能用于消毒金属物品，盛放消毒物品的容器也不能使用金属。③水是微波的强吸收介质，用湿布包裹物品或在炉内放一杯水可以提高消毒的效果。④微波消毒时，物品不能太厚、太大。

5. 机械除菌　机械除菌是指用机械的方法如冲洗、擦、刷、扫、铲除、过滤等除掉物品表面、空气中、水中及人畜体表的有害微生物。此种方法虽不能杀灭病原微生物，但可大大减少病原微生物的数量和引起感染的机会。

（二）化学消毒灭菌法

化学消毒灭菌法是指利用化学药物杀灭病原微生物的方法。杀灭病原微生物所用的化学药品称为化学消毒剂。凡不适用于物理消毒灭菌的物品，都可以选择化学消毒灭菌的方法。如对患者的皮肤、黏膜、排泄物，以及周围环境、金属锐器、光学仪器和某些塑料制品等进行消毒灭菌，都可以选用化学消毒灭菌法。

1. 理想的化学消毒剂 临床中理想的化学消毒剂需具备下列条件：杀菌谱广；有效浓度低；作用速度快；作用时间长；性质稳定；易溶于水；可在低温下使用；不易受有机物、酸、碱及其他物理、化学等因素的影响；无刺激性，无腐蚀性；不引起过敏反应；无色，无味，无臭，毒性低，且使用后易于除去残留的药物；不易燃烧，不易爆炸；用法简便，价格低廉，便于运输。

2. 化学消毒剂的选择 目前还没有一种化学消毒剂完全符合上述条件。为了达到消毒效果，要根据消毒对象、要达到的消毒水平，以及可能影响消毒效果的因素，选择最适宜、最有效的消毒剂。不同的消毒剂有不同的消毒效力。每种方法都有一定的局限性，使用中要遵循一定的原则并合理利用，以达到最佳消毒灭菌效果。各种化学消毒根据效力不同可分为四类。

（1）灭菌剂（sterilant） 灭菌剂是指能杀灭一切微生物，包括细菌芽孢、使物品达到灭菌要求的制剂，如甲醛、戊二醛、环氧乙烷等。

（2）高效消毒剂（high‒efficiency disinfectant） 高效灭菌剂是指能杀灭一切细菌繁殖体（包括分枝杆菌）、病毒、真菌及其孢子，并对细菌芽孢有显著杀灭作用的制剂，如过氧乙酸、一些含氯的制剂等。

（3）中效消毒剂（moderate‒efficiency disinfectant） 中效消毒剂是指能杀灭细菌繁殖体、病毒、真菌等除细菌芽孢以外的其他微生物制剂，如醇类、碘类、部分含氯的制剂等。

（4）低效消毒剂（low‒efficiency disinfectant） 低效消毒剂是指只能杀灭细菌繁殖体、亲脂病毒和某些真菌的制剂，如酚类、季铵盐类等。

3. 化学消毒剂的使用原则

（1）坚持合理使用的原则，能不用时尽量不用，必须使用时尽量少用，能用物理方法消毒灭菌的尽量不使用化学消毒灭菌法。

（2）根据物品的性能和各种病原微生物的特性选择合适的消毒剂。

（3）严格掌握消毒剂的有效浓度、消毒时间和使用方法。

（4）消毒剂要定期更换，易挥发的要加盖，并定期进行检测，调整浓度。

（5）要进行消毒的物品必须先洗净、擦干。

（6）消毒液中不能置放纱布、棉花等物品，因这类物品可吸附消毒剂，降低消毒效力。

（7）消毒后的物品使用前需用无菌生理盐水冲净，避免消毒剂刺激人体组织。

（8）熟悉消毒剂的毒副作用，做好相应的人员防护工作。

4. 化学消毒剂的使用方法

（1）浸泡法（immersion） 浸泡法是将被消毒的物品洗净擦干，浸没在消毒液中的方法。使用此方法时要注意打开物品的轴节或套盖，管腔内要灌满消毒液，要在标准的浓度和时间内进行，以起到消毒灭菌作用。

（2）擦拭法（rubbing） 擦拭法是用化学消毒剂擦拭被污染物体的表面或皮肤、

黏膜的方法，如用含氯消毒剂擦拭墙壁、地面，用0.5%～1.0%的碘伏消毒皮肤等。一般选用易溶于水、穿透力强、无明显刺激作用的消毒剂。

（3）喷雾法（nebulization） 喷雾法是用喷雾器均匀喷洒消毒剂，进行空气或物体表面消毒的方法，常用于空气、地面、墙壁等的消毒。

（4）熏蒸法（fumigation） 熏蒸法是将消毒剂加热或加入氧化剂，使其产生气体进行消毒的方法，如手术室、换药室和病房的空气消毒。在消毒间或密闭的容器内也可用熏蒸法对被污染的物品进行消毒灭菌，临床常用的有甲醛气体或环氧乙烷气体。

5. 临床常用的化学消毒剂 临床常用的化学消毒剂见表1-1。

表1-1 临床常用的化学消毒剂

消毒剂名称	消毒水平	作用原理	适用范围	注意事项
戊二醛	灭菌	与微生物的蛋白质反应使之灭活	在2%戊二醛溶液加入0.3%碳酸氢钠，成为2%～2.5%碱性戊二醛，一般用于浸泡器械、内镜等，消毒时间需20～45分钟，灭菌时间需10小时	1. 物品灭菌后，在下次使用前需用无菌蒸馏水冲洗 2. 浸泡金属类物品时，加入0.5%亚硝酸钠防锈 3. 对皮肤、黏膜有刺激性，对眼睛的刺激性较重，使用时要注意防护 4. 定期检查，每周过滤1次，2～3周更换消毒剂1次 5. 碱化后的戊二醛稳定性降低，要加盖保存，现配现用
环氧乙烷	灭菌	与菌类蛋白结合，干扰微生物酶的正常代谢，使之死亡	1. 少量物品一般放入丁基橡胶袋中消毒；大量物品一般放入环氧乙烷灭菌柜，通过自动调节温度、相对湿度、投药量进行消毒灭菌 2. 适用于不耐高温湿热的电子仪器和光学仪器	1. 放于通风、阴凉、无火源处，贮存温度低于40℃，严禁放入冰箱，防止爆炸 2. 环氧乙烷易燃易爆，且有一定毒性，使用时要严格执行安全操作程序 3. 每次消毒灭菌后，进行效果监测 4. 物品灭菌后，须待环氧乙烷残留量清除后方可使用
过氧乙酸	灭菌	产生新生态氧，使菌体蛋白氧化，使细菌死亡	1. 0.02%溶液用于黏膜冲洗 2. 0.1%～0.2%溶液用于一般污染物品表面的消毒及喷洒 3. 0.2%溶液用于空气熏蒸消毒	1. 存于阴凉避光处，防高温引起爆炸 2. 易氧化分解而降低杀菌力，保存时需加盖，现用现配，忌与碱或有机物相混合 3. 浓溶液有刺激性和腐蚀性，配制时要注意防护，需戴口罩和橡胶手套 4. 对金属和织物有腐蚀性，对织物有漂白作用，使用时要注意避免此类物品

续表

消毒剂名称	消毒水平	作用原理	适用范围	注意事项
福尔马林	灭菌	使菌体蛋白变性，酶失去活性	适用于不耐高温且易腐蚀的医疗器械的灭菌	1. 使用甲醛消毒、灭菌时，必须在甲醛消毒、灭菌箱内进行。箱内需有良好的甲醛定量加入和气化装置，不可使用自然挥发法 2. 熏蒸穿透力弱，被消毒物品要摊开放置，污染面尽量暴露，中间留一定空隙 3. 甲醛有致癌作用。不宜用于空气消毒
含氯消毒液	高、中效	在水溶液中可释放出有效氯，破坏细菌酶的活性而致其死亡	1. 含有效氯 500mg/L 消毒溶液用于一般物品污染，浸泡 10 分钟以上，含有效氯 2000～5000mg/L 消毒溶液常用于经血传播病原体、分枝杆菌和细菌芽孢污染物品，使用时需浸泡 30 分钟以上 2. 如用喷洒法，有效氯的含量消毒时间均要加倍 3. 排泄物消毒：干粪 5 份加含氯石灰 1 份搅拌（含有效氯 10000mg/L），作用 2～6 小时	1. 消毒剂保存在密闭容器内，置于阴凉、通风、干燥处，以减少有效氯的丧失，定期更换消毒液 2. 配置后的溶液性质不稳定，应现配现用 3. 有腐蚀和漂白的作用，不宜用于金属制品、有色衣服及油漆家具的消毒 4. 消毒后的物品应及时用清水冲净
碘伏	中效	破坏细菌膜的通透性屏障	多用于外科洗手消毒、外科换药消毒、手术部位皮肤黏膜消毒、注射前皮肤消毒、口腔黏膜消毒	1. 使用后注意盖紧瓶盖 2. 手术部位皮肤消毒时，如使用高频电刀，须待消毒剂干后使用
碘酊	中效	使细菌蛋白氧化变性	用于皮肤消毒和一般皮肤感染，皮肤消毒擦后待干（1 分钟），再用 75% 乙醇脱碘	1. 对皮肤有较强的刺激作用，一般不用于伤口、黏膜消毒 2. 碘酊中的碘易挥发。保存时需加盖 3. 碘对金属有腐蚀性，不能浸泡金属器械 4. 皮肤过敏者禁用
乙醇	中效	使细菌蛋白凝固变性。干扰细菌的代谢而致其死亡，但乙醇对肝炎病毒和芽孢无效	1. 75% 溶液作为消毒剂，用于皮肤消毒，也可用于浸泡锐利金属器械及体温计 2. 95% 溶液可用于燃烧灭菌	1. 易挥发，须加盖保存，定期对其进行检测，确保有效浓度 2. 有刺激性，不宜用于黏膜及创面消毒 3. 易燃，应加盖置于避火处 4. 不适用于手术器械灭菌，因不能杀灭芽孢 5. 消毒时，浓度不超过 80%，因乙醇杀菌需一定量的水分，浓度过高或过低会影响杀菌效果

消毒剂名称	消毒水平	作用原理	适用范围	注意事项
季铵盐类苯扎溴铵	低效	阳离子表面活性剂，能吸附带阴离子的细菌，破坏细胞膜，使蛋白质变性，还可破坏细菌酶的活性，导致菌体自溶死亡	1. 500～2000mg/L 溶液用于黏膜消毒，浸泡 3 分钟 2. 200～1000mg/L 用于物品表面的擦拭消毒	1. 对肥皂、碘、高锰酸钾等阴离子表面活性剂有拮抗作用，避免同时使用 2. 有吸附作用，故溶液内不可投入纱布、棉花等，以免降低药效 3. 对铝制品有破坏作用，不可用铝制品盛装
胍类消毒剂氯己定	低效	破坏菌体细胞膜的酶活性，使胞浆膜破裂死亡	1. 用于手、皮肤、黏膜的消毒 2. 使用浓度为 2～45g/L	1. 对肥皂、碘、高锰酸钾等阴离子表面活性剂有拮抗作用 2. 有吸附作用，会降低药效，故溶液内不可投入纱布、棉花等

三、医院清洁、消毒、灭菌工作

医院的清洁、消毒、灭菌工作是指根据一定的规范、原则对医院的环境、各类物品、患者的分泌物，以及排泄物等进行消毒处理的过程，目的是尽可能减少医院感染的发生。

(一) 医院用品的危险性分类

医疗用品的危险性是指物品污染后对人体造成危害的程度。根据危害程度和在人体接触部位的不同可分为高度危险性物品、中度危险性物品和低度危险性物品三类。

1. 高度危险性物品 凡需穿透皮肤、黏膜而进入无菌组织或器官内部的器械或与破损的组织、皮肤黏膜密切接触的用品或器材都属于高度危险性物品，如手术器械、心导管注射器、血液和血液制品、脏器移植物等。这些物品均需严格灭菌，并首选压力蒸汽灭菌。这类物品被任何致病微生物感染都有引发严重感染的危险。

2. 中度危险性物品 中度危险性物品仅与皮肤、黏膜接触，不进入无菌组织，如压舌板、体温计、呼吸机管道、口腔器材、胃镜等。

3. 低度危险性物品 低度危险性物品仅直接或间接地与健康无损的皮肤相接触，不进入人体组织、不接触黏膜，如口罩、衣被、毛巾、血压计袖袋等。如没有足够数量的病原微生物污染，一般无危害。

(二) 消毒、灭菌方法的分类

根据消毒因子的浓度、强度，以及作用时间对微生物的杀灭能力，消毒灭菌方法可分为四个作用水平。

1. 灭菌法 灭菌法是指可以杀灭一切微生物而达到绝对无菌的方法，包括热力灭菌法、电离辐射灭菌法、微波灭菌法等物理灭菌法，以及使用甲醛、戊二醛、过氧乙酸、环氧乙烷等高效灭菌剂进行的化学灭菌方法。

2. 高水平消毒法 高水平消毒法是指可杀灭一切细菌繁殖体（包括结核分枝杆菌）、病毒、真菌及其孢子和绝大多数细菌芽孢的一种消毒方法，包括热力灭菌法、微波灭菌法、臭氧法和紫外线消毒法等物理灭菌法，以及含氯制剂、过氧乙酸、过氧化氢、含溴消毒剂和一些复配的消毒剂等进行消毒灭菌的方法。

3. 中水平消毒法 中水平消毒法是指能杀灭和清除细菌芽孢以外的各种病原微生物的消毒方法，包括使用超声波、碘类消毒剂、醇类、复方氯已定等进行消毒的方法。

4. 低水平消毒法 低水平消毒法是指只能杀灭细菌繁殖体（除外结核分枝杆菌）和亲脂病毒的消毒方法，包括通风换气、冲洗等机械除菌法，以及中草药植物类、胍类（氯已定）、金属离子消毒剂等化学消毒方法。

（三）医院消毒中选择消毒、灭菌方法的原则

1. 根据物品污染后的危害程度选择消毒、灭菌的方法

（1）高度危险性物品 必须选用灭菌法，以杀灭一切微生物。

（2）中度危险性物品 可选用中水平消毒法或高水平消毒法。

（3）低度危险性物品 一般可选用低效消毒法或只做一般的清洁处理即可。

2. 根据污染微生物的种类和数量选择消毒、灭菌的方法及使用剂量

（1）对受到致病性芽孢、真菌孢子和抵抗力强、危险程度大的病毒污染的物品，选用灭菌法或高效消毒法。

（2）对受到致病性细菌、真菌、支原体、亲水病毒、螺旋体、衣原体污染的物品，选用中效以上的消毒法。

（3）对受到一般细菌或亲脂病毒污染的物品，可选用中效或低效消毒法。

（4）消毒物品上微生物污染特别严重时，要加大处理剂量，延长消毒时间。

3. 根据消毒物品的性质选择消毒方法

（1）耐高温、耐湿物品和器材，首选压力蒸汽灭菌法或干热灭菌法。

（2）怕热、忌湿和贵重物品，要选择甲醛或环氧乙烷气体消毒、灭菌。

（3）金属器械的浸泡灭菌，要选择腐蚀性小的灭菌剂。

（4）选择表面消毒时，要考虑表面性质，光滑表面可选择紫外线消毒或液体消毒剂擦拭，多孔材料表面可选择喷雾消毒法。

（5）凡是受到感染性患者排泄物、分泌物、血液污染的器械和物品，要先预消毒，再清洗，再根据物品污染后危险性的种类，选择合理的消毒、灭菌方法进行消毒或灭菌。

（四）医院日常的清洁、消毒、灭菌

1. 医院环境 医院环境常被患者、隐性感染者或带菌者排出的病原微生物所污染，构成感染的媒介。对医院环境的清洁与消毒是控制医院感染的一项重要措施。凡传染患者没有接触过的医院环境，包括多数设备，只需彻底清洗，无需消毒。受血液、体液污

染或感染性疾病患者接触过的器具需用含有效氯 0.5% ~1% 的消毒剂消毒。此外，营养室和配餐室桌面、免疫低下患者或易感患者的环境清洁消毒也可选用含氯消毒剂。

2. 空气净化 用物理、化学和生物等方法，使室内空气中的含菌量尽量减少到无尘、无菌状态，称为空气净化。包括控制感染源、减少探视人员和陪护人员；湿式清扫；定时通风换气。紫外线空气消毒是医院环境中净化室内空气的常用措施。如遇传染病或严重感染性疾病患者，可采用化学消毒剂喷雾或熏蒸进行空气消毒。手术室、器官移植室、无菌药物制剂室内的空气可采用生物净化法使空气净化。该方法又称层流净化法。

3. 预防性和疫源性消毒 预防性消毒是指在没有明确的感染源存在情况下，对可能被病原微生物污染的场所和物品所做的消毒。疫源性消毒是指在有感染源或曾经存在病原微生物污染的情况下，为预防感染的传播而进行的消毒，消毒措施分随时消毒和终末消毒。随时消毒是指直接在患者或带菌者周围进行的消毒，目的是随时杀灭或清除由感染源排出的病原微生物。终末消毒是指感染性患者出院或死亡后对隔离病室的消毒，目的是杀灭感染源遗留的病原微生物，如采用杀菌剂进行室内熏蒸消毒。

4. 被服类消毒 一般被服均经洗涤后高温消毒，对特殊感染所污染的被服最理想的灭菌方法是用环氧乙烷气体灭菌。各科患者用过的被服要集中起来送到被服室，经环氧乙烷灭菌后再送洗衣房清洗、备用。

5. 皮肤和黏膜的消毒 皮肤和黏膜是人体的防御屏障，其表面存在一定数量的微生物，其中包括致病性微生物和条件致病性微生物。洗手技术可清除医务人员手表面的一过性污染菌，但接触过致病污染菌后还要使用洗必泰或碘伏灭菌液消毒。对患者皮肤、黏膜的消毒要根据不同部位选择消毒剂。

6. 器械物品的清洁、消毒、灭菌 医疗器械及其他物品是导致医院感染的重要途径之一，必须进行妥善的清洁、消毒、灭菌。消毒方法以压力蒸汽灭菌法最为可靠，不耐高温高压者需慎重选用化学消毒剂。

（五）清洁、消毒、灭菌的监测与效果评价

消毒效果的监测是评价消毒方法是否合理、消毒效果是否可靠的重要手段。

1. 各类环境空气、物体表面和医务人员手的消毒卫生标准 见表 1 - 2。

表 1 - 2 各类环境空气、物品表面、医务人员手的细菌菌落总数卫生标准

卫生标准 / 环境类别	空气（cfu/cm³）	物品表面（cfu/cm²）	医务人员手（cfu/cm²）
Ⅰ 类	≤10	≤5	≤5
Ⅱ 类	≤200	≤5	≤5
Ⅲ 类	≤500	≤10	≤10
Ⅳ 类	-	≤15	≤15

医院环境从空气消毒角度可分为四类。Ⅰ类环境包括层流洁净手术室、层流洁净病室和无菌药物制剂室。Ⅱ类环境包括普通手术室、婴儿室、早产儿室、产房、供应室无菌区、重症监护病房、烧伤病房、普通保护性隔离室等。Ⅲ类环境包括妇产科检查室、注射室、换药室、儿科病房、供应室清洁区、化验室、急诊室、各类普通病室及诊查室等。Ⅳ类环境包括传染病病房。其中Ⅰ类、Ⅱ类环境中不可检出大肠杆菌、金黄色葡萄球菌和铜绿假单胞菌。Ⅲ类、Ⅳ类环境中不可检出金黄色葡萄球菌和大肠杆菌。早产室、婴儿室、新生儿室、母婴同室和儿科病室的物品表面，以及医护人员的手上不可检出溶血性链球菌、沙门菌、金黄色葡萄球菌和大肠杆菌。

2. 器械物品消毒效果监测 高度危险性物品必须无菌，不可检出任何微生物。中度危险性医疗用品细菌菌落总数要≤20cfu/（g或100cm^2），不可检出致病性微生物；低度危险性医疗用品细菌菌落总数要≤200cfu/（g或100cm^2），不可检出致病性微生物。

3. 消毒液的监测 消毒液中的有效成分必须定期测定；使用中的消毒液含菌量≤100cfu/mL，不可检出致病性微生物，且这种消毒液不能用于灭菌处理或浸泡、不能保存灭菌器械或空气喷洒。

4. 餐具消毒效果的监测 采用灭菌滤纸片于消毒后、使用前进行检测，如细菌总数≤5cfu/cm^2、大肠杆菌未检出、HbsAg阴性并且未检出致病菌为消毒合格。

5. 饮水效果监测 细菌总数＜100个/mL，大肠杆菌数＜3个/1000mL。

6. 洗衣房衣物、医用污物消毒效果监测 未检出致病菌为消毒合格。

7. 污染处理效果监测 污染物品无论是回收再使用或是废弃，都必须进行无害化处理，不可检出致病性微生物。

第三节 手卫生

一、概述

（一）相关概念

1. 手卫生（hand hygiene） 手卫生是医务人员洗手、卫生手消毒和外科手消毒的总称。

2. 洗手（hand washing） 洗手是指医务人员用肥皂（或皂液）和流动水洗手，去除手部皮肤污垢、碎屑和部分致病菌的过程。

3. 卫生手消毒（antiseptic handrubbing） 卫生手消毒是指医务人员用速干手消毒剂揉搓双手，以减少手部暂居菌的过程。

4. 外科手消毒（surgical hand antisepsis） 外科手消毒是指外科手术前医务人员用肥皂（或皂液）和流动水洗手，再用手消毒剂清除或者杀灭手部暂居菌和减少常居菌的过程。使用的手消毒剂可具有持续抗菌活性。

5. 常居菌（resident skin flora） 常居菌是指能从大部分人体皮肤上分离出的微生物，是皮肤上持久的固有寄居菌，不易被机械的摩擦清除，如凝固酶阴性葡萄球菌、棒状杆菌类、丙酸菌属、不动杆菌属等。一般情况下不致病。

6. 暂居菌（transient skin flora） 暂居菌是指寄居在皮肤表层，常规洗手容易被清除的微生物。直接接触患者或被污染的物体表面时可获得，可随时通过手传播，与医院感染密切相关。

7. 手消毒剂（hand antiseptic agent） 手消毒剂是指用于手皮肤消毒，以减少手部皮肤细菌的消毒剂，如乙醇、异丙醇、氯己定、碘伏等，主要包括速干手消毒剂（alcohol - based hand rub）和免冲洗手消毒剂（waterless antiseptic agent）两种。速干手消毒剂含有醇类和护肤成分，主要有水剂、凝胶和泡沫型。免冲洗手消毒剂主要用于外科手消毒，消毒后无需用水冲洗，有水剂、凝胶和泡沫型三种。

（二）手卫生设施

手卫生设施是用于洗手与手消毒的设施，包括洗手池、水龙头、流动水、清洁剂、干手用品、手消毒剂等。

（三）手卫生管理

医疗机构要制定并落实手卫生管理制度，配备有效、便捷的手卫生设施，并定期开展手卫生的培训，医务人员要掌握手卫生知识和正确的手卫生方法，保证洗手与手消毒的效果。医疗机构要加强对医务人员手卫生的指导和监督。

二、洗手技术

洗手是将手涂满肥皂泡沫并对其所有表面进行强而有力的短时揉搓，然后用流水冲洗的过程。有效的洗手可清除 99% 以上的各种暂时性细菌，达到有效的清洁作用。医务人员的手经常直接或间接地与污染物品或患者接触，极易引起感染或交叉感染，因此，洗手是防止医院感染传播最重要的措施之一。

（一）目的

洗手的目的是清除医务人员手上的污垢和大部分致病微生物，切断通过手传播感染的途径。

（二）适用范围

1. 进入和离开病房前。
2. 接触清洁物品前和处理污染物品后。
3. 无菌操作前后。
4. 护理患者前后。
5. 接触伤口前后。

6. 上厕所前后。

（三）用物准备

洗手池设备、肥皂或含杀菌成分的洗手液、毛巾或擦手纸或热气干手机、盛放毛巾或擦手纸的容器。

（四）操作方法

操作方法见表1-3。

表1-3 洗手技术的步骤

操作步骤	要点与说明
1. 准备 取下手上的饰物及手表，卷袖过肘，调节合适水流	·防止水流过大，溅湿工作服
2. 湿润双手 湿润双手并取肥皂或洗手液涂抹	
3. 揉搓双手 按七步洗手法顺序揉搓双手、手腕和腕上10cm处，持续15秒钟（图1-1）	·注意手的各个部位都要清洗到
第一步：掌心相对，两手指并拢相互揉搓；第二步：手心对手背沿指缝相互揉搓，两手要交替进行揉搓；第三步：掌心相对，双手交叉并沿指缝相互揉搓；第四步：弯曲各指关节，在另一掌心旋转揉搓，两手交替进行；第五步：一手握另一手大拇指旋转揉搓，两手交替进行；第六步：一手指尖在另一手掌心中转动揉搓，两手交替进行；第七步回旋揉搓手腕及腕上10cm，交替进行	
4. 冲洗 流水冲净	·流水可避免污染手
5. 干手 用干净的毛巾或擦手纸擦手或用干手机烘干双手	·毛巾和擦手纸要保持干燥并定时消毒

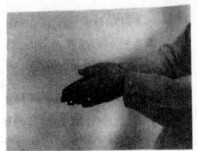
A.掌心相对，手指并拢相互揉搓

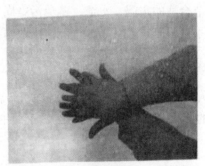
B.掌心对手背沿指缝相互揉搓，交替进行

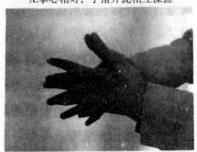
C.掌心相对，双手交叉指缝相互揉搓

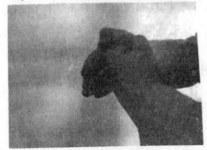
D.弯曲手指使关节在另一掌心揉搓，交替进行

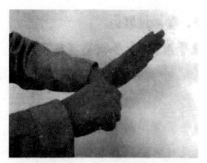
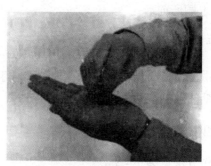

E.一手握另一手大拇指旋转揉搓，交替进行　　　F.五个手指尖并拢在另一掌心中旋转揉搓，交替进行

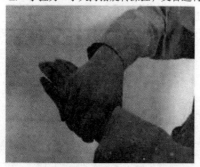

G.握住手腕回旋摩擦，交替进行

图 1 - 1　七步洗手法步骤

（五）注意事项

1. 洗手方法正确，清洗手的各个部位并冲净。
2. 调节合适的水温、水流，避免污染周围环境。
3. 洗手后，医护人员手上不能检出致病性微生物。

三、卫生手消毒

医务人员接触感染患者或接触污染物品后，仅仅通过洗手是不能达到要求的，还须再进行手的消毒，以达到预防交叉感染的目的。

（一）目的

清除致病微生物，预防交叉感染，避免污染无菌物品和清洁物品。

（二）用物准备

流动水洗手设备、清洁剂（洗手液）、干手物品（擦手纸或干手机）、速干手消毒剂

（三）操作方法

操作方法见表 1 - 4。

表 1-4　卫生手消毒的步骤

操作步骤	要点与说明
1. 洗手　按洗手步骤洗手并保持手干燥	·洗手方法符合要求
2. 涂剂　取速干手消毒剂于掌心,涂抹双手	
3. 揉搓　按照洗手的步骤揉搓双手,直至手部干燥	·揉搓时保证手消毒剂完全覆盖手部皮肤,至少持续 15 秒

（四）注意事项

1. 消毒手前先洗手,并保持手部干燥。
2. 消毒剂揉搓时方法正确,手的每个部位覆盖消毒剂,保证消毒的效果。

四、外科手消毒

为减少手术过程引起医院感染,医务人员外科手术前必须先洗手,再进行外科手消毒。

（一）目的

清除指甲、手部、前臂的污物和暂居菌,将常居菌减少到最低程度。

（二）用物准备

流动水洗手设备、清洁剂、手消毒剂、干手物品（擦手纸或干手机）、计时装置、洗手流程及说明图等。

（三）操作方法

操作方法见表 1-5。

表 1-5　外科手消毒步骤

操作步骤	要点与说明
1. 洗手　调节水流,湿润双手,取清洁剂揉搓并刷洗双手、前臂和上臂下 1/3 处	·使用毛刷清洁指甲下的污垢和手部皮肤的皱襞处,揉搓用品要每人使用后消毒或一次性使用 ·始终保持双手位于胸前并高于肘部,水从手部流向前臂、肘部
2. 冲净　流动水冲洗双手、前臂和上臂下 1/3 处	
3. 干手　使用干手物品擦干双手、前臂和上臂下 1/3 处	
4. 消毒	
▲免冲洗手消毒法	
(1) 涂剂　取适量的免冲洗手消毒剂涂抹于双手每个部位、前臂和上臂下 1/3 处	·手消毒剂的取液量、揉搓时间和使用方法遵照产品的使用说明
(2) 揉搓至干　认真揉搓至消毒剂干燥	
▲冲洗手消毒法	
(1) 涂剂　取适量的手消毒剂涂抹于双手每个部位、前臂和上臂下 1/3 处	·手消毒剂的取液量、揉搓时间和使用方法遵照产品使用说明
(2) 揉搓　认真揉搓 2~6 分钟	
(3) 冲净　流水冲净双手、前臂和上臂下 1/3 处	·水从手部流向前臂、肘部
(4) 擦干　无菌巾按序擦干双手、前臂和上臂下 1/3 处	·无菌巾擦手顺序:手部、前臂、上臂下 1/3

（四）注意事项

1. 先洗手，后消毒。

2. 不同患者手术之间、手套破损或手被污染时，要重新进行外科手消毒。

3. 洗手之前先摘除手部饰物，并修剪指甲，长度不可超过指尖。

4. 整个手消毒过程中始终保持双手位于胸前并高于肘部。

5. 流水冲洗、涂抹及揉搓消毒剂、无菌巾擦干等要从手部开始，再向前臂、上臂下 1/3 进行。

第四节　无菌技术

一、相关概念

1. 无菌技术（aseptic technique）　无菌技术是指在医疗、护理操作过程中，防止一切微生物侵入人体及防止无菌物品、无菌区域被污染的技术。其目的是保持无菌物品及无菌区域不被污染，防止病原微生物侵入或传播给他人。

2. 无菌物品（aseptic supplies）　无菌物品是指经过物理或化学方法灭菌后保持无菌状态的物品。

3. 无菌区（aseptic area）　无菌区是指经灭菌处理后，未被污染的区域。

4. 非无菌区（non‑aseptic area）　非无菌区是指未经灭菌处理或者经过灭菌处理后又被污染的区域。

二、无菌技术操作原则

1. 无菌操作环境要清洁、宽敞。操作前半小时须停止清扫工作，减少走动。

2. 无菌操作前，工作人员要衣帽整洁、洗手、戴口罩，必要时穿无菌衣，戴无菌手套。

3. 无菌物品与非无菌物品必须分开放置，并设有明确标识。无菌物品不可暴露于空气中，要存放于无菌包或无菌容器中。无菌包外要标明物品的名称、灭菌日期，要按失效期的先后顺序摆放。过期或受潮要重新灭菌。

4. 进行无菌技术操作时，必须明确无菌区和非无菌区。不可面对无菌区谈笑、咳嗽、打喷嚏；操作时要面向无菌区域并与无菌区保持一定距离；操作者手臂要保持在腰部或操作台面以上，操作过程中不可跨越无菌区。

5. 取用无菌物品时要使用无菌持物钳，不可用手直接触及无菌物品；无菌物品取出后不可放回无菌容器内。用物怀疑污染或已被污染要更换并需重新灭菌。

6. 一套无菌物品只供一位患者使用，避免交叉感染。

三、无菌技术基本操作法

（一）无菌持物钳的使用

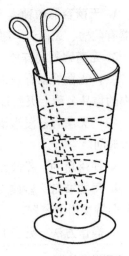

1. 无菌持物钳的种类 常用的持物钳有长、短镊子，卵圆钳和三叉钳。

2. 无菌持物钳的存放 每个容器只能放一把无菌持物钳，有两种存放方法：①湿式保存法：无菌持物钳经压力蒸汽灭菌后浸泡在盛有消毒液的大口有盖容器内，容器深度与钳的长度比例合适，消毒液的液面要浸过持物钳轴节以上2～3cm或镊子长度的1/2（图1-2）。②干燥保存法：将无菌持物钳放在经压力蒸汽灭菌后的无菌容器内，4小时更换1次。

3. 使用目的 用于取放和传递无菌物品。

4. 用物准备 无菌持物钳、盛放无菌持物钳的容器。

5. 操作方法 见表1-6。

图1-2 无菌持物钳浸泡在盛消毒液的容器中

表1-6 无菌持物钳使用法操作步骤

操作步骤	要点与说明
1. 检查 检查有效期	
2. 开盖 打开浸泡无菌持物钳容器的盖	·不能在闭合盖内取、放持物钳
3. 取钳 手持持物钳上端的两个圆环或镊子上1/3处，闭合钳端，将钳移至容器中央，垂直取出，关闭容器盖	·取放时不能触及容器口的边缘和液面以上的内壁，避免污染
4. 使用 使用时保持钳端向下，在持物者的腰部高度位置移动，不可倒转，不可甩动	·防止消毒液反流污染钳端 ·便于保持无菌状态 ·松开轴节，便于充分消毒
5. 放回 使用后闭合钳端，打开容器盖，垂直快速放回容器内（图1-3），松开轴节，关闭容器盖	·立即放回，防止暴露时间过长而污染

6. 注意事项

（1）严格遵守无菌操作原则，无菌持物钳只能用于夹取无菌物品。

（2）取放无菌持物钳时钳端闭合，不能触及液面以上部分或罐口边缘，使用过程中要保持钳端向下，不可触及非无菌区。

（3）不可用无菌持物钳夹取油纱布，防止油粘于钳端而影响消毒效果。不可用其换药或消毒皮肤，避免污染。

（4）到远处取物时，要将持物钳和容器一起移至操作处使用。

（5）无菌持物钳和浸泡容器要每周清洁并消毒两次，同时更换消毒液；使用频率较高的部门要每天清洁、消毒；干燥法保存，4小时更换1次。

（二）无菌容器的使用方法

1. 无菌容器的种类 临床常用的盛放无菌物品的无菌容器有贮槽、无菌盒、罐和盘等。

2. 无菌容器的存放

（1）无菌容器存放时容器上要有醒目标签，并注明容器内的物品名称、灭菌日期。

（2）无菌容器浸泡消毒物品时，容器盖上要注明物品浸入时间。

3. 使用目的 盛放无菌物品并保持无菌状态。

4. 用物准备 盛放无菌物品的容器、无菌持物钳、盛放无菌持物钳的容器。

5. 操作方法 见表1-7。

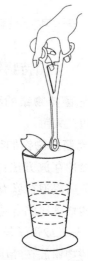

图1-3 取放无菌持物钳

表1-7 无菌容器使用方法操作步骤

操作步骤	要点与说明
1. 检查 检查无菌容器的名称、有效期	
2. 开盖 打开无菌容器（图1-4），将盖内面向上置于稳妥处或保持于手上	·防止污染容器盖的内面 ·拿盖时手不可触及盖的边缘及内面
3. 取物 从无菌容器内夹取无菌物品时，必须用无菌持物钳	·持物钳及物品不能触及容器边缘
4. 盖盖 物品取出后要立即盖严无菌容器	·避免暴露时间过长
5. 手持容器 手持无菌容器时，用手托住容器底部（图1-5）	

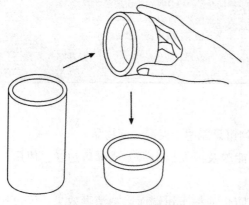

图1-4 打开无菌容器

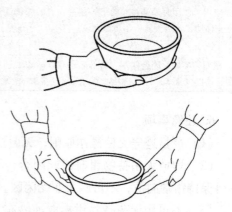

图1-5 手持无菌容器

6. 注意事项

（1）严格遵守无菌操作原则。

（2）手指不能触及无菌容器盖的边缘和内面。

（3）无菌容器要定期进行消毒灭菌。

（4）无菌容器一经打开有效期为 24 小时。

（三）无菌包

1. 使用目的　用无菌包包裹无菌物品保持物品的无菌状态，供无菌操作时使用。

2. 用物准备　无菌包、无菌持物钳、盛放无菌包物品的容器或区域。

3. 无菌包包扎法　无菌包在进行灭菌前要将需放入的治疗巾、敷料或器械等放在包内进行包扎。方法：将需要进行灭菌的物品放在包布的中央，用包布的近侧一角先盖住物品，左右两角分别盖上并将角尖向外进行翻折，盖上最后的一角，然后用系带系成"＋"字形，或用化学指示胶带粘妥（图 1 - 6），贴上标签，在标签上注明包布内物品的名称和消毒灭菌的日期。

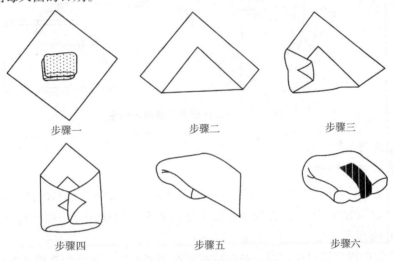

步骤一　　　　　　　　步骤二　　　　　　　　步骤三

步骤四　　　　　　　　步骤五　　　　　　　　步骤六

图 1 - 6　无菌包包扎步骤图示

4. 操作方法　见表 1 - 8。

表 1 - 8　无菌包使用法操作步骤

操作步骤	要点与说明
1. 检查　无菌包名称和灭菌日期，查看化学指示胶带颜色是否改变，有无潮湿或破损，是否曾经被打开过	·无菌包外标明包内物品的名称和有效期，如过期、潮湿、破损不可使用
2. 解开系带　将无菌包平放在清洁、干燥、平坦的操作台面上，解开系带	·不可放在潮湿处，避免污染
▲取出部分物品	
（1）开包　先将系带妥善处理，卷放在包布下，避免垂吊在下影响操作；再用手指捏住包布角外面，依次揭开包布外角、左右两角和内角	·注意开包时手不能触及包布内面
（2）取物　用无菌钳夹取所需物品，放在事先准备的无菌区内	·不能跨越无菌区

续表

操作步骤	要点与说明
（3）包扎　按原折痕依次包盖，包布带横向绕捆固定，以表示此包已使用过。注明开包日期及时间	·表明此包已经打开过
▲取出包内所有物品	
（1）开包　将系带妥善处理，卷放妥当，将包托在手上，另一手将包布四角抓住	
（2）放物　稳妥地将包内物品放在无菌区内（图1-7）	·放物品时，手托包布，使无菌面朝向无菌区域

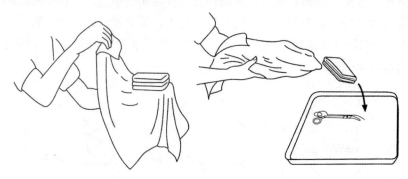

图1-7　一次性取出无菌包内物品

5. 注意事项

（1）严格遵守无菌操作原则。

（2）无菌包打开时手只能接触包布四角的外面，不可触及包布的内面，不可跨越无菌区。若包内物品未用完，要按原折痕包好，系带横向扎好并注明开包日期和时间，要在24小时内使用。

（3）若包内物品超过有效期、被污染或包布潮湿或怀疑污染均要重新灭菌。

（4）无菌包要定期进行消毒灭菌。

（四）取用无菌溶液

1. 使用目的　供无菌操作时使用。

2. 用物准备　无菌溶液、启瓶器、治疗盘、无菌棉签、无菌持物钳、盛无菌溶液的容器、弯盘。

3. 操作方法　见表1-9。

表1-9　无菌溶液取用法操作步骤

操作步骤	要点与说明
1. 清洁　取无菌溶液密封瓶，先擦净瓶外的灰尘	
2. 查对　认真核对标签上的药名、浓度、剂量和有效期，检查密封瓶瓶口有无松动，瓶身有无裂痕，检查药液有无变质、沉淀或混浊	·确定溶液正确，无质量问题 ·对光检查溶液的质量

续表

操作步骤	要点与说明
3. 开瓶塞 用开瓶器撬开瓶盖，用拇指和食指或用双手拇指将瓶塞边缘向上翻起，再用拇指与食指捏住瓶塞边缘，旋松瓶塞后拉出瓶塞	·手不能触及瓶口和瓶塞内面，防止污染瓶塞
4. 倒溶液 另一手拿起溶液瓶，瓶签朝向掌心，先倒出少量溶液冲洗瓶口，再由原处倒出溶液，倒至无菌容器中（图1-8）	·避免沾湿瓶签 ·倒溶液时不可使瓶口接触到容器口
5. 盖瓶塞 倒后塞进瓶塞，消毒后盖好	·倒溶液后塞好瓶塞，防止污染
6. 记录 在瓶签上注明开瓶日期和时间	·打开的溶液要在24小时内使用

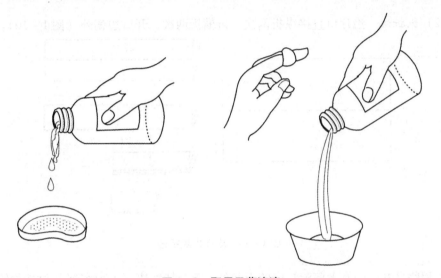

图1-8 取用无菌溶液

4. 注意事项

（1）严格遵守无菌操作原则。

（2）不可直接伸入无菌溶液瓶内蘸取溶液；倒溶液时不可直接接触无菌溶液瓶口；已倒出的溶液不可再倒回瓶内。

（3）已打开的溶液瓶内的溶液，要在24小时内使用。

（五）无菌盘的铺法

1. 使用目的 形成无菌区域，放置无菌物品。

2. 包内治疗巾折叠法 无菌盘是将无菌治疗巾铺在清洁、干燥的治疗盘内，形成一无菌区域，供无菌操作时使用。治疗巾放在无菌包内的折叠方法有横折法和纵折法两种。

（1）横折法 治疗巾横折后再纵折，然后再横折1次，再纵折1次（图1-9）。

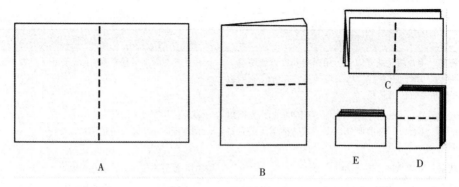

图1-9 治疗巾横折法

（2）纵折法 治疗巾直接纵折两次，再横折两次，开口边朝外（图1-10）。

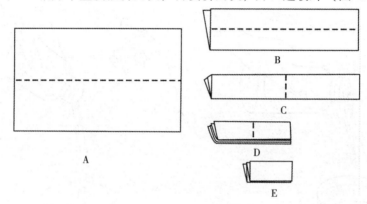

图1-10 治疗巾纵折法

3. 用物准备 内有无菌治疗巾的无菌包、无菌持物钳、无菌容器（放持物钳）、无菌物品、治疗盘。

4. 操作方法 见表1-10。

表1-10 无菌盘铺法操作步骤

操作步骤	要点与说明
1. 检查 检查无菌包名称和灭菌日期，查看化学指示胶带颜色是否改变，有无潮湿或破损	·无菌包外标明包内物品的名称和有效期，如过期、潮湿、破损不可使用
2. 开包 打开无菌包，用无菌持物钳从无菌包中取一块无菌治疗巾放于治疗盘中	·若包内物品未用完按原折痕包好，注明开包时间，要在24小时内使用
3. 铺盘 ▲单层底铺盘法 （1）铺治疗巾 双手捏住无菌治疗巾一边外面两角轻轻抖开，横形双折铺于治疗盘上，将上层向远端折成扇形，边缘向外（图1-11）	·注意不可跨越无菌区 ·治疗巾内面即构成无菌区 ·手不能触及无菌巾的内面
（2）放物 在内面放入无菌物品	·保持物品无菌
（3）遮盖 拉开扇形折叠层遮盖于物品上。将无菌盘开口处治疗巾向上折两次，两侧边缘分别向下折1次，露出治疗盘边缘	·上下两边缘对齐

续表

操作步骤	要点与说明
▲双层底铺盘法	
(1) 铺治疗巾 双手捏住无菌治疗巾一边外面两角轻轻抖开，从远侧到近侧，三折折成双层底，上层如扇形折叠，开口处朝外（图1-12）	
(2) 放物 将无菌物品放在铺好的无菌区内	·保持物品无菌
(3) 覆盖 拉开扇形折叠层遮盖于物品上，边缘对齐	
4. 记录 记录铺治疗盘时间	·铺好的治疗盘要在4小时内使用

5. 注意事项

(1) 严格遵守无菌操作原则。

(2) 铺无菌盘的区域要清洁干燥，无菌巾要避免潮湿、污染。

(3) 铺好的无菌盘要尽早使用，有效期不超过4小时。

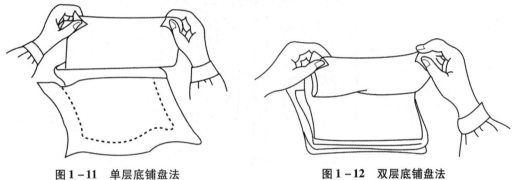

图1-11 单层底铺盘法　　　　　　图1-12 双层底铺盘法

（六）戴脱无菌手套

1. 使用目的 在进行严格的医疗护理操作中确保无菌效果，保护患者和医护人员免受感染。

2. 用物准备 无菌手套包（内有无菌手套）。

3. 操作方法 见表1-11。

表1-11 戴脱无菌手套法操作步骤

操作步骤	要点与说明
1. 查对 核对无菌手套袋上的手套号码和灭菌日期	手套放置情况如图1-13
2. 打开手套袋 打开无菌手套包包布，摊开手套袋，取出滑石粉包，用滑石粉搓擦双手	·使用滑石粉时注意勿将滑石粉撒落在无菌区域内
3. 戴手套	
▲分次取戴手套法	
(1) 一手掀开手套袋开口处，另一手捏住一只手套的反褶部分（手套内面）取出手套，对准五指戴上（图1-14）	·已戴手套的手不能触及未戴手套的手，也不能触及手套的内面；未戴手套的手不能触及已戴手套手的外面

续表

操作步骤	要点与说明
（2）掀开另一只袋口，再用戴好手套的手深入另一只手套的反褶内面（手套的外面），取出手套，戴好	
▲一次性取戴手套法 （1）两手同时掀开手套袋开口处，分别捏住两只手套的翻折部分（手套内面），将手套取出	
（2）将两只手套五指对准，先戴好一只，再用戴好手套的手伸入另一只手套的反褶内面，戴好另一只（图1-15）	
4. 调整手套　双手调整手套位置，套在衣袖外面	
5. 脱手套　一手捏住另一只手套腕部的外面，翻转脱下，再将脱下手套的手伸入另一手套内，将手套翻转脱下	·勿触及手套外面
6. 处理　用过的手套放入医用垃圾袋中按医疗废物处理	·弃手套后洗手

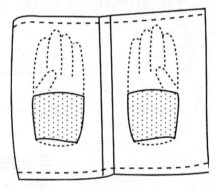

图1-13　无菌手套的放置

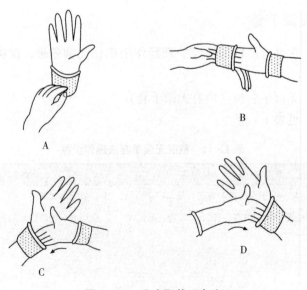

图1-14　分次取戴手套法

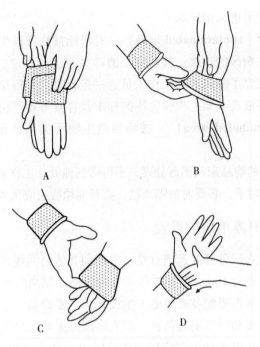

图 1 – 15　一次性取戴手套法

4. 注意事项

（1）严格遵守无菌操作原则。

（2）指甲不宜过长，防止刺破手套，选择适合手掌大小的手套。

（3）戴手套的手要保持在腰部或操作平台以上的位置进行操作。若发现手套有破损或可疑污染要立即更换。

（4）脱手套时不可强拉，要翻转脱下。

第五节　隔离技术

控制医院感染发生的主要方法是阻止感染链的形成。隔离技术是简单而直接有效的中断感染链的方法之一。隔离（isolation）是将传染病患者、高度易感人群安置在指定地点，暂时避免与周围人群接触。隔离的目的是切断感染源、传播途径和易感人群之间的联系，避免发生感染。

一、概述

（一）隔离区域的划分与隔离要求

1. 清洁区（cleaning area）　凡未被病原微生物污染的区域为清洁区，如治疗室、配餐室、更衣室、值班室等场所，以及病区以外的地区，如食堂、药房、营养室等。

隔离要求：患者及患者接触过的物品不得进入清洁区，工作人员接触患者后需刷手、脱去隔离衣和鞋方可进入清洁区。

2. 半污染区（half – contaminated area） 有可能被病原微生物污染的区域为半污染区，如医护办公室、病区的走廊、检验室、消毒室等。

隔离要求：患者或穿了隔离衣的工作人员通过走廊时，不得接触墙壁、家具等；各类检验标本有一定的存放盘或架，检验完毕的标本及容器等要严格按要求分别处理。

3. 污染区（contaminated area） 被病原微生物污染的区域为污染区，如病房、患者洗手间等。

隔离要求：污染区的物品未经消毒处理，不得带到他处；工作人员进入污染区时，必须穿隔离衣，戴口罩、帽子，必要时换隔离鞋，离开前须脱去隔离衣、鞋，并消毒双手。

（二）传染病区隔离单位的设置

隔离区域要与普通病区分开并远离食堂、水源和其他公共场所，相邻病区楼房相隔大约 30m，侧面防护距离为 10m，防止空气对流的传播。隔离病区要设工作人员与患者分别进出的门。隔离病区内要配备必要的卫生设备和消毒设备。

隔离单位有单人隔离和同室隔离两种。单人隔离以患者为隔离单位，每个患者有独立的病房与用具，与其他患者和不同病种间进行隔离。凡未确诊或发生混合感染，重、危患者，具有强烈传染性者要安排单独隔离室。同室隔离以病室为隔离单位，同一病种患者安排在同一病室内，但病原体不同者则要分室收治。

二、隔离原则

1. 病房和病室门前要悬挂隔离标志，门口放消毒液浸湿的脚垫，门外设隔离衣悬挂架（柜或壁橱），备消毒液、清水各 1 盆，并备手刷、毛巾、避污纸等。

2. 工作人员进入隔离室要按规定戴好口罩、帽子，穿隔离衣，并且只能在规定范围内活动。一切操作要严格遵守隔离规程，接触患者或污染物品后必须消毒双手。

3. 护理人员穿隔离衣进入隔离室前，必须备齐所需的一切物品，并集中执行各种护理操作计划，以减少穿脱隔离衣的次数和刷手的频率。

4. 凡患者接触过的物品或落地的物品均视为污染，消毒后方可给他人使用；患者的衣物、信件、钱币等经熏蒸消毒后方可交家人带回；患者的排泄物、分泌物、呕吐物必须经消毒处理后方可排入公共下水道；需送出病区处理的物品，要放在污物袋内，袋外要有明显标记。

5. 病室需每日用紫外线照射或消毒液喷雾进行空气消毒，并在晨间护理后用消毒液擦拭病床和床旁桌椅。

6. 严格执行陪护和探视制度，执行中要了解患者的心理状况，尽量解除患者因隔离而产生的恐惧、孤独、自卑等不良心理反应。有必要向患者及家属解释隔离的重要性和暂时性，以取得其信任与合作。

7. 解除隔离：需在传染性分泌物三次培养结果均为阴性或已渡过隔离期，医生开出医嘱后方可停止隔离。

8. 终末消毒处理（terminal disinfection）是指对出院、转科或死亡患者及其所住病室、用物和医疗器械等进行的消毒处理。

（1）患者的终末处理 患者出院或转科前已沐浴，换上清洁衣服，个人用物必须消毒后方可带出。如患者死亡，须用消毒液进行尸体护理，并用浸透消毒液的棉球填塞其口、鼻、耳、阴道、肛门等孔道，然后用一次性尸单包裹尸体。

（2）病室的终末处理 关闭病室门窗，打开床旁桌，摊开棉被，竖起床垫，用消毒液熏蒸或用紫外线照射，然后打开门窗通风，并用消毒液擦拭家具、地面；体温计用消毒液浸泡，血压计和听诊器送熏蒸箱消毒；被服类消毒处理后再清洗；棉被、枕芯、床垫要进行日光曝晒或紫外线进行消毒。如有同病房患者，要将被褥等送熏蒸室消毒或日光下曝晒6小时。

三、隔离种类与措施

（一）严密隔离

对于传染性强、死亡率高的传染病均需采取严密隔离。

严密隔离适用于经飞沫、分泌物或排泄物直接或间接传染的烈性传染病，适用于霍乱、鼠疫、传染性非典型肺炎（SARS）、禽流感等。其隔离的主要措施有以下几种：

1. 设专用隔离室，感染同一种病原体的患者可同居一室。室内用具要力求简单、耐消毒，室外要挂有明显标志，随时关闭通向过道的门窗。患者不得擅自离开病室，如需外出检查，要注意严格隔离保护。

2. 凡进病室内接触患者，必须戴好口罩和帽子，并且穿隔离衣和隔离鞋，必要时戴手套，消毒措施必须严格。

3. 患者的分泌物、呕吐物和排泄物要严格按消毒隔离措施处理。

4. 污染敷料要先在隔离室内装袋，然后再装入隔离室外的另一袋中（双袋法），标记后送焚烧处理。

5. 室内空气和地面用消毒液喷洒或紫外线照射消毒，每天1次。

6. 探视者若必须进入隔离室，要征得医生、护士的同意，并采取相应的隔离措施。

（二）接触隔离

对传染性强、经接触传播但不必进行严密隔离的感染要采取接触隔离。接触隔离适用于新生儿带状疱疹、破伤风、气性坏疽、狂犬病等。隔离的主要措施有以下几种：

1. 同种病原体感染者可同居一室隔离，室外要挂有明显的标志。告知患者之间不能握手、不交换书刊，避免接触，做好床旁隔离。

2. 接触患者时要戴口罩、帽子、手套，穿隔离衣；工作人员的手或皮肤有破损时要避免接触患者，必要时要戴双层手套。护士每护理一位患者后要洗手消毒，然后再护理另一位患者。

3. 凡患者接触过的一切物品，如被单、衣物、换药器械等均要先灭菌，然后再进行清洁、消毒、灭菌。

4. 被患者污染的敷料要装双袋，标记后送焚烧处理。

5. 原则上此类患者禁止探视。若必须探视，探视者要得到值班人员同意，并采取相应的隔离措施后方可进入病室。

（三）呼吸道隔离

呼吸道隔离是为防止感染性疾病通过空气中飞沫进行传播而采取的隔离，如肺结核、流脑、百日咳、麻疹、腮腺炎等疾病。隔离的主要措施有以下几种：

1. 设专用隔离室，条件限制时，同一病原菌感染者可同住一室。尽量使隔离病室远离其他病室。

2. 通向过道的门窗必须关闭，患者离开病室必须戴口罩。

3. 工作人员进入病室要戴口罩、帽子，并保持口罩干燥，必要时要穿隔离衣，戴手套。

4. 为患者准备专用的痰杯，口鼻分泌物要经消毒处理后方可丢弃。被患者污染的敷料要装袋标记后进行焚烧处理或进行消毒 – 清洁 – 消毒处理。

5. 室内空气用紫外线照射或消毒液喷洒，每日 1 次。

6. 指导家属和陪护严格遵守隔离制度。

（四）肠道隔离

肠道隔离主要是针对由患者的排泄物直接或间接污染食物或水源而引起传播疾病进行的隔离，目的是切断粪 – 口传播途径，如伤寒、细菌性痢疾、甲型肝炎等。隔离的主要措施有以下几种：

1. 同病种患者可同室居住，如不同病种同居一室时，必须做好床边隔离，每一病床要加隔离标记，患者之间不得互相交换物品。

2. 接触不同病种患者时要分别穿隔离衣，接触污染物时要戴手套。

3. 病室要有防蝇设备，并做到无蟑螂、无老鼠。

4. 患者的食具、便器要各自专用，并严格消毒，剩余的食物、呕吐物或排泄物均要消毒后处理。

5. 被粪便污染的物品要随时装袋，标记后送消毒或焚烧处理。

（五）血液 – 体液隔离

血液 – 体液隔离是为预防因直接或间接接触传染性血液或体液而传播的传染性疾病而实施的隔离，主要适用于乙型肝炎、艾滋病、梅毒等疾病的隔离。隔离的主要措施有以下几种：

1. 同种病原体感染者可同室隔离，必要时单人隔离。

2. 若血液或体液可能污染工作服时要穿隔离衣。接触血液或体液时要戴手套。如为防止血溅，要戴护目镜。

3. 接触患者前后都要洗手，严防被注射针头等利器刺破手指。若手被血液、体液污染或可能污染，要立即用消毒液洗手，必要时进行预防性用药。

4. 被血液或体液污染的物品，要装双袋，标记后送消毒或焚烧；为防止注射针头等利器刺伤，患者用过的针头等要放入防水、防刺破并有标记的容器内，先消毒，再送焚烧处理。

5. 被血液或体液污染的室内表面物品，立即用消毒液擦拭或喷洒消毒。

6. 探视者要采取相应的隔离措施。

（六）昆虫隔离

昆虫隔离适用于以昆虫（蚊、虱、螨等）为媒介而传播的疾病，如乙型脑炎、流行性出血热、疟疾、斑疹伤寒等。昆虫隔离以昆虫类型确定隔离措施。

1. 疟疾和乙型脑炎主要由蚊子传播，所以病室要设有严密的防蚊设施，如蚊帐、蚊香等，并定期进行有效的灭蚊措施。

2. 斑疹伤寒和回归热由虱类传播，患者入院时必须彻底清洗、更衣、灭虱后，方可住进同种病室。其衣物必须经灭虱处理后才能再穿。

（七）保护性隔离

保护性隔离是以保护易感人群作为制定措施的主要依据而采取的隔离，也称反向隔离，适用于严重烧伤、早产儿、白血病、脏器移植和免疫缺陷患者。其隔离的主要措施有以下几种：

1. 设专门隔离室，患者住单间病室进行隔离。

2. 凡进入病室者必须穿无菌隔离衣，戴无菌隔离帽、口罩、手套，穿无菌拖鞋。

3. 接触患者前后和护理另一患者前必须严格洗手。

4. 凡患呼吸道疾病或咽部带菌者，包括工作人员均避免进入隔离区。

5. 未经消毒处理的物品不能带入隔离区。

6. 病室内空气、地面、家具等均要严格消毒并进行通风换气。

7. 原则上不予探视，若探视要采取相应的隔离措施方可进入病室。

四、隔离技术操作方法

（一）口罩、帽子的使用

1. 目的　使用口罩是为了保护患者和工作人员，并防止飞沫污染无菌物品或清洁物品；使用帽子可防止工作人员的头屑飘落、头发散落或被污染。

2. 用物准备　工作口罩、帽子、污物袋。

3. 操作方法　洗手后，戴清洁口罩、帽子；口罩要盖住口、鼻，帽子要遮住全部头发。

（1）戴上口罩后，不可用污染的手触摸口罩。口罩暂时不戴时不可任其悬挂在胸前，要及时取下并将污染面向内折叠，放于胸前小口袋或小塑料袋内。

（2）离开污染区前要将口罩、帽子放入特定污物袋内，便于集中处理。

（3）口罩、帽子要勤洗勤换，保持清洁。口罩潮湿要立即更换；每次接触严密隔离患者后要立即更换口罩。

（二）穿脱隔离衣

1. 目的　保护工作人员和患者，防止病原微生物播散，避免交叉感染。

2. 用物准备　隔离衣1件，刷手和泡手设备，操作物品。

3. 操作方法　见表1-12。

表1-12　穿脱隔离衣的操作步骤

操作步骤	要点与说明
▲穿隔离衣	
1. 准备　工作服、帽子穿戴整齐后，根据操作目的准备好用物，卷袖过肘，取下手表，洗手	
2. 取衣　选择长短合适的隔离衣（隔离衣须全部遮盖工作服）。手持衣领取下隔离衣（图1-16）。将隔离衣污染面向外，清洁面向自己，衣领两端向外折齐，对齐肩袖缝，露出肩袖内口（图1-17）	·衣领和隔离衣内面为清洁面
3. 穿衣袖　一手持衣领，另一手伸入袖内，举起手臂，将衣袖穿上（图1-18），换手持衣领，依上法穿好另一袖（图1-19）	
4. 系领扣　两手持衣领，由前向后理顺领边，扣上领扣（图1-20）	·系领子时，污染的袖口不可触及衣领、面部和帽子
5. 系袖口　扣好袖口或系上袖带。需要时套上橡皮圈束紧袖口（图1-21）	
6. 系腰带　自一侧衣缝顺带向下约5cm处将隔离衣后身向前拉，见到衣边则捏住（图1-22），再依法将另一边拉到前面捏住（图1-23）。两手在背后将隔离衣的后开口处边缘对齐（图1-24），同时向一侧折叠，一手按住折叠处（图1-25），另一手松开前面的腰带活结将腰带在背后交叉，回到前面打一活结，系好（图1-26）	·后侧边缘须对齐，折叠处不能松散 ·手不得触及隔离衣的内面 ·若隔离衣后侧下部边缘有扣，则应扣好 ·穿好隔离衣后，手臂只能在腰部以上，视线内活动；不得进入清洁区，避免接触清洁物品
▲脱隔离衣	
1. 解腰带　解开腰带，在前面打一个活结（图1-27）	·若隔离衣后侧下缘有扣要先解开
2. 解袖口　解开袖口，向外翻折，使袖口部分向外翘起，在肘部将部分衣袖塞入衣袖内，衣袖不得污染手及手臂（图1-28）	·不得使衣袖外侧伸入袖内
3. 消毒双手	·进行手消毒时不得溅湿隔离衣
4. 领口　解开领口	·要保持衣领清洁
5. 脱衣袖　一手伸入另一侧袖口内（图1-29），拉下衣袖遮住手，再用衣袖遮住的手在外面拉下另一侧衣袖（图1-30），两手在袖子内对齐，逐步往下退出（图1-31）	·衣袖不得污染手和手臂 ·双手不得触及隔离衣的外面
6. 挂隔离衣　双手持领，将隔离衣两边对齐，挂在衣钩上（图1-32、图1-33）。不再穿的隔离衣，脱下后清洁面朝外，卷好投入污物袋中	·若为一次性隔离衣，脱下时要使清洁面朝外，衣领和衣边卷至中间，弃后要消毒双手

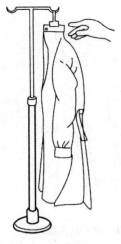

图 1 - 16 取隔离衣

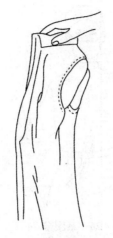

图 1 - 17 隔离衣清洁面向自己

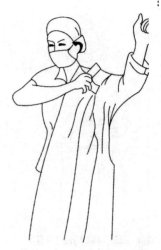

图 1 - 18 穿一只衣袖

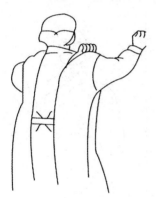

图 1 - 19 穿另一只衣袖

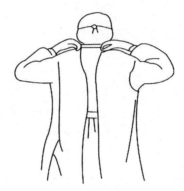

图 1 - 20 系领扣

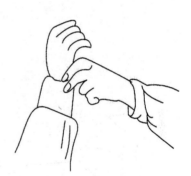

图 1 - 21 系袖口

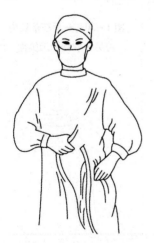

图 1 - 22 将一侧一边
拉到前面

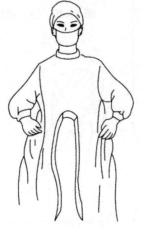

图 1 - 23 将另一侧衣边
拉到前面

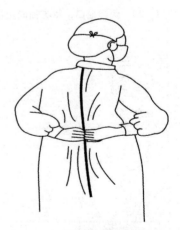

图 1 - 24 将两侧边缘
在背后对齐

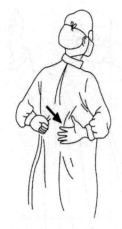

图 1 - 25　将对齐的一边
向另一边折叠

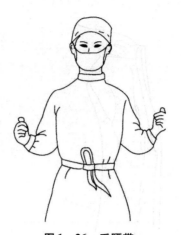

图 1 - 26　系腰带

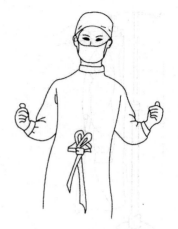

图 1 - 27　解开腰带在
前面打一活结

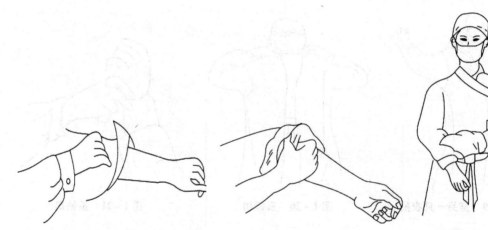

图 1 - 28　翻起袖口，将衣袖向上拉

图 1 - 29　拉下衣袖

图 1 - 30　一手在袖口内
拉另一衣袖的污染面

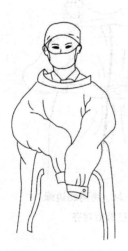

图 1 - 31　解开腰带
并脱隔离衣

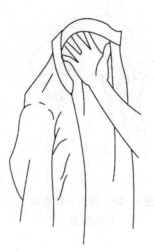

图 1 - 32　用清洁的手撑着
隔离衣的清洁面

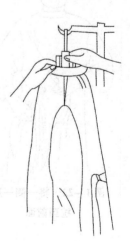

图 1 - 33　提起衣领，
挂衣钩使衣领直立

4. 注意事项

（1）隔离衣长短合适，能完全遮盖住工作服，如有破损，需修补后使用。

（2）隔离要每日更换1次，污染或溅湿随时更换。

（3）穿脱隔离衣过程中要避免污染衣领和清洁面，要始终保持衣领清洁。

（4）穿好隔离衣后，双臂要保持在腰部以上位置，视线范围内，不得进入清洁区，避免接触清洁物品。

（5）消毒手时不得溅湿隔离衣，隔离衣不得触及其他物品。

（6）隔离衣如挂在半污染区则清洁面朝外，如挂在污染区则污染面朝外。

第二章 给药法

第一节 给药的基本知识

给药（administering medication）亦称药物治疗，是直接与患者接触的过程，是临床上最常采用的一种治疗手段，为保证准确、安全而有效地给药，护理人员必须熟悉给药的基本知识，熟练掌握各种给药方法和技术，以达到最佳的药物治疗效果。

一、药物的保管

（一）药柜管理

药柜要放在光线明亮处，但不宜阳光直射，保持整洁，专人负责，定期检查药品的质量，以确保安全。

（二）分类保管

按内服、外用、注射、剧毒药等分类保管。现领现用，以防失效。贵重药、毒麻药要有明显标识，单独存放，加锁保管，有使用登记本，实行严格交班制度。

（三）标签明显

药瓶上要贴有明显标签：内服药标签为蓝色边，外用药标签为红色边，剧毒药标签为黑色边。标签上要标明药名（中、英文对照）、浓度、剂量。

（四）定期检查

药物要定期检查，如有沉淀、混浊、异味、潮解、霉变或标签脱落等现象，立即停止使用。

（五）妥善保存

根据药物性质妥善保存。

1. 易挥发、潮解或风化的药物要放在药瓶内旋紧瓶盖保存，如乙醇、过氧乙酸、糖衣片、甘草片、三溴片、水合氯醛等。

2. 易被热破坏的某些生物制品、抗生素等，如抗毒血清、疫苗、胰岛素等，根据性质和对贮藏条件的要求，置于干燥阴凉处保存，室温约 20℃ 或冷藏于 2 ~ 10℃ 的冰箱内。

3. 易燃易爆药物，如乙醚、乙醇、环氧乙烷等要单独存放，注意密闭并置于阴凉处，远离明火。

4. 易氧化和遇光变质的药物，如维生素 C、氨茶碱、盐酸肾上腺素等，要装在有色瓶中，或置于有避光黑纸的纸盒内，放于阴凉处。

5. 中药要放于阴凉干燥处，芳香性药品要放于密封容器中保存。

二、给药原则

给药原则是一切用药的总则，在执行药疗工作中，必须严格遵守。

（一）准确执行给药医嘱

护理人员要具有一定的药理知识，掌握常用药物的作用、副作用、用法、毒性反应和配伍禁忌等，了解患者的健康状况，准确执行用药医嘱，务求做到"五个准确"，即将准确的药物、按准确的剂量、用准确的方法、在准确的时间内给予准确的患者。护理人员对有疑问的医嘱，要及时核对，无误后方可执行。

（二）严格执行"三查七对"制度

1. "三查" "三查"是指操作前、操作中、操作后均须进行查对。

2. "七对" "七对"包括核对床号、姓名、药名、药物浓度、剂量、用法和用药时间。

此外，还要检查药物的质量。对疑有变质或已超过有效期的药物，要放弃使用。

（三）安全正确给药

药物要现用现配，避免久置后引起药物污染或药效降低。给药前要向患者解释，以取得合作，并给予相应的用药指导，提高患者自我合理用药能力。对易致过敏反应的药物，用药前要了解过敏史，按要求做过敏试验，结果阴性方可使用。

（四）观察用药后的情况

观察用药后的疗效、药物的不良反应和副作用，对容易引起过敏反应和毒副反应较强的药物，要加强用药前的询问、用药过程中和用药后的观察，必要时做好记录。

三、影响药物作用的因素

药物治疗效果不仅取决于药物本身的质量，还受机体内外诸多因素的影响。

（一）药物因素

1. 药物剂量 药物剂量大小与效应强弱存在着密切关系。在一定的范围内，剂量越大，血药浓度越高，作用也就越强。

剂量与疗效存在着规律性关系，药物都有最小有效剂量和最低中毒剂量。给药剂量低于最小有效剂量则为无效治疗，在有效剂量范围内剂量增加效应也随之增强，但效应的增强是有限的，达到最大效应后，如果剂量再增加就有可能达到最低中毒剂量，从而产生中毒症状。使用安全范围小的药物，如洋地黄类药物时，要注意给药剂量，监测给药后反应，防止中毒反应发生。对硝普钠、氯化钾等药物要注意控制静脉输液速度，防止因单位时间内进入机体内的药量过大引起毒性反应。

2. 药物的剂型　不同剂型的药物吸收速度不同，产生药物作用的快慢和强弱也不同。以注射剂为例，水溶剂比混悬液、油剂吸收快，作用发生也快；同类药物注射针剂比口服片剂吸收快，作用发生也快。

3. 给药途径　不同的给药途径可以影响药物吸收速度和生物利用度，有的药物给药途径不同，可出现不同的作用，如硫酸镁内服导泻，肌内注射或静脉注射则有镇静和降低颅内压等作用。用药途径的选择要根据药物的性质和患者病情等因素决定。

4. 给药时间　给药的间隔时间要以药物的半衰期作为参考依据，尤其是抗生素类药物更要注意维持药物在血中的有效浓度。医院常用给药时间与安排见表2-1。

表2-1　医院常用给药时间与安排

给药间隔时间	给药时间	给药间隔时间	给药时间
qm	6am	q2h	6am、8am、10am、12n、2pm
qd	8am	q3h	6am、9am、12n、3pm、6pm
bid	8am、4pm	q4h	8am、12n、4pm、8pm、12n
tid	8am、12n、4pm	q6h	8am、12pm、8pm、2am
qid	8am、12n、4pm、8pm	qn	8pm

5. 联合用药　联合用药是指为了达到治疗目的而采用的两种或两种以上药物同时或先后应用。联合用药往往会发生体内或体外药物的相互影响。药物在体外发生相互影响称为配伍禁忌，指将药物混合在一起（如联合静脉滴注）发生的物理或化学反应。药物在体内发生相互影响称为相互作用，主要发生在药动学和药效学方面的一些环节上。相互影响的最终结果一是使药效增强，称为协同作用；二是使原有的效应减弱，称为拮抗作用。临床中联合用药的目的是发挥药物的协同作用，增强疗效，避免或减轻药物的不良反应，如异烟肼和乙胺丁醇联合使用能增强抗结核作用。

（二）机体因素

1. 生理因素

（1）年龄与体重　一般来说，药物用量与体重呈正比。但儿童与老年人对药物反应与成人不同。儿童用药剂量和老人剂量要以成人剂量为参考剂量酌情减量。

儿童时期各个器官和组织正处于发育、生长时期，年龄越小，器官与组织的发育越不完全。药物使用不当可引起器官和组织发育障碍，甚至发生严重不良反应，造成后遗症。儿童血脑屏障和脑组织发育不完善，对中枢抑制药和中枢兴奋药非常敏感，使用吗啡、哌替啶极易出现呼吸抑制，应用氨茶碱、麻黄碱等又容易出现中枢兴奋而致惊厥。儿童的肝肾功能发育不健全，药物代谢和排泄的能力较低，易造成毒性反应，如氨基糖苷类抗生素所致的耳毒性。

老年人的组织器官及其功能随年龄增长而出现生理性衰退，肝肾功能的减退使药物代谢和排泄速率相应减慢，对药物的耐受性降低，且常伴有老年性疾病，因而对某些药物的敏感性增高。

（2）性别　虽然性别不同对药物的反应一般无明显的差异，但女性在用药时要注意"三期"，即月经期、妊娠期和哺乳期对药物作用的影响。子宫对泻药、子宫收缩药及刺激性较强的药物较敏感，容易造成月经过多、痛经、早产或流产。某些药物可通过胎盘进入胎儿体内，导致畸胎或经乳腺排泌进入婴儿体内引起中毒，如吗啡能通过乳汁抑制新生儿的呼吸，故禁止在哺乳期使用。

2. 病理状态　疾病可影响机体对药物的敏感性，也可改变药物的体内过程，从而影响药物的效应。在病理因素中，要特别注意肝肾功能受损程度，肝实质细胞受损可导致某些药物代谢酶减少，如地西泮、苯巴比妥、洋地黄毒苷等主要在肝脏代谢的药物要减量、慎用或禁用。肾功能受损时，某些主要经肾脏代谢的药物因半衰期延长，可造成蓄积中毒，如氨基糖苷类抗生素、头孢唑啉等要减量或避免使用。

3. 心理、行为因素　心理因素在一定程度上影响药物的效应，尤其是患者的精神状态、对药物的信赖程度、医护人员的语言等因素更加明显。

（1）精神状态　患者的精神状态可影响药物的效应。乐观、愉快的情绪能提高机体的功能，使药物更好地发挥疗效。若患者有不良情绪，则可使患者产生应激反应，其结果必然影响药物疗效，甚至还可诱发或加重疾病。

（2）对药物的信赖程度　患者对药物的信赖程度可影响药物的疗效。患者如认为某药物不起作用，不但自觉疗效不高，甚至采取不配合态度；相反，患者对药物信赖，则可提高疗效。

（3）医护人员的语言　在患者接受药物治疗时，医护人员的语言可影响患者的情绪及对药物的信赖程度。

（三）饮食因素

饮食与药物发生相互作用会改变药物的体内过程，从而影响药物疗效。

1. 饮食可促进药物吸收而增强药效　酸性食物可增加铁剂的溶解度，促进铁的吸收；高脂饮食能促使脂溶性维生素 A、D、E 的吸收，因此此类药物宜餐后服用。

2. 饮食可干扰药物吸收而降低药效　因菠菜中含有大量的草酸，草酸与钙合成草酸钙会影响钙的吸收，故补钙不宜食用菠菜。因茶叶中的鞣酸与铁结合形成铁盐会影响铁的吸收；脂肪抑制胃酸分泌也会影响铁的吸收，故服用铁剂不宜喝茶、食高脂食物。

3. 饮食可改变尿液的酸碱度而影响药效　动物性食物在体内代谢产生酸性物质，蔬菜、豆制品在体内代谢产生碱性物质，其排出会影响尿液的 pH 而影响药效。如氨苄西林、呋喃妥因在酸性尿液中杀菌能力强，头孢菌素、氨基糖苷类、磺胺类药物在碱性尿液中作用强，因此，可通过食用荤素食物增强药效。

第二节　口服给药法

一、概念

口服给药（administering oral medication）是临床上最常用、方便、经济、相对安全的给药方法，药物经口服后被胃肠道吸收进入血液循环，从而达到局部或全身治疗的目的。由于口服给药吸收较慢，且易受胃内容物的影响，药物产生效应的时间较长，因此不适于急救、意识不清、呕吐不止、禁食等患者。

二、目的

协助患者安全、正确地服药，以达到减轻症状、治疗疾病、维持正常生理功能、协助诊断、预防疾病的目的。

三、用物准备

药物、药匙、药杯、量杯、滴管、小毛巾或纸巾、小水壶、服药本等。

四、操作方法

操作方法见表2-2。

表2-2　口服给药操作方法

操作步骤	要点与说明
1. 核对患者床号、姓名，以及药物质量、有效期	·严格执行查对制度
2. 规范配药	
（1）固体药物　用药匙取药	·鼻饲者将药研碎，用温开水溶解后从胃管内灌入，再注少量温开水将管壁内药液冲净
（2）液体药物　取药前，摇匀药液，用量杯量取，一手拇指置于所需刻度上并使之与操作者视线平齐，另一手持药瓶，瓶签向上倒出所需药液。油剂或药液不足1mL时用滴管吸取，以15滴为1mL计算，将药液滴入盛有少许温开水的药杯内	·避免药液黏附在药杯壁上，浪费药液；滴药时将滴管稍倾斜，保证药量准确
3. 核对患者床号、姓名，向患者解释服药目的和注意事项	
4. 协助服药	·对服药有困难的患者要协助服药
5. 再次核对，协助患者取舒适体位	
6. 清理用物，清洗、消毒药杯	
7. 洗手，记录并观察药物疗效	·麻醉药、催眠药、抗肿瘤药尤其要注意

五、注意事项

1. 通常用 40～60℃温开水送服药物，不要用茶水或其他饮料服药。

2. 缓释片、肠溶片、胶囊吞服时不可嚼碎；舌下含片要放于舌下或两颊黏膜与牙齿之间待其溶化。

3. 对牙齿有腐蚀作用的药物，如酸类、铁剂等要用吸管吸服，服药后要漱口。

4. 磺胺类的药物经肾脏排出，尿少时易析出结晶，引起肾小管堵塞，服用后要大量饮水。发汗药服后也要多饮水，以起到发汗降温作用。

5. 抗生素和磺胺类药物要准时服药，保持有效的血药浓度。

6. 服用呼吸道黏膜安抚剂，如止咳糖浆，不宜立即饮水，以免冲淡药物，降低疗效。同时服用多种药物要最后服用止咳糖浆。

7. 服用强心苷类药物者要服药前评估，服药后监测心率及节律，脉率低于 60 次/分或节律不齐时要暂停服药，注意观察患者状态。

8. 根据药物性质选择最佳服药时间。

（1）空腹给药　要求药物充分吸收，奏效快而无刺激性的药物要空腹服。因为空腹时胃和小肠内基本无食物，服药后不会受食物干扰而影响吸收，使药物能保持较高浓度，迅速发挥作用。

（2）饭前服药（饭前 30 分钟）　健胃药、稀盐酸、胃蛋白酶等药物，饭前服可促进胃液分泌，增进食欲。

（3）饭后服药　凡是助消化的药物和对胃黏膜有刺激性的药物均宜在饭后服。如硫酸亚酸、阿司匹林等都对胃黏膜有刺激性，易产生恶心呕吐，故宜饭后服。

（4）睡前服药（睡前 30 分钟）　安定、安眠酮等催眠药要在睡前服；缓泻药如酚酞、液状石蜡油等也要睡前服用，服药后于翌晨即可排便。

第三节　注射给药法

一、概念

注射给药法（administering injection）是将一定量的无菌药液或生物制剂注入体内，达到全身治疗的方法。

注射给药的优点是药物吸收快，血药浓度迅速升高，发挥疗效较快，适用于因各种原因不宜口服给药的患者。缺点是注射给药会造成一定程度的组织损伤，可引起疼痛及潜在并发症的发生，且因药物吸收快，某些药物的不良反应出现迅速，处理较困难。护理人员要掌握注射给药的相关知识及技能，保证安全给药。常用的注射法有皮内注射法、皮下注射法、肌内注射法和静脉注射法。

二、注射原则

注射原则是注射给药的总则，执行者必须严格遵守。

（一）严格遵守无菌操作原则

1. 注射环境清洁、干燥。

2. 注射前操作者必须洗手、戴口罩，注射后再次洗手。

3. 按要求进行注射部位的皮肤消毒并保持无菌。消毒方法：用无菌棉签蘸取2%碘酊，以注射点为中心，由内向外螺旋式涂擦，直径大于5cm，待干后，用75%乙醇以同法脱碘两次，待干后即可注射；或用0.5%碘伏以同法涂擦消毒两遍，待干后注射。

4. 注射器空筒的内壁、活塞、乳头和针头的针梗、针尖、针栓内壁必须保持无菌。

（二）严格执行查对制度

1. 严格执行"三查七对"制度。

2. 仔细检查药液质量，如发现有变质、变色、沉淀、浑浊、过期或安瓿有裂痕、密封瓶盖松动等情况，则不能使用。

3. 同时注射多种药物时，要注意有无配伍禁忌。

（三）严格执行消毒隔离制度

注射时做到一人一注射器及针头、一止血带、一垫枕；所用物品须按消毒隔离制度处理；一次性物品按规定分类处理，不可随意丢弃。

（四）选择合适的注射器及针头

根据药液量、黏稠度和刺激性的强弱选择合适的注射器和针头。注射器要完整无损，针头要锐利无钩、无锈、无弯曲；注射器和针头衔接紧密；一次性注射器的包装要密封，在有效期内方可使用。

（五）选择合适的注射部位

1. 注射时，要避开血管（动脉、静脉注射除外）和神经，不能在损伤、炎症、硬结、瘢痕及患病皮肤处进针。

2. 长时间多次注射时，须经常更换注射部位。

（六）现用现配注射药液

药液要在规定注射时间临时抽取，并即刻注射，以免因放置时间过长造成药液污染或效价降低。

（七）注射前排尽空气

注射前，注射器内空气要排尽，以防空气进入血管引起空气栓塞。排气时还要防止药液浪费。

（八）注药前检查回血

进针后，注射药液前，要抽动活塞，检查有无回血。动、静脉注射必须见有回血方可注射。皮下、肌内注射时，如有回血要拔出针头，更换药液和部位，重新进针，不可将药液注入血管内。

（九）掌握合适的进针角度和深度

1. 根据注射方法，掌握不同的进针角度和深度（图 2 - 1）。

2. 进针时不可把针梗全部刺入注射部位，以防不慎发生断针时处理更为困难。

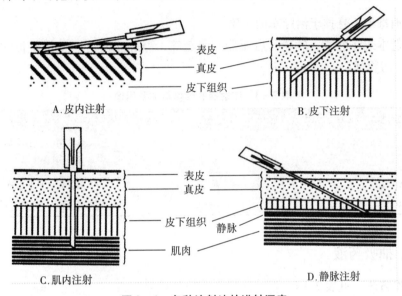

图 2 - 1 各种注射法的进针深度

（十）应用减轻患者疼痛的注射技术

1. 解除患者的思想顾虑，分散其注意力，取合适体位，使肌内放松，以便进针。

2. 注射时做到"二快一慢加匀速"，即进针、拔针快，推药慢而均匀。

3. 注射刺激性较强的药物要选用细长针头，进针要深。如需同时注射多种药物时，要先注射刺激性较弱的药物，然后注射刺激性较强的药物。

三、注射前准备

（一）用物准备

1. 注射盘（内铺消毒治疗巾）、皮肤消毒液（2% 碘酒和 75% 酒精或 0.5% 碘伏）、无菌棉签包、注射药液、无菌弯盘。

2. 一次性无菌注射器（图 2 - 2）。注射器由空筒和活塞组成。空筒前端为乳头，空筒表面有刻度，活塞后部为活塞轴、活塞柄。针头由针尖、针梗和针栓三部分组成。常用注射器规格和针头型号有多种（表2-3）。

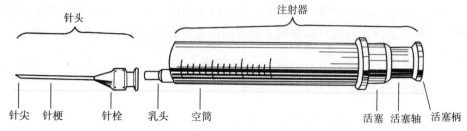

图2-2　注射器和针头的构造

3. 手消毒液，悬挂于治疗车的一侧。

4. 注射本或注射卡、砂轮、启瓶器、弯盘等，静脉注射时需备止血带和脉枕。另备锐器盒、污物桶。

表2-3　注射器的规格与主要用途

注射规格（mL）	针头型号（号）	主要用途
1	4	皮内注射、注射小剂量药液
1、2	5～6	皮下注射
2、5、10	6～7	肌内注射、动脉采血
5、10、20、30、50、100	6～9	静脉注射、静脉采血

（二）抽吸药液

1. 操作方法　见表2-4。

表2-4　抽吸药液操作方法

操作步骤	要点与说明
1. 洗手，戴口罩	·严格执行无菌操作原则和查对制度
2. 核对患者姓名、床号及药物质量	
3. 吸取药液	
▲自安瓿内抽吸药液	
（1）消毒、折断安瓿　将安瓿顶端药液轻弹至体部，用砂轮在安瓿颈部划一锯痕，用0.5%碘伏棉签消毒两次后折断安瓿	·使抽吸药量准确 ·安瓿颈部若有蓝色标记，则无须划痕，用0.5%碘伏棉签消毒两次后用纱布包裹折断安瓿
（2）抽吸药液　检查一次性注射器的规格和质量，取出注射器，松动活塞，将针头斜面向下放入安瓿内的液面下，抽动活塞，吸尽药液（图2-3、图2-4）	·针头不可触及安瓿外口，针尖斜面向下，利于吸药 ·抽药时不可触及注射器的活塞体部和针梗，以免污染药液
▲自密封瓶内吸取药液	
（1）消毒　用启瓶器除去铝盖中心部分，常规消毒瓶塞和瓶颈，待干	

续表

操作步骤	要点与说明
（2）注入空气 检查一次性注射器的规格和质量，取出注射器，将注射器内吸入与所需药液等量的空气后注入瓶内	·增加瓶内压力便于抽吸药液
（3）抽吸药液 倒转药瓶，使针头斜面在液面下，吸取药液至所需量，用食指固定针栓，拔出针头（图2-5）	·抽吸结晶或粉剂药物时，先用专用溶媒或生理盐水将药物充分稀释后再抽吸；混悬剂摇匀后立即吸取；油剂可稍加温或双手对搓药瓶（药液遇热易破坏者除外）后，用稍粗针头抽吸
4. 排尽空气 将针头垂直向上，轻拉活塞，使针头内的药液流入注射器，并使气泡积聚乳头口，轻推活塞，驱出气体	·如注射器乳头偏向一侧，排气时将注射器乳头向上倾斜，使气泡集中于乳头根部，驱出气体
5. 保持无菌，将安瓿或密闭瓶套在针头上，再次核对后置于无菌盘或无菌巾内备用	·便于查对
6. 洗手	

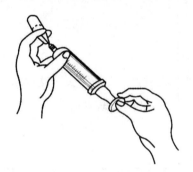

图2-3 自小安瓿内抽吸药液

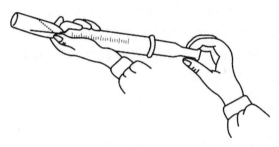

图2-4 自大安瓿内抽吸药液

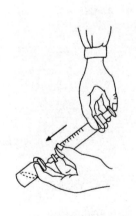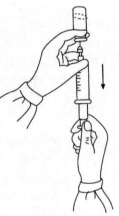

A.向密封瓶内注入所需 B.倒转药瓶，使针尖在液面下， C.用食指固定针栓，拔出针头
药液量等量的空气 抽吸药液之所需量

图2-5 自密封瓶内抽吸药液

2. 注意事项

（1）严格执行无菌操作原则和查对制度。

（2）针尖和针梗不可触及药瓶外口，抽药时手不可触及活塞体、针柄、针栓，以免造成污染。

四、常用注射法

（一）皮内注射法（intradermic injection，ID）

1. 概念 皮内注射法是将少量药液或生物制品注射于表皮与真皮之间的方法。

2. 目的

（1）进行药物过敏试验，以观察有无过敏反应。

（2）预防接种。

（3）局部麻醉的起始步骤。

3. 注射部位

（1）药物过敏试验 选取前臂掌侧下段，因该处皮肤较薄，易于注射，且肤色较淡，易于观察局部反应。

（2）预防接种 常选用上臂三角肌下缘。

（3）局部麻醉 选择局部麻醉处。

4. 用物准备 注射盘1套、注射药液、1mL一次性注射器、4号针头、注射卡、锐器盒，如做药物过敏试验，另备0.1%盐酸肾上腺素和一次性注射器。

5. 操作方法 见表2-5。

表2-5 皮内注射操作方法

操作步骤	要点与说明
1. 洗手，戴口罩	·严格执行查对制度和无菌操作原则
2. 抽吸药液：核对医嘱、注射卡及药物，抽吸药液后放入无菌治疗盘内	
3. 核对、解释：携用物至患者床旁，核对患者床号、姓名，向患者解释操作的目的、过程及配合要点	·确认患者 ·做药物过敏试验，要先询问"三史"（用药史、过敏史、家族史）
4. 选择注射部位	
5. 皮肤消毒：用75%乙醇消毒局部皮肤，待干	·忌用碘类消毒剂，以免影响对局部反应的观察
6. 二次核对，排尽空气	·操作中查对
7. 进针，注射：左手绷紧注射部位皮肤，右手以平执式持注射器，针尖斜面向上与皮肤呈5°角刺入皮内。待针尖斜面完全进入皮肤后，放平注射器，左手拇指固定针栓，右手推注药液0.1mL，使局部隆起形成一个皮丘（图2-6）	·进针角度不能过大，否则会刺入皮下 ·注入剂量要准确 ·皮丘呈半球状，皮肤变白并显露毛孔 ·若需做对照试验，则在另一侧前臂相应部位注入0.1mL生理盐水 ·操作过程中与患者沟通，了解患者的反应
8. 注射完毕迅速拔出针头，勿用棉签按压针眼	·嘱患者不要按揉局部，以免影响结果的观察 ·15~20分钟后观察结果，在此期间，嘱患者不可离开病室

续表

操作步骤	要点与说明
9. 再次核对药物、患者	·操作后查对
10. 协助患者取舒适卧位，整理床单位，清理用物	·按消毒隔离原则处理用物
11. 洗手，记录	·将过敏试验结果记录在病历上，阳性用红笔标记"（+）"，阴性用蓝笔或黑笔标记"（-）"

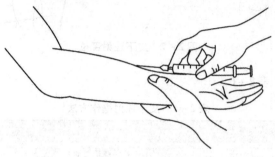

图 2 - 6　皮内注射

6. 注意事项

（1）严格执行查对制度和无菌操作原则。

（2）做药物过敏试验前，要详细询问患者的用药史、过敏史和家族史并备好急救药品，以防发生意外。

（3）做药物过敏试验消毒皮肤时，忌用碘酊、碘伏；避免反复涂擦、按揉局部皮肤，以免影响对局部反应的观察。

（4）进针以针尖斜面全部进入皮内为宜，进针角度不可过大，以免将药液注入皮下，影响结果的观察和判断。

（5）做药物过敏试验后，患者不可离开病室。如有不适，要立即通知医护人员，以便及时处理。

（6）药物过敏试验结果如为阳性反应，要告知患者及家属，不能应用该种药物，并记录在相应的医疗文件上。

（二）皮下注射法（hypodermic injection，H）

1. 概念　皮下注射法是将少量药液或生物制品注入皮下组织的方法。

2. 目的

（1）需迅速达到药效又不能或者不宜经口服给药时。

（2）预防接种。

（3）实施局部麻醉用药。

3. 常用部位　上臂三角肌下缘、腹部、后背、大腿前侧及外侧（图2-7）。

4. 用物准备　注射盘1套、注射药液、1~2mL一次性无菌注射器、5~6号针头、注射卡、锐器盒。

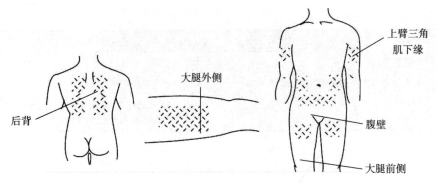

图 2-7　皮下注射部位

5. 操作方法　见表 2-6。

表 2-6　皮下注射操作方法

操作步骤	要点与说明
1. 洗手，戴口罩	·严格执行查对制度和无菌操作原则
2. 抽吸药液，核对医嘱、注射卡及药物，抽吸药液后放入无菌治疗盘内	
3. 核对，解释，携用物至患者床旁，核对患者床号、姓名，向患者解释操作的目的、过程及配合要点	·确认患者，取得合作
4. 选择注射部位	
5. 常规消毒局部皮肤，待干	
6. 二次核对，排尽空气	·操作中查对
7. 进针，注射	
（1）左手绷紧局部皮肤（过瘦者提起皮肤），右手持注射器，食指固定针栓，针尖斜面向上与皮肤呈 30°~40°角，快速刺入皮下，针梗的 1/2~2/3 刺入皮下（图 2-8）	·进针不宜超过 45°，以免刺入肌层 ·针梗不可全部刺入注射部位，以免不慎断针 ·操作过程中与患者沟通，了解患者的反应
（2）右手固定注射器，松开绷紧皮肤的左手，抽动活塞，如无回血，缓慢推注药液	
8. 注射完毕，用无菌干棉签轻压针刺处，快速拔针后按压片刻	·减轻疼痛，并防止药液外溢
9. 再次核对：注射药液后，再次核对药物、患者	·操作后查对
10. 协助患者取舒适卧位，整理床单位，清理用物	·按消毒隔离原则处理用物
11. 洗手，记录	·记录注射时间，药物名称、浓度、剂量，患者的反应

6. 注意事项

（1）严格执行查对制度和无菌操作原则。

（2）强刺激的药物一般不做皮下注射。

（3）注射前要详细询问患者的用药史。

（4）进针不宜过深，角度不宜超过 45°以免刺入肌层；对过度消瘦者，可捏起局部组织，适当减小穿刺角度。

（5）长期需要皮下注射的患者，要经常变换部位，以利于吸收。

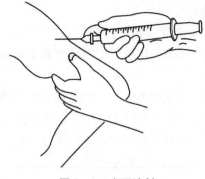

图2-8 皮下注射

（三）肌内注射法（intramuscular injection，IM）

1. 概念 肌内注射法是将一定量药液注入肌内组织的方法。

2. 目的

（1）用于不宜或不能口服或静脉注射，且要求比皮下注射更快发生疗效时。

（2）注射刺激性较强或剂量较大的药物。

3. 常用注射部位及定位法 常用部位有臀大肌、臀中肌、臀小肌、股外侧肌和上臂三角肌。

（1）**臀大肌注射定位法** 臀大肌起自髂后上棘与尾骨尖之间，肌纤维平行斜向外下方至股骨上部。坐骨神经起自骶丛神经，自梨状肌下孔出骨盆至臀部，在臀大肌深部，约于坐骨结节与大转子之间中点处下降至股部。其体表投影为自大转子尖至坐骨结节中点向下至腘窝。注射时注意避免损伤坐骨神经。臀大肌注射的定位方法有两种（图2-9）。

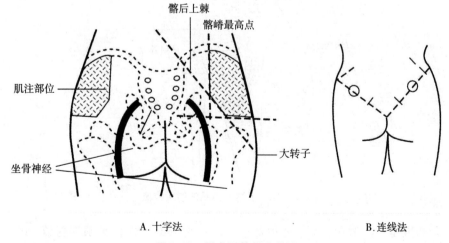

A.十字法　　　　　　　　　　　　　　　　　B.连线法

图2-9 臀大肌注射定位法

①十字法：从臀裂顶点画一水平线，然后从髂嵴最高点做垂直平分线，将一侧臀部分为四个象限，其外上象限避开内角为注射部位。

②连线法：髂前上棘与尾骨连线的外上 1/3 处为注射部位。

（2）臀中肌、臀小肌注射定位法

①三角形区域定位法：以食指尖和中指尖分别放于髂前上棘和髂嵴下缘处，在髂嵴、食指和中指之间构成一个三角形区域，注射部位在食指和中指构成的角内（图 2 - 10）。

②三横指法：以患者的手指宽度为标准，在髂前上棘外侧三横指处。

（3）股外侧肌注射定位法　在大腿中段外侧。一般成人取髋关节下 10cm 至膝关节上 10cm，宽度为 7.5cm 的范围为注射部位（图 2 - 11）。此范围大血管和神经干很少通过，可供反复多次注射，2 岁以下幼儿尤为适用。

（4）上臂三角肌注射定位法　取上臂外侧，肩峰下 2 ~ 3 横指处为注射部位（图 2 - 12）。因此处肌内较薄，故只可做小剂量注射。

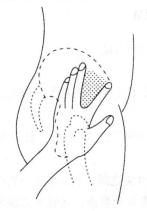

图 2 - 10　臀中肌、臀小肌注射定位法

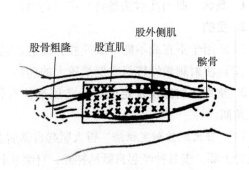

图 2 - 11　股外侧肌注射定位法

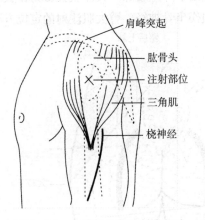

图 2 - 12　上臂三角肌注射定位法

4. 用物准备　注射盘 1 套、注射药液、2mL 或 5mL 一次性无菌注射器、6 ~ 7 号针头、注射卡、锐器盒。

5. 操作方法　见表 2 - 7。

表 2 – 7 肌内注射操作方法

操作步骤	要点与说明
1. 洗手，戴口罩	· 严格执行查对制度和无菌操作原则
2. 核对医嘱、注射卡及药物，抽吸药液后放入无菌治疗盘内	· 确认患者
3. 核对，解释：携用物至患者床旁，核对患者床号、姓名，向患者解释操作的目的、过程和配合要点	
4. 选择注射部位：协助患者取合适体位，根据注射原则及患者情况选择	· 为了使注射部位肌内放松，减轻疼痛与不适，可采用侧卧位、俯卧位、仰卧位或坐位（侧卧位时上腿伸直，放松，下腿稍弯曲；俯卧位时足尖相对，足跟分开，头偏向一侧）
5. 皮肤消毒：常规消毒局部皮肤，待干	
6. 二次核对，排尽空气	· 操作中查对
7. 进针，注射	
(1) 左手的拇指和食指绷紧局部皮肤，右手持注射器，中指固定针栓，针头与皮肤呈 90°，用腕部力量垂直快速刺入，深度为针梗的 2/3（图 2 – 13）	· 切勿将针梗全部刺入，以防断针 · 消瘦者及患儿进针深度酌减
(2) 右手固定注射器及针栓，松开绷紧皮肤的左手放松，抽动活塞，如无回血后，固定针栓并均匀缓慢推注药液	· 若有回血，要拔出针头，另选部位再注射 · 注药过程中与患者沟通，观察患者的反应
8. 拔针，按压：注射完毕，用无菌棉签轻压进针处，迅速拔针并按压片刻	· 减轻疼痛，并防止药液外溢 · 避免患者疼痛
9. 再次核对	· 操作后查对
10. 协助患者取舒适卧位，整理床单位，清理用物	· 按消毒隔离原则处理用物
11. 洗手，记录	· 记录注射时间，药物名称、浓度、剂量，患者的反应

6. 注意事项

（1）严格执行查对制度和无菌操作原则。

（2）两种或两种以上药物同时注射时，注意配伍禁忌。

（3）2 岁以下婴幼儿不宜选用臀大肌注射，因为臀大肌尚未发育好，注射时有损伤坐骨神经的危险，要选择臀中肌、臀小肌和股外侧肌注射。

（4）切勿将针头全部刺入，以防针梗从根部衔接处折断。若针头折断，要先稳定患者情绪，并嘱患者保持原位不动，固定局部组织，防止针头移位，同时尽快取出断针。

（5）长期需要肌内注射者，要交替更换注射部位，并选用细长针头，以避免或减少硬结发生。如出现硬结，可采用热敷、理疗等方法予以处理。

（四）静脉注射法（intravenous injection，IV）

1. 概念 静脉注射法是将药物直接注入静脉的方法。

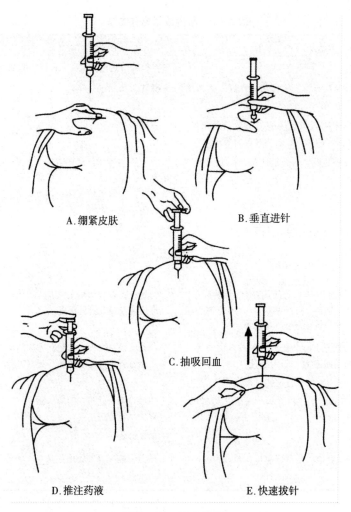

A.绷紧皮肤　　　　　　　B.垂直进针

C.抽吸回血

D.推注药液　　　　　　　E.快速拔针

图 2-13　肌内注射

2. 目的

（1）药物不宜口服、皮下或肌内注射，需要迅速发挥药效时。

（2）做诊断性检查，如肝脏、肾脏和胆囊等 X 线检查。

（3）静脉营养治疗。

3. 常用注射部位

（1）四肢浅静脉

①上肢常用肘部浅静脉（贵要静脉、肘正中静脉、头静脉）、腕部及手背静脉（图 2-14）。

②下肢常用大隐静脉、小隐静脉和足背静脉。

（2）头皮静脉　多适用于小儿。常用的头皮静脉有颞浅静脉、额静脉、耳后静脉、枕静脉等（图 2-15）。

（3）股静脉 位于股三角区，在股神经和股动脉的内侧（图2-16）。

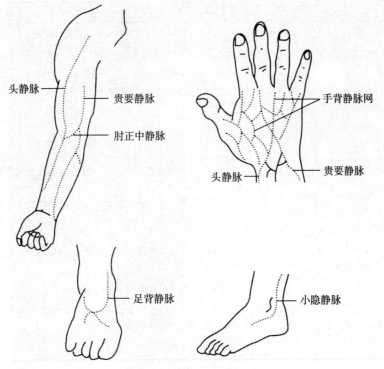

图2-14 四肢浅静脉

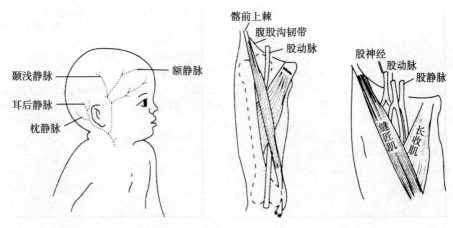

图2-15 小儿头皮静脉分布　　　图2-16 股静脉解剖位置

4. 用物准备 注射盘1套（内有无菌棉签、皮肤消毒液等）、注射药液、一次性无菌注射器（根据药量而定）、6～9号针头或头皮针头、止血带、输液贴、脉枕、注射卡、锐器盒。必要时备无菌手套和无菌纱布。

5. 操作方法 见表2-8。

表 2 – 8　静脉注射操作方法

操作步骤	要点与说明
1. 洗手，戴口罩	·严格执行查对制度和无菌操作原则
2. 抽吸药液：核对医嘱、注射卡及药物，抽吸药液后放入无菌治疗盘内	
3. 核对，解释：携用物至患者床旁，核对患者床号、姓名，向患者解释操作的目的、过程及配合要点	·确认患者，取得合作
4. 选择合适静脉注射	
▲四肢浅静脉注射	
（1）选择合适静脉，在穿刺部位下方垫脉枕和止血带	·选择粗直、弹性好、易于固定的静脉，避开关节和静脉瓣 ·需长期静脉注射者，要有计划地由远心端至近心端选择血管
（2）在穿刺部位上方约6cm处扎止血带，消毒注射部位皮肤，嘱患者握拳，再次消毒皮肤，待干	·止血带末端向上，以防污染无菌区域
（3）二次核对，排尽空气	·操作中查对
（4）穿刺：左手拇指绷紧静脉下方皮肤，右手持注射器，食指固定针栓，针尖斜面向上与皮肤呈15°～30°角，自静脉上方或侧方刺入皮下，再沿静脉走向潜行刺入。如见回血，再顺静脉推进少许（图2–17）	·穿刺时要沉着，切勿乱刺，如局部出现血肿，要另选其他静脉重新穿刺
（5）两松一固定，缓慢注入药液：松开止血带，嘱患者松拳，右手固定针头，左手缓慢推注药液（图2–18）	·注药过程中，要抽动活塞，检查回血情况，以确定针头仍在血管内 ·注射对组织有强烈刺激性的药物时，要先用抽有生理盐水的针具穿刺成功后，注入少量生理盐水，证实针头确在静脉内，再换上抽有药液的注射器进行推药，以免药液外溢而致组织坏死 ·根据患者年龄、病情和药物性质，掌握注药速度，并随时听取患者主诉，观察局部情况及病情变化
（6）注射完毕，用无菌干棉签放于穿刺点上方，迅速拔针，按压片刻	·防止渗血与皮下血肿
▲小儿头皮静脉注射	
（1）选择合适静脉	
（2）常规消毒注射部位皮肤，待干	
（3）二次核对，排尽空气	·操作中查对
（4）穿刺：由助手固定患儿头部，操作者左手拇指、食指固定静脉两端，右手持头皮针柄，沿向心方向平行刺入静脉	
（5）见回血后用输液贴固定针头，缓慢推注药液	·注药过程中注意约束患儿，防止其抓拽注射部位；注药过程中要试抽回血，以证实针头是否仍在血管中
（6）注射完毕，用无菌干棉签放于穿刺点上方，迅速拔针，按压片刻	

续表

操作步骤	要点与说明
▲股静脉注射	
（1）体位：协助患者取仰卧位，穿刺侧下肢伸直略外展、外旋	
（2）常规消毒注射部位皮肤，待干	
（3）穿刺：操作者按无菌操作原则戴无菌手套，左手食指和中指于腹股沟扪及股动脉搏动最明显处，并加以固定	
（4）操作者右手持注射器，针头与皮肤呈90°或45°角，在股动脉内侧0.5cm处刺入；抽动活塞，见暗红色回血，则提示针头已达股静脉	·如回血为鲜红色，提示针头误进股动脉
（5）固定针头，根据需要缓慢推注药物	
（6）注射完毕，快速拔针后局部用无菌纱布加压止血	·以防止出血或形成血肿
5. 再次核对	·操作后查对
6. 协助患者取舒适卧位，整理床单位，清理用物	·按消毒隔离原则处理用物
7. 洗手，记录	·记录注射时间，药物名称、浓度、剂量，患者的反应

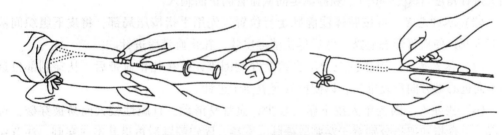

图 2-17 静脉注射进针法

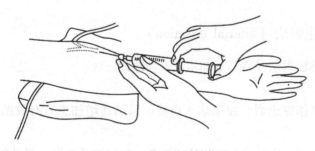

图 2-18 静脉注射推药法

6. 注意事项

（1）严格执行查对制度和无菌操作原则。

（2）静脉注射对组织有强烈刺激性的药物，一定要确认针头在静脉内方可推注药液，以免药液外溢导致组织坏死。

（3）静脉注射时要选择粗直、弹性好、易固定的静脉，并要避开关节和静脉瓣。

（4）需长期静脉给药者，要保护好血管，有计划地由远心端至近心端选择血管。

（5）根据患者年龄、病情和药物性质，掌握注药速度。

（6）小儿头皮静脉注射时注意静脉与动脉的鉴别，如误刺入动脉，回血呈冲击状，推药阻力较大，局部可呈苍白树枝状分布，有时患儿出现痛苦面容或尖叫。

7. 静脉注射失败的常见原因

（1）针头刺入静脉过少，抽吸虽有回血，但松解止血带时静脉回缩，针头滑出血管，药液注入皮下。

（2）针头斜面未完全刺入静脉，部分在血管外，抽吸虽有回血，但推药时药液溢至皮下，局部隆起并有痛感。

（3）针头刺入较深，斜面一半穿过对侧血管壁，抽吸有回血，部分药液溢出至深层组织，局部可无隆起，但有痛感。

（4）针头刺入太深，穿破对侧血管壁，没有回血。

8. 特殊患者的静脉穿刺要点

（1）肥胖患者　肥胖患者皮下脂肪较厚，静脉位置比较深，有时候在皮肤表面较难辨认。可先扎上止血带，找到合适的静脉，摸清其走向后放松止血带；常规消毒皮肤后扎上止血带，并消毒左手食指指头，用该指摸准静脉位置，右手持注射器与针头，稍加大进针角度（30°～40°），顺静脉走向从血管的正面刺入。

（2）水肿患者　可按肢体浅静脉走行位置，先用手指按压局部，将皮下组织间液暂时推开，使血管形态显露，然后尽快消毒皮肤，扎止血带后进针。

（3）休克患者　因静脉充盈不良致使穿刺困难，可在扎止血带后，从穿刺部位远心端向近心端方向反复推揉，以使血管充盈便于进针。

（4）老年人　因老年人皮下脂肪较少，血管易滑动，且脆性较大而易被穿破，可先以一手食指和拇指分别置于穿刺段静脉上下端，固定静脉后再沿其走向穿刺，注意穿刺时勿用力过猛。

（五）动脉注射法（arterial injection）

1. 概念　动脉注射法是将药液加压注入动脉的方法。

2. 目的

（1）抢救重度休克患者，加压输入血液，以迅速增加患者有效循环血量，使血压回升。

（2）注入造影剂，用于进行某些特殊检查，如脑血管造影、肾动脉造影等。

（3）注射抗癌药物做区域性化疗。

3. 常用注射部位　常用股动脉、桡动脉和肱动脉。做区域性化疗时，头面部疾患选择颈总动脉；上肢疾患选择锁骨下动脉或肱动脉；下肢疾患选择股动脉。

4. 用物准备　注射盘1套（内有无菌棉签、皮肤消毒液等）、注射药液、一次性无菌注射器及针头（型号、规格按需要而定）、无菌纱布、注射卡、锐器盒。必要时备无菌手套。

5. 操作方法 见表2-9。

表2-9 动脉注射操作方法

操作步骤	要点与说明
1. 洗手，戴口罩	·严格执行查对制度和无菌操作原则
2. 抽吸药液：核对医嘱、注射卡及药物，抽吸药液后放入无菌治疗盘内	
3. 核对，解释：携用物至患者床旁，核对患者床号、姓名，向患者解释操作的目的、过程及配合要点	·确认患者，取得合作
4. 体位：协助患者取合适体位，暴露穿刺部位	·股动脉穿刺点在腹股沟动脉搏动明显处，注射时，患者取仰卧位，下肢伸直，略外展、外旋，充分暴露穿刺部位；桡动脉穿刺点在前臂掌侧腕关节上2cm，动脉搏动明显处
5. 皮肤消毒：常规消毒局部皮肤，范围直径大于5cm，待干	
6. 二次核对，排尽空气	·操作中查对
7. 穿刺，注射	
（1）消毒左手食指和中指或戴无菌手套，扪及动脉搏动最明显处，固定动脉于两指间	
（2）右手持注射器在两指间垂直或与动脉走向呈45°刺入动脉，见有鲜红色血液涌进注射器，即用右手固定穿刺针的方向和深度，左手推注药液	
8. 拔针，按压：注射完毕，快速拔针头，局部用无菌纱布加压止血5~10分钟	·或用纱带加压止血，以免皮下出血或形成血肿
9. 再次核对	·操作后查对
10. 协助患者取舒适卧位，整理床单位，清理用物	·按消毒隔离原则处理用物
11. 洗手，记录	·记录注射时间，药物名称、浓度、剂量，患者的反应

6. 注意事项

（1）严格执行查对制度和无菌操作原则。

（2）有出血倾向的患者不宜采用动脉注射法。

（3）新生儿股动脉穿刺垂直进针，容易损伤髋关节，故宜选用桡动脉穿刺。

附

静脉注射泵的使用

静脉注射泵是将药物剂量精确、速度均匀地注入人体静脉的注射装置。使用静脉注射泵时，除按静脉注射的用物准备外，还需备静脉注射泵1台、一次性头皮针1个、抽吸5~10mL生理盐水的注射器。具体操作方法如下：

1. 将抽吸好药液的注射器固定于注射泵上。

2. 接通电源，打开注射泵电源开关，根据医嘱调整好注射速度和注射时间。

3. 将抽吸生理盐水的注射器与一次性头皮针相连。

4. 选择静脉，常规皮肤消毒后进行静脉穿刺，成功后固定头皮针。

5. 分离注射器与头皮针，将头皮针与抽吸药液的注射器连接，按"开始"键启动注射泵，开始推注药液，注意观察患者的反应和药物注入情况。

6. 药液推注完毕，按"停止"键。拔针、按压、整理床单位。

7. 关闭注射泵，取下注射器，切断电源。

8. 协助患者取舒适体位，整理用物，按消毒隔离原则处理用物。

9. 洗手、记录。

第四节 吸入给药法

吸入给药法（administering inhalation medication）是用雾化装置将药液分散成细小雾滴，使其悬浮在气体中经鼻或口由呼吸道吸入，从而达到局部或全身治疗目的给药方法，临床常用的雾化吸入法有超声雾化吸入法、氧气雾化吸入法和手压雾化吸入法。

一、超声雾化吸入法

（一）概念

超声雾化吸入法是利用超声波的声能使药液变成细微的气雾，再由呼吸道吸入的方法。

（二）目的

1. 预防呼吸道感染，常用于胸部手术前后的患者。

2. 控制呼吸道感染，消除炎症，减轻呼吸道黏膜水肿，稀释痰液，帮助祛痰，常用于咽喉炎、支气管扩张、肺炎、肺脓肿、肺结核等患者。

3. 改善通气功能，解除支气管痉挛，使气道通畅，常用于支气管哮喘等患者。

4. 湿化呼吸道，常用于呼吸道湿化不足、痰液黏稠、气道不畅者，也可用于气管切开术后常规治疗手段。

（三）用物准备

1. 超声雾化吸入器 1 套（图 2-19）

（1）结构

①超声波发生器：通电后输出高频电能，其面板上有电源开关、定时开关和雾量大小调节旋钮。

②水槽与晶体换能器：水槽内盛有冷蒸馏水。水槽底部有一晶体换能器，接收发生器发出的高频电能，并将其转换为超声波声能。

③雾化罐与透声膜：雾化罐盛有药液，其底部是透声膜，声能可透过此膜与罐内药

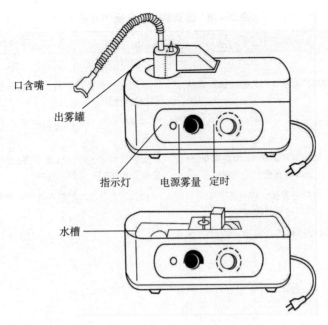

口含嘴

出雾罐

指示灯　电源雾量　定时

水槽

图2-19　超声雾化器

液作用，产生雾滴喷出。

④螺纹管和口含嘴（或面罩）。

（2）工作原理　超声波发生器通电后输出的高频电能通过水槽底部晶体换能器转换为超声波声能，声能震动并透过雾化罐底部的透声膜作用于罐内的液体，使药液表面张力破坏而形成微细雾滴，通过导管在患者深吸气时能深达终末支气管及肺泡。

（3）特点　可随时调节雾量大小，雾滴小而均匀，亦随吸气而进入肺泡。又因雾化器电子部分产热，对雾化药液轻度加温，使吸入的气雾温暖舒适。

2. 药物

（1）控制呼吸道感染　常用抗生素如庆大霉素、卡那霉素等。

（2）解痉挛平喘药　常用氨茶碱、喘定等。

（3）稀释痰液，协助祛痰　常用沐舒坦、α-糜蛋白酶、痰易净等。

（4）减轻呼吸道黏膜水肿　常用地塞米松等。

除上述药物也可用中药如双黄连注射液、鱼腥草等。

3. 其他　冷蒸馏水、生理盐水、水温计、弯盘、纸巾、毛巾，按需要备电源插座。

（四）操作方法

操作方法见表2-10。

表 2 – 10 超声雾化吸入操作方法

操作步骤	要点与说明
1. 洗手，戴口罩	
2. 检查雾化器各个部件，连接好口含嘴（或面罩）	·使用前检查雾化器各部件是否完好，有无松动、脱落等异常情况
3. 加冷蒸馏水于水槽内	·水量视不同类型的雾化器而定，浸没雾化罐底部透声膜
4. 将药液用生理盐水稀释至 30～50mL 倒进雾化罐内，检查无漏水后，将雾化罐放入水槽，将盖旋紧	·水槽底部的压电晶体片和雾化罐底部的透声膜质脆易碎，操作时不可用力过猛
5. 核对、解释：携用物到患者处，核对患者床号、姓名，向患者解释操作目的、过程及配合要点	·确认患者，并取得患者的理解和配合
6. 体位：协助患者取舒适体位，将治疗巾铺于患者颔下	
7. 开始雾化	
(1) 接通电源，先打开电源开关（指示灯亮），预热 3～5 分钟	
(2) 调整定时开关至所需时间	·每次治疗时间为 15～20 分钟
(3) 打开雾化器开关，调节雾量	·水槽内须始终保持有足够的冷蒸馏水，槽内水温不宜超过 50℃，以免损坏机件
(4) 协助患者将口含嘴放入口中或将面罩妥善固定于口鼻部，指导患者做深呼吸	·连续使用时，中间要间隔 30 分钟
8. 结束雾化	
(1) 治疗完毕，取出口含嘴	
(2) 先关雾化开关，再关电源开关	
9. 操作后处理	
(1) 帮助患者擦净面部，协助其取舒适体位；整理床单位	
(2) 清理用物，放掉水槽内的水，擦干水槽，将口含嘴、雾化罐、螺纹管浸泡消毒液内 1 小时，再洗净晾干备用	·防止交叉感染
10. 洗手，记录	·观察并记录治疗效果与患者反应

（五）注意事项

1. 水槽内无水、雾化罐内无药液不能开机，切忌加温水或热水。

2. 水温不宜超过 50℃。若水槽内水温超过 50℃或水量不足，要更换或添加冷蒸馏水。

3. 水槽底部的压电晶体片和雾化罐底部的透声膜质脆易碎，操作时不可用力过猛。

4. 连续使用时，中间要间隔 30 分钟。

5. 观察治疗效果及患者反应，若因黏稠的分泌物湿化后膨胀致使痰液不易咳出时，要给予拍背，协助排痰，必要时吸痰。

二、氧气雾化吸入法

（一）概念

氧气雾化吸入法是利用高速氧气气流使药液形成雾状，随吸气进入呼吸道而产生疗效。

（二）目的

1. 预防呼吸道感染，常用于胸部手术前后的患者。

2. 控制呼吸道感染，消除炎症，减轻呼吸道黏膜水肿，稀释痰液，帮助祛痰，常用于咽喉炎、支气管扩张、肺炎、肺脓肿、肺结核等患者。

3. 改善通气功能，解除支气管痉挛，使气道通畅，常用于支气管哮喘等患者。

4. 湿化呼吸道，常用于呼吸道湿化不足、痰液黏稠、气道不畅者，也可用于气管切开术后常规治疗手段。

（三）用物准备

1. 氧气雾化吸入器

（1）**结构** 氧气雾化吸入器种类较多，但基本结构和性能大致相同，临床常用射流式雾化器（图 2-20）。

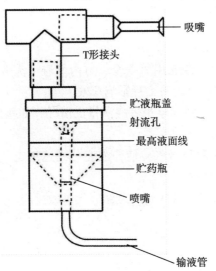

图 2-20　射流式氧气雾化器

（2）**工作原理** 借助高速气流通过毛细管并在管口产生负压，将药液由接邻的小管吸出，所吸出的药液又被毛细管口高速的气流撞击成细小的雾滴，呈气雾喷出。

2. 其他 医嘱用药物和吸氧装置 1 套。

（四）操作方法

操作方法见表 2 - 11。

表 2 - 11　氧气雾化吸入操作方法

操作步骤	要点与说明
1. 洗手，戴口罩	
2. 检查氧气雾化器，遵照医嘱将药液稀释至 5mL，注入雾化器的药杯内	·使用前检查雾化器各部件是否完好，有无松动、脱落等异常情况
3. 核对，解释：携用物到患者处，核对患者床号、姓名，向患者解释操作目的、过程及配合要点	·确认患者，并取得患者的理解和配合
4. 连接雾化器的接气口与氧气装置的橡皮管口	·注意湿化瓶内不得盛入液体，以避免瓶内液体进入雾化器，使药液稀释
5. 调节氧流量	·氧气流量为 6～8L/min
6. 开始雾化：指导患者手持雾化器，将吸嘴放入口中紧闭口唇，用鼻呼气，如此反复，直至药液吸完为止	·深长吸气，使药液充分到达细支气管和肺内，屏气1～2秒，再轻松呼气，以提高治疗效果
7. 结束雾化：取出雾化器，关闭氧气开关	·操作中，严禁接触烟火和易燃品
8. 操作后处理	
(1) 帮助患者擦净面部，取舒适体位；整理床单位	
(2) 清理用物	·一次性雾化吸入器用后按规定消毒处理备用
9. 洗手，记录	·观察并记录治疗效果与患者反应

（五）注意事项

1. 正确使用供氧装置，注意用氧安全，室内要避免火源；氧气湿化瓶内不得放液体，以免液体进入雾化器内使药液稀释影响疗效。

2. 观察及协助排痰，注意观察患者痰液排出情况，如痰液仍未咳出，可予以拍背、吸痰等方法协助排痰。

3. 吸入过程中尽可能深长吸气，使药液充分到达细支气管和肺内，屏气 1～2 秒，再轻松呼气，以提高治疗效果。

4. 药液要为水溶性，且对呼吸道无刺激、无过敏反应。

三、手压雾化吸入法

（一）概念

手压雾化吸入法是用拇指按压雾化器顶部，使药液由喷嘴喷出，形成雾滴，作用于口腔、咽部、气管、支气管黏膜而被患者吸收的治疗方法。

（二）目的

解除支气管痉挛，主要通过吸入拟肾上腺素类药、氨茶碱或沙丁胺醇等支气管解痉药，改善通气功能，适用于支气管哮喘和喘息样支气管炎的对症治疗。

（三）用物准备

1. 手压式雾化器（内含药物，图 2 – 21）。

2. 工作原理：手压式雾化器的工作原理为将药液预置于雾化器内的送雾器中，由于送雾器内腔为高压，将其倒置，用拇指按压雾化器顶部，其内的阀门即打开，药液便从喷嘴喷出。雾滴的平均直径为 $2.8 \sim 4.3 \mu m$，由于喷出速度极快，故 80% 的雾滴会直接喷到口腔及咽部黏膜，药物经黏膜吸收。

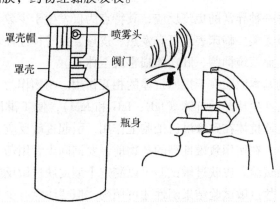

罩壳帽　喷雾头　罩壳　阀门　瓶身

图 2 – 21　手压式雾化器

（四）操作方法

操作方法见表 2 – 12。

表 2 – 12　手压雾化吸入操作方法

操作步骤	要点与说明
1. 洗手，戴口罩	
2. 核对，解释：携用物到患者处，核对患者床号、姓名，向患者解释操作目的、过程和配合要点	·确认患者，并取得患者的理解和配合
3. 取下保护盖，充分摇匀药液	·更好发挥药效
4. 雾化吸入：将雾化器倒置，将喷嘴放入双唇间，先平静呼气，后深吸气，在吸气开始时按压雾化器顶部，使药喷出，随着深吸气的动作，药物经口缓慢地吸入，尽可能屏住呼吸，再呼气，喷 1 ~ 2 下	·尽可能延长屏气时间，最好能坚持 10 秒左右，使药物沉降在呼吸道内
5. 结束雾化，取出雾化器	
6. 协助患者漱口，取舒适体位，整理床单位，清理用物	·减少口咽部雾滴的刺激 ·雾化器塑料外壳用温水清洁后放阴凉处保存
7. 洗手，记录	·观察并记录治疗效果与患者反应

（五）注意事项

1. 使用前检查雾化器各部件是否完好，有无松动、脱落等异常情况。
2. 用药过程中要观察有无心动过速、头痛、头晕等不良反应。
3. 每次喷1~2下，两次喷雾间隔时间不少于3~4小时。

第五节　药物过敏试验法

药物过敏反应是一种异常的免疫反应，其特点为仅发生于少数人，与所用药物的药理作用和用药的剂量无关。临床表现可有发热、皮疹、血管神经性水肿、血清病综合征等，严重者可导致造血系统抑制、肝功能损害甚至休克。

药物过敏反应的基本原因在于抗原抗体的相互作用。药物作为一种抗原，进入机体后，有些个体体内会产生特异性抗体（IgE、IgG 和 IgM），使 T 淋巴细胞致敏。当再次应用同类药物时，抗原抗体在致敏淋巴细胞上作用，引起过敏反应。

为防止过敏反应，在使用致敏性高的药物前，要询问患者用药史、过敏史和家族过敏史，并做药物过敏试验。皮肤过敏试验可以测定 I 型皮肤过敏反应，对预报过敏性休克反应有参考价值，故过敏试验结果阴性才可用药。但要注意有少数患者会呈假阴性反应，还有少数人在皮肤试验期间即可发生严重的过敏性反应。护理人员要掌握特殊药物过敏试验液的配制方法和试验方法，正确判断试验结果，同时掌握过敏反应的急救处理方法。

一、青霉素过敏试验与过敏反应的处理

青霉素主要用于敏感的革兰阳性球菌、阴性球菌和螺旋体感染。青霉素的毒性较低，最常见的不良反应是过敏反应，其发生率在各种抗生素中最高，占3%~6%。多发生于多次接受青霉素治疗者，偶见初次用药的患者。各种类型的变态反应（I 型、II 型、III 型、IV 型）都可以出现，以皮肤过敏反应和血清样反应较为多见。前者主要表现为荨麻疹，严重者会发生剥脱性皮炎；后者一般于用药后 7~14 天出现，临床表现与血清病相似，有发热、关节肿痛、皮肤发痒、荨麻疹、全身淋巴结肿大和腹痛等症状。上述反应多不严重，停药或应用 H1 受体阻断药可恢复。属 I 型变态反应的过敏性休克虽然少见，但发生发展迅猛，可因抢救不及时而死于严重的呼吸困难和循环衰竭。因此，在使用青霉素前需要做药物过敏试验。

此外，半合成青霉素（如阿莫西林、氨苄西林、羧苄西林等）与青霉素之间有交叉过敏反应，用药前同样要做皮肤过敏试验。

（一）青霉素过敏试验法

青霉素过敏试验通常以 0.1mL（含青霉素 20~50U）的试验液皮内注射，根据试敏皮丘变化和患者全身情况判断试验结果，过敏试验结果阴性方可使用青霉素治疗。

1. 目的 通过青霉素过敏试验，确定患者对青霉素是否过敏，以作为临床应用青霉素治疗的依据。

2. 用物准备

（1）无菌治疗盘、皮肤消毒液、一次性无菌棉签包、1mL 注射器和 4~5 号针头、5mL 注射器和 6~7 号针头、青霉素药液、生理盐水注射液、注射卡、砂轮、启瓶器、弯盘、洗手用物、污物筒等。

（2）抢救用物：0.1% 盐酸肾上腺素，必要时备急救车（备常用抢救药物与物品）、氧气、吸痰器等。

3. 操作方法

（1）皮内试验药液的配制　皮内试验药液标准浓度为青霉素 200~500U/mL。以配制青霉素 200U/mL 为例，具体配制方法见表 2-13。

表 2-13　青霉素皮内试验药液的配制（以青霉素钠 80 万单位为例）

青霉素钠	加 0.9% 氯化钠溶液（mL）	每毫升药液青霉素钠含量（U/mL）	要点与说明
80 万单位	4mL	20 万	·用 5mL 注射器，6~7 号针头
0.1mL 上液	0.9	2 万	·以下用 1mL 注射器，6~7 号针头
0.1mL 上液	0.9	2000	·每次配制时均需将溶液摇匀
0.1mL 上液	0.9	200	·配制完毕换接 4 号针头，妥善放置

（2）试验方法　确定患者无青霉素过敏史，于患者前臂掌侧下段皮内注射青霉素皮试溶液 0.1mL（含青霉素 20~50U），20 分钟后观察、判断并记录试验结果。

（3）试验结果判断（表 2-14）

表 2-14　青霉素皮肤试验结果的判断

结果	局部皮丘反应	全身情况
阴性	大小无改变，周围无红肿，无红晕	无自觉症状，无不适表现
阳性	皮丘隆起增大，出现红晕，直径大于 1cm，周围有伪足伴局部痒感	可有头晕、心慌、恶心甚至发生过敏性休克

4. 注意事项

（1）青霉素过敏试验前详细询问患者的用药史、药物过敏史和家族过敏史。

（2）凡初次用药、停药 3 天后再次使用，以及在使用过程中更换青霉素批号者，均须常规做过敏试验。

（3）皮内试敏药液必须现用现配，浓度与剂量必须准确。

（4）首次注射后要观察 30 分钟，注意局部和全身反应，倾听患者主诉，并做好急救准备工作。

（5）皮试结果阳性者不可使用青霉素，并在病历、医嘱单、体温单和床头卡醒目注明，同时将结果告知患者及其家属。

（6）如对皮试结果有怀疑，要在对侧前臂皮内注射生理盐水 0.1mL，以作对照，确认青霉素皮试结果为阴性方可用药。使用青霉素治疗过程中要继续密切观察反应。

（二）青霉素过敏性休克及其处理

1. 发生机理　青霉素过敏性休克属 Ⅰ 型变态反应，发生率为 5～10/万，特点是反应迅速、强烈、消退亦快。青霉素本身不具有抗原性，其制剂所含高分子聚合物及其降解产物青霉噻唑酸和青霉烯酸为半抗原，进入机体后与蛋白质或多肽分子结合而发挥全抗原的作用，有些个体在此作用下能产生相当量的 IgE 类抗体。

IgE 能与肥大细胞和嗜碱性粒细胞结合，使机体呈致敏状态。当再次接触相同的变应原时，变应原与上述细胞表面的 IgE 特异地结合，所形成的变应原 - IgE 复合物能激活肥大细胞和嗜碱性粒细胞，使之脱颗粒。从排出的颗粒中和从细胞内释出的一系列生物活性介质，如组胺、激肽、白三烯等，引起毛细血管扩张、血管壁通透性增加、平滑肌收缩和腺体分泌增多，临床上可表现为荨麻疹、哮喘、喉头水肿；严重时可引起窒息、血压下降或过敏性休克（图 2 - 22）。有时初次注射青霉素也可引起过敏性休克，很可能与患者以往生活中通过其他方式接触过与青霉素有关的变应原成分有关。

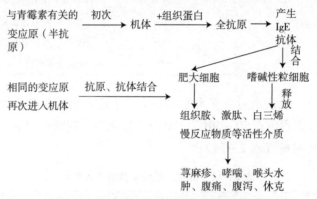

图 2 -22　青霉素过敏反应（Ⅰ型）原理

2. 临床表现　青霉素过敏性休克多发生在注射后 5～20 分钟内，甚至可在数秒内发生，既可发生于皮内试验过程中，也可发生于初次肌内注射时（皮内试验结果阴性）；有极少数患者发生于连续用药过程中。其临床表现主要包括如下几个方面：

（1）呼吸道阻塞症状　由于喉头水肿、支气管痉挛、肺水肿引起胸闷、气促、哮喘与呼吸困难，伴濒死感。

（2）循环衰竭症状　由于周围血管扩张，导致有效循环血量不足，表现为面色苍白、冷汗、发绀、脉搏细弱、血压下降。

（3）中枢神经系统症状　因脑组织缺氧，可表现为面部及四肢麻木、意识丧失、抽搐或大小便失禁等。

（4）其他过敏反应表现　可有荨麻疹、恶心、呕吐、腹痛与腹泻等。

3. 急救措施　青霉素过敏性休克发生迅猛，关键是要做好预防及急救的准备，并在使用过程中密切观察患者的反应，一旦出现过敏性休克立即组织抢救。

（1）立即停药，使患者平卧，报告医生，就地抢救。

（2）立即皮下注射 0.1% 盐酸肾上腺素 1mL，小儿剂量酌减。症状如不缓解，可每隔半小时皮下或静脉注射该药 0.5mL，直至脱离危险期。盐酸肾上腺素是抢救过敏性休克的首选药物，具有收缩血管、增加外周阻力、提升血压、兴奋心肌、增加心输出量及松弛支气管平滑肌等作用。

（3）给予氧气吸入，改善缺氧症状。呼吸受抑制时，要立即进行口对口人工呼吸，并肌内注射尼可刹米、洛贝林等呼吸兴奋剂。有条件者可插入气管导管，借助人工呼吸机辅助呼吸。喉头水肿引致窒息时，要尽快施行气管切开。

（4）根据医嘱，静脉注射地塞米松 5~10mg 或琥珀酸钠氢化可的松 200~400mg 加入 5%~10% 葡萄糖溶液 500mL 内静脉滴注；应用抗组胺类药物，如肌内注射盐酸异丙嗪 25~50mg 或苯海拉明 40mg。

（5）静脉滴注 10% 葡萄糖溶液或平衡溶液扩充血容量，如血压仍不回升，可按医嘱加入多巴胺或去甲肾上腺素静脉滴注。

（6）若发生呼吸心跳骤停，则立即进行复苏抢救，如施行体外心脏按压、气管内插管或人工呼吸等急救措施。

（7）密切观察病情，记录患者呼吸、脉搏、血压、神志和尿量等变化；不断评价治疗与护理的效果，为进一步处置提供依据。

二、链霉素过敏试验与过敏反应的处理

链霉素主要对革兰阴性细菌和结核杆菌有较强的抗菌作用，其不良反应以对第八对脑神经的损害为多见，还可导致皮疹、发热、荨麻疹、血管性水肿等过敏反应。过敏性休克发生率虽较青霉素低，但死亡率很高，故使用链霉素时，要做皮肤过敏性试验。

（一）链霉素过敏试验法

1. 目的 通过链霉素过敏试验，确定患者对链霉素是否过敏，以作为临床应用链霉素治疗的依据。

2. 用物准备 参阅青霉素皮内试验准备用物，另备链霉素制剂、5% 氯化钙或 10% 葡萄糖酸钙。

3. 操作方法

（1）试验药液的配制 以每毫升含链霉素 2500U 为标准配制（表 2-15）。

表 2-15 链霉素皮内试验药液的配制

链霉素	加 0.9% 氯化钠溶液（mL）	每毫升药液链霉素含量（U/mL）	要点与说明
100 万 U	3.5mL	25 万	·用 5mL 注射器，6~7 号针头
0.1mL 上液	0.9	2.5 万	·换用 1mL 注射器
0.1mL 上液	0.9	2500	·每次配制时均需将溶液摇匀，配制完毕换接 4 号针头，妥善放置

（2）**试验方法**　取上述皮试药液 0.1mL（含链霉素 250U）做皮内注射，20 分钟后判断皮内试验结果，其结果判断标准与青霉素相同。

（二）链霉素过敏反应的临床表现与处理

链霉素过敏反应的临床表现与青霉素过敏反应大致相同。轻者表现为发热、皮疹、荨麻疹，重者可致过敏性休克。一旦发生过敏性休克，救治措施与青霉素过敏性休克基本相同。

链霉素的毒性反应比过敏反应更常见、更严重，可出现全身麻木、抽搐、肌肉无力、眩晕、耳鸣、耳聋等症状。

此外，因链霉素可与钙离子络合，从而使链霉素的毒性症状减轻或消失，故可同时应用钙剂，以 10% 葡萄糖酸钙或稀释一倍的 5% 氯化钙溶液静脉推注。

三、破伤风抗毒素过敏试验与脱敏注射法

破伤风抗毒素（TAT）是用破伤风类毒素免疫马血浆经物理、化学方法精制而成，能中和患者体液中的破伤风毒素，常在救治破伤风患者时应用，有利于控制病情发展；并常用于有潜在破伤风危险的外伤伤员，作为被动免疫预防注射。

TAT 对于人体是一种异性蛋白，具有抗原性，注射后可引起过敏反应。主要表现为发热、速发型或迟缓型血清病，反应一般不严重。但偶尔可见过敏性休克，抢救不及时可导致死亡。故使用 TAT 前，必须做过敏试验。结果阴性，方可把所需剂量一次注射完。TAT 是一种特异性抗体，没有可以代替的药物，皮试结果即使阳性仍需考虑使用。但要采用脱敏注射法，注射过程要密切观察，发现异常，立即采取有效措施处理。

（一）TAT 过敏试验

1. TAT 皮试液的配制　用 1mL 注射器吸取 TAT 药液（1500U/mL）0.1mL，加生理盐水稀释至 1mL（1mL 内含 TAT 150U），即可供皮试使用。

2. 皮内试验方法　取上述皮试液 0.1mL（内含 TAT 15U）做皮内注射，20 分钟后判断皮内试验结果。皮试结果判断标准：

阴性：局部无红肿、无异常全身反应。

阳性：皮丘红肿，硬结直径大于 1.5cm，红晕范围直径超过 4cm，有时出现伪足或有痒感，全身过敏性反应表现与青霉素过敏反应相类似，以血清病型反应多见。

如皮试结果为阴性，可把所需剂量一次注射完。如结果为阳性，需采用脱敏注射法。

（二）TAT 脱敏注射法

脱敏注射法是将所需 TAT 剂量分次少量注射进体内（表 2-16）。脱敏的基本原理是：小剂量注射时变应原所致生物活性介质的释放量少，不至于引起临床症状；短时间内连续多次药物注射可以逐渐消耗体内已经产生的 IgE，最终可以全部注入所需药量而

不致发病。但这种脱敏只是暂时的，经过一定时间后，IgE 会再产生而重建致敏状态，故日后如再用 TAT，还须重做皮内试验。

TAT 皮试结果阳性，而患者确实需要应用 TAT 时要采用脱敏注射，预先按抢救过敏性休克的需要准备好急救物品。

表 2 – 16　破伤风抗毒素脱敏注射法

次数	TAT（mL）	加 0.9% 氯化钠溶液（mL）	要点说明（注射途径）
1	0.1	0.9	肌内
2	0.2	0.8	肌内
3	0.3	0.7	肌内
4	余量	稀释至 1	肌内

按上表，每隔 20 分钟肌内注射 TAT 1 次，直至完成总剂量注射（TAT 1500U）。在脱敏注射的过程中，要密切观察患者反应。如发现患者有面容苍白、发绀、荨麻疹及头晕、心跳等不适或过敏性休克，要立即停止注射并配合医生进行抢救。如过敏反应轻微，可待症状消退后，酌情将剂量减少、注射次数增加，在密切观察患者情况下，使脱敏注射顺利完成。

四、头孢菌素类过敏试验与过敏反应的处理

头孢菌素类是一类高效、低毒、广谱而应用广泛的抗生素。因可致过敏反应，故用药前需做皮肤过敏性试验。此外，要注意头孢菌素类与青霉素之间呈现不完全的交叉过敏反应，对青霉素过敏者有 10%～30% 对头孢菌素过敏，而对头孢菌素过敏者绝大多数对青霉素过敏。

（一）头孢菌素类过敏试验法

以先锋霉素Ⅵ为例，皮试液以含先锋霉素 500μg/mL 的生理盐水溶液为标准，皮试注入剂量为 0.1mL（含先锋霉素 50μg）。皮试液配制方法见表 2 – 17。

表 2 – 17　先锋霉素Ⅵ皮内试验药液的配制

先锋霉素Ⅵ	加 0.9% 氯化钠溶液（mL）	每毫升药液先锋霉素Ⅵ含量	要点与说明
0.5g	2	250mg	·用 5mL 注射器，6～7 号针头
0.2mL 上液	0.8	50mg	·换用 1mL 注射器
0.1mL 上液	0.9	5mg	·每次配制时均需将溶液摇匀
0.1mL 上液	0.9	500μg	·配制完毕换接 4 号针头，妥善放置

（二）注意事项

见青霉素皮内试验注意事项。

第三章　静脉输液与输血

第一节　静脉输液

一、概述

（一）概念

静脉输液（intravenous infusion）是利用大气压和液体静压形成的输液系统内压高于人体静脉压的原理，将一定量的无菌溶液或药物直接输入静脉的治疗方法。

（二）静脉输液的目的

1. 补充水分及电解质，预防和纠正水、电解质及酸碱平衡紊乱，常用于因严重腹泻、呕吐、大手术后等引起的脱水或酸碱平衡失调患者。

2. 增加循环血量，改善微循环，维持血压及微循环灌注量，常用于严重烧伤、大出血、休克患者的抢救和治疗。

3. 供给营养物质，促进组织修复，增加体重，维持正氮平衡，常用于慢性消耗性疾病、胃肠道吸收障碍及不能经口进食者，如恶性肿瘤、吸收不良综合征、昏迷及口腔疾病的患者。

4. 输入药物，治疗疾病，用于各种需要经静脉输入药物的治疗。

（三）常用溶液的种类与作用

1. 晶体溶液　晶体溶液的分子量小，其溶液在血液内存留时间短，对维持细胞内外水分的相对平衡具有重要作用，可有效纠正体液及电解质平衡失调。临床常用的晶体溶液包括以下几种：

（1）葡萄糖溶液　用于补充水分和热量，减少蛋白质消耗，防止酮体产生，促进钠（钾）离子进入细胞内，常用溶液有5%葡萄糖溶液和10%葡萄糖溶液。

（2）等渗电解质溶液　用于补充水和电解质，维持体液容量和渗透压平衡，常用溶液有0.9%氯化钠溶液和复方氯化钠溶液等。

（3）碱性溶液　用于纠正酸中毒，调节酸碱平衡，常用溶液有5%碳酸氢钠溶液、

1.4%碳酸氢钠溶液、11.2%的乳酸钠溶液和1.84%的乳酸钠溶液等。

碳酸氢钠溶液补碱迅速，且不易加重乳酸血症，但中和酸后生成的碳酸（H_2CO_3）必须以二氧化碳（CO_2）的形式经肺呼出体外，因此呼吸功能不全患者要慎用；休克、肝功能不全、缺氧、右心衰竭患者或新生儿，对乳酸钠代谢产生的乳酸利用能力差，会加重乳酸血症，因此不宜使用。

（4）**高渗溶液**　用于利尿脱水，可迅速提高血浆渗透压，回收组织水分进入血管内，消除水肿，同时可降低颅内压，改善中枢系统的功能，常用溶液有20%甘露醇、25%山梨醇和25%～50%的葡萄糖溶液。

2. 胶体溶液　胶体的分子大，其溶液在血液内存留时间长，能有效维持血浆胶体渗透压，增加血容量，改善微循环，提高血压。临床常用的胶体溶液包括右旋糖酐溶液、代血浆、血液制品。

3. 静脉高营养液　高营养液能提供热量，补充蛋白质，维持正氮平衡，补充各种维生素和矿物质。其主要成分有氨基酸、脂肪、维生素、矿物质、高浓度葡萄糖或右旋糖酐溶液和水分，常用溶液有复方氨基酸、脂肪乳。

二、静脉输液原则与部位

（一）静脉输液原则

输入溶液的种类和量要根据患者体内水、电解质及酸碱平衡紊乱的程度确定，通常遵循"先晶后胶""先盐后糖""宁酸勿碱""宁少勿多"的原则。

补钾要遵循"四不宜"原则：不宜过早（见尿补钾），不宜过浓（浓度不超过0.3%），不宜过快（不超过20mmol/h），不宜过多（成人不超过5g/d；小儿0.1～0.3g/kg/d体重）。另外，钾不宜静脉推注。

（二）常用静脉输液部位

（1）**周围浅静脉**　周围浅静脉是指分布于皮下的肢体末端的静脉。上肢常用浅静脉有肘正中静脉、头静脉、贵要静脉、手背静脉网。手背静脉网是成年患者静脉输液时首选部位；肘正中静脉、头静脉和贵要静脉通常用来采集静脉血液标本、静脉推注药物及作为经外周中心静脉置管穿刺部位。下肢常用浅静脉有大隐静脉、小隐静脉、足背静脉网，但因下肢静脉有静脉瓣，容易形成血栓，故不作为静脉输液的首选部位。

（2）**头皮静脉**　常用于小儿的静脉输液，包括颞浅静脉、额静脉、枕静脉、耳后静脉。

（3）**锁骨下静脉和颈外静脉**　其特点是静脉管径粗大、不易塌陷，需要长期持续静脉输液或需要静脉高营养的患者常选择此类静脉，进行中心静脉置管。

三、常用静脉输液法

根据输液装置进入血管通道所到达的位置，静脉输液可分为周围静脉输液和静脉置管输液。

（一）周围静脉输液法

1. 用物准备 治疗车、无菌治疗盘、皮肤消毒液、无菌棉签包、液体及药物（按医嘱准备）、加药用注射器及针头、输液贴（或透明敷贴）、输液器一套（或留置针）、止血带、垫巾、小垫枕、弯盘、砂轮、剪刀（视情况而定）、治疗卡、洗手用物、锐器盒及污物桶。必要时备瓶套、夹板和绷带、输液架。

2. 操作方法 见表3－1。

表3－1 周围静脉输液操作方法

操作步骤	要点与说明
▲密闭式静脉输液法	
1. 核对检查	·严格执行查对制度，避免差错事故发生
（1）衣帽整洁，洗手，戴口罩，备齐用物	
（2）核对治疗卡和药液瓶签（药名、浓度、时间）	
（3）检查药液质量	·检查药液是否过期，瓶盖有无松动，瓶身有无裂痕，将输液瓶上下摇动两次，对光检查药液有无浑浊、变色、沉淀及絮状物等
2. 填写、贴输液瓶贴：根据医嘱填写输液卡，并将填好的输液瓶贴倒贴于输液瓶上	·注意输液瓶贴勿覆盖输液瓶原有的标签
3. 加药	
（1）套瓶套	
（2）用开瓶器启开输液瓶铝盖的中心部分（若塑料输液瓶直接拉掉瓶盖），常规消毒瓶塞	·消毒范围瓶口至下端瓶颈部
（3）按医嘱加入药物	
（4）根据病情需要有计划地安排输液顺序	·注意药物之间的配伍禁忌
4. 插输液器：检查并打开输液器，将输液器针头插入瓶塞内直到针头的根部，关闭调节器	·检查输液器是否过期，包装有无破损 ·插入时注意保持无菌
5. 核对，解释：携用物至患者床旁，核对患者的床号、姓名及药物名称、浓度、剂量、给药时间和方法，向患者解释操作目的和方法	·操作前查，保证将正确的药物给予正确的患者，避免差错事故发生
6. 排气	
（1）挂输液瓶	·高度适中，保证液体压力超过静脉压
（2）排出空气 将穿刺针的针柄夹于两手指之间，倒置茂菲滴管，打开调节器，使液体流出。当茂菲滴管内液面达1/2~2/3满时，迅速转正茂菲滴管，使液体慢慢流下，排尽输液管里的空气后，关紧调节器（图3－1）	·输液前排尽输液管及针头内的气体，防止发生空气栓塞
7. 选择穿刺部位：备胶布，在穿刺肢体下放置脉枕、治疗巾、止血带	·根据选择静脉的原则选择穿刺部位 ·如果静脉不充盈，可采用按摩血管，嘱患者反复进行握、松拳几次，用手指轻拍血管的方法

操作步骤	要点与说明
8. 消毒皮肤：常规消毒穿刺部位皮肤，消毒范围直径≥5cm。第一次穿刺部位消毒后，在穿刺点上方约6cm处扎止血带，嘱患者握拳，进行第二次穿刺部位消毒，待干	· 保证穿刺点及周围皮肤的无菌状态，防止感染 · 止血带末端向上，松紧度以能阻断静脉血流而不能阻断动脉血流为宜
9. 再次核对患者的床号、姓名及药物名称、浓度、剂量、给药时间和方法	· 操作中查对
10. 再次排气	· 确保穿刺前滴管下端输液管内无气泡
11. 静脉穿刺：取下护针帽，针尖斜面向上，与皮肤呈15°~30°进针，见回血后，将针头与皮肤平行，再推进少许	· 确保针头斜面全部进入血管内
12. 三松一固定：松开止血带，嘱患者松拳，放松调节器。待液体滴入通畅、患者无不舒适后，胶布固定穿刺针头（图3-2）	· 固定胶布方法：第一条胶布固定针柄，第二条胶布固定保护针眼，第三条胶布固定盘曲的输液软管，必要时用第四条胶布固定远侧输液管。防止患者移动时牵拉针头
13. 根据患者年龄、病情和药物性质调节输液速度	· 通常情况下，成人40~60滴/分，儿童20~40滴/分
14. 再次核对	· 操作后查对
15. 撤去治疗巾、小垫枕、止血带，协助患者取舒适卧位，整理床单位，将呼叫器放于患者易取处	
16. 整理用物，洗手，记录	· 在输液卡上记录输液时间、滴速、患者反应及局部状况，签全名
17. 更换液体：先仔细查对，再消毒输液瓶的瓶塞和瓶颈，从第一瓶液体内拔出输液管针头插入第二瓶液体内直到针头的根部，调节好输液滴数。再次查对、签名	· 持续输液，要及时更换输液瓶，严防空气进入血管形成空气栓塞 · 更换输液瓶时，注意严格无菌操作，防止污染 · 对需要24小时持续输液者，要每日更换输液器
18. 输液完毕	· 及时拔针
（1）输液结束后，关闭调节器，轻揭胶布，迅速拔出针头，按压穿刺点1~2分钟至无出血，防止穿刺点出血	· 按压力度不宜过大，以免引起疼痛和血管损伤；按压时靠近皮肤穿刺点以压迫进针点，防止皮下出血
（2）整理床铺，清理用物，洗手，做好记录	
▲静脉留置针输液法	· 可保护静脉，减少因反复穿刺造成的痛苦和血管损伤，保持静脉通道畅通，利于抢救和治疗。适用于需长期输液、静脉穿刺较困难的患者
1. 同密闭式静脉输液法1~6	
2. 连接留置针与输液器	
（1）打开静脉留置针及肝素帽或可来福接头外包装	· 打开外包装前注意检查有效期及有无破损，针头斜面有无倒钩，导管边缘是否粗糙
（2）手持外包装将肝素帽（或可来福接头）对接在留置针的侧管上	· 连接时注意严格无菌操作
（3）将输液器连接于肝素帽或可来福接头上	
3. 打开调节器，将套管针内的气体排入弯盘中，关闭调节器	

操作步骤	要点与说明
4. 选择穿刺部位，铺治疗巾，将小垫枕置于穿刺肢体下，在穿刺点上方10cm处扎止血带	
5. 消毒皮肤，消毒范围直径要≥8cm。待干，备胶布及透明敷贴	·保证穿刺点及周围皮肤的无菌状态
6. 再次核对，旋转松动套管，调整针头斜面（图3-3）	·防止套管与针芯粘连
7. 再次排气，拔去针头保护套	
8. 穿刺：左手绷紧皮肤，右手持针翼在血管上方以15°~30°进针，见回血，放平针翼再进针少许，左手持Y接口，右手后撤针芯约0.5cm，再持针座将外套管与针芯一同送入静脉，左手固定Y接口，右手撤出针芯	·确保外套管在静脉内
9. 三松：松开止血带，打开调节器，嘱患者松拳	
10. 固定：待液体流入通畅后，用无菌透明敷贴对留置针管做密闭式固定，用胶布固定三叉接口和插入肝素帽的输液器针头及输液管，在胶布上注明日期和时间（图3-4）	·便于观察穿刺点的情况 ·为更换套管针提供时限依据
11. 同静脉输液14~15	
12. 封管：当输液完毕，要正确进行封管。拔出输液器针头，常规消毒肝素帽的胶塞，用注射器向肝素帽内注入封管液	·通过封管，可以保持一条通畅的静脉输液通路，而且可以将残留的刺激性药液冲入血流，避免刺激局部血管 ·封管液的种类一般有无菌生理盐水和肝素盐水两种 ·封管方法：边推边退
13. 再次输液：常规消毒肝素帽，将输液器上的针头插入肝素帽内，用胶布固定好，调节输液滴数	
14. 输液完毕后处理：不再需要继续输液时，要进行拔管。先撕下小胶布，再撕下无菌敷贴，把无菌棉签放于穿刺点前方，迅速拔出套管针，纵向按压穿刺点3~5分钟	
15. 协助患者适当活动穿刺肢体，取舒适卧位，整理床单位，清理用物	
16. 洗手，记录	

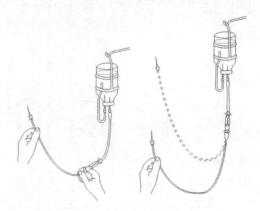

图3-1 静脉输液排气法

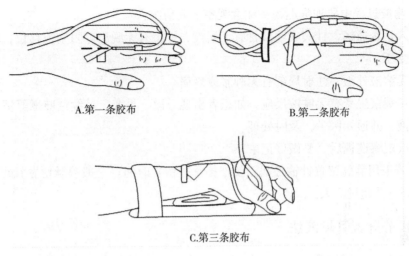

A.第一条胶布   B.第二条胶布

C.第三条胶布

图3-2　胶布固定法

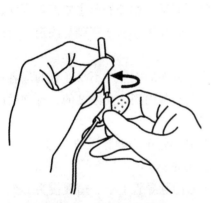

图3-3　旋转松动套管

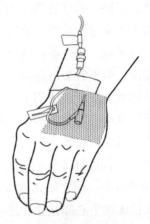

图3-4　静脉留置针固定法

4. 注意事项

（1）严格执行无菌技术操作及查对制度。

（2）根据病情需要安排输液顺序，并根据治疗原则，按用药急、缓及药物半衰期等情况合理分配药物。

（3）对需要长期输液的患者，要注意保护和合理使用静脉，一般从远端小静脉开始穿刺（抢救时可例外）。

（4）输液前要排尽输液管及针头内的空气，药液滴尽前要及时更换输液瓶或拔针，严防造成空气栓塞。

（5）注意药物的配伍禁忌，刺激性强及特殊药物，要先用生理盐水进行静脉输液，确定针头在血管内再输入药物。

（6）严格掌握输液速度。对老年、体弱、心肺肾功能不良者，婴幼儿或输注刺激性强的药物速度宜慢；对严重脱水、血容量不足、心肺功能良好者速度可适当加快。

（7）输液过程中要加强巡视，注意观察下列情况：

①滴入是否通畅，针头或输液管有无漏液，针头有无脱出、阻塞或移位，输液管有无扭曲、受压。

②有无溶液外溢，注射局部有无肿胀或疼痛。

③密切观察患者有无输液反应，如患者出现心悸、畏寒、持续性咳嗽等情况，要立即停止输液，并通知医生，及时处理。

④每次观察巡视后，要做好记录。

（8）若采用静脉留置针输液法，要严格掌握留置时间。一般静脉留置针可保留 3 ~ 5 天，最好不要超过 7 天。

（二）静脉置管输液法

1. 颈外静脉置管输液法 颈外静脉是颈部最大的浅静脉，在耳下方由下颌后静脉的后支和耳后静脉、枕静脉等汇合而成，在下颌角后方垂直下降，越过胸锁乳突肌后缘，于锁骨上方穿过深筋膜，最后汇入锁骨下静脉。颈外静脉主要汇集耳郭、枕部及颈前区浅层的静脉血。颈外静脉行经表浅，位置较恒定，易于穿刺与固定，所以必要时做颈外静脉输液，但不宜多次穿刺。

颈外静脉置管输液法适用于需要长期输液，而周围静脉不易穿刺的患者；周围循环衰竭而需要测量中心静脉压的危重患者；长期静脉内滴注高浓度的、有刺激性药物或行静脉内高营养输液的患者。

（1）目的 同静脉输液的目的，并能达到测量中心静脉压的目的。

（2）用物准备 同密闭式静脉输液法，另备：

①一次性无菌中心静脉导管穿刺包：中心静脉导管 1 个、输液接头 1 个、导引钢丝 1 个、扩张器 1 个、导引穿刺针 1 个、5mL 注射器各 2 个、7 号细注射针 1 个、12 号粗注射针 1 个、11 号手术刀 1 个、带线缝合针 2 个、中单 1 个、洞巾 1 个、医用手套 1 副、纱布块 4 个、消毒刷 3 个。

②无菌生理盐水、2% 利多卡因注射液、肝素生理盐水溶液、无菌透明敷贴、弯盘。

（3）操作方法 见表 3 - 2。

表 3 - 2 颈外静脉置管输液操作方法

操作步骤	要点与说明
1. 洗手，戴口罩	·严格执行无菌操作原则
2. 核对、检查药液：备齐用物，按医嘱备药，核对药液瓶签（药名、浓度、剂量和有效期），检查药液质量	·严格执行查对制度，避免出现差错 ·检查药液是否过期，瓶盖有无松动，瓶身有无裂痕，将输液瓶上下摇动两次，对光检查药液有无浑浊、、变色、沉淀及絮状物等
2. 填写、贴输液瓶贴：根据医嘱填写输液卡，并将填好的输液瓶贴倒贴于输液瓶上	·注意输液瓶贴勿覆盖输液瓶原有的标签
3. 加药	

操作步骤	要点与说明
（1）套瓶套	
（2）用开瓶器启开输液瓶铝盖的中心部分（若塑料输液瓶直接拉掉瓶盖），常规消毒瓶塞	·消毒范围至下端瓶颈部
（3）按医嘱加入药物	
（4）根据病情需要有计划地安排输液顺序	·注意药物之间的配伍禁忌
4. 插输液器 检查并打开输液器，将输液器针头插入瓶塞内直到针头的根部，关闭调节器	·检查输液器是否过期，包装有无破损 ·插入时注意保持无菌
5. 核对，解释：携用物至患者床旁，核对患者的床号、姓名及药物名称、浓度、剂量、给药时间和方法，向患者解释操作目的和方法	·操作前查，保证将正确的药物给予正确的患者，避免差错事故发生
6. 排气	
（1）挂输液瓶	·高度适中，保证液体压力超过静脉压
（2）排出空气 将穿刺针的针柄夹于两手指之间，倒置茂菲滴管，打开调节器，使液体流出。当茂菲滴管内液面达1/2~2/3满时，迅速转正茂菲滴管，使液体慢慢流下，排尽输液管里的空气后，关紧调节器	·输液前排尽输液管及针头内的气体，防止发生空气栓塞
7. 取体位：协助患者去枕平卧，头偏向对侧后仰，必要时肩下垫一软枕	·使颈部平直，充分暴露穿刺部位
8. 选择、确定穿刺点：操作者站在穿刺部位对侧或头侧	·穿刺点位于近锁骨中点上缘与下颌角连线的上1/3处，颈外静脉外侧缘，避免损伤锁骨下胸膜及肺尖
9. 常规消毒局部皮肤，打开穿刺包，戴无菌手套，铺洞巾	·形成一个无菌区，预防感染，便于操作
10. 局部麻醉：助手协助，操作者用细针头连接 5mL 注射器抽吸利多卡因注射液，在皮肤穿刺点处做皮丘，并做皮下浸润麻醉	·减轻血管穿刺时引起的疼痛
11. 穿刺：操作者左手绷紧穿刺点上方皮肤，右手持粗针头注射器与皮肤呈45°进针，入皮后改为25°沿颈外静脉方向穿刺	·助手配合用手指按压颈外静脉三角处，使血管充盈，便于穿刺
12. 放置导丝：穿刺成功后，用左手固定穿刺针管，右手将导丝自穿刺孔插入，导丝插入长度约40cm时拔出穿刺针	·插入导丝时动作轻柔，防止损伤血管
13. 扩皮：沿着导丝插入扩张器，接触皮肤后按同一方向旋转，随导丝进入血管后撤出扩张器，并以左手用无菌纱布压迫穿刺点，防止出血	
14. 放置中心静脉导管：右手将中心静脉导管沿着导丝插入颈外静脉内，一边推进一边撤离导丝，当导管进入14cm时，即可完全抽出导丝	·若颈外静脉插管插入过深，则较难通过锁骨下静脉与颈外静脉汇合角处，此时可牵拉颈外静脉使汇合角变直，若仍不能通过则要停止送入导管，并轻轻退出少许，在此固定输液，防止盲目插入，导管在血管内打折

操作步骤	要点与说明
15. 再次抽回血：用装有肝素生理盐水溶液的注射器与导管尾端相连接，反复抽吸2~3次均可见回血，向导管内注入2~3mL肝素生理盐水溶液，同时用固定夹夹住导管，撤下注射器，接好输液管接头	·确认导管是否在血管内
16. 固定导管：将导管固定夹在近穿刺处缝合固定，用75%乙醇棉球擦除局部血迹，待干后用无菌透明敷贴覆盖穿刺点并固定硅胶管	·防止导管脱出
17. 接输液器：撤出洞巾，将输液接头与输液器连接，进行输液，调节滴速	·观察液体滴入情况，如液体滴入不畅，要检查导管有无弯曲
18. 输液完毕，将输液器与输液接头分离，将肝素生理盐水溶液注入导管内进行封管	·防止血液凝集在导管内，若已经发生凝血，要先用注射器抽出血凝块，再注入药液。若血块抽不出时，要边抽边拔管，切忌凝血块推入血管内 ·每次输液前检查导管是否在血管内
19. 再次输液：消毒输液接头，连接输液器，调好滴速即可	
20. 停止置管：拔管前局部常规消毒，拆线后拔管，局部按压5分钟至不出血，消毒穿刺处皮肤，覆盖无菌敷料	·拔管时动作宜轻，避免折断硅胶管。注意观察局部有无渗液、渗血，拔管后第2天如无渗液、渗血，可将纱布撤除

（4）注意事项

①严格执行无菌技术操作及查对制度，预防感染及差错事故的发生。

②每日观察穿刺点和周围皮肤情况。无菌透明敷贴至少每7天更换1次，无菌纱布敷料至少每两天更换1次；若穿刺部位发生渗液、渗血时要及时更换敷料；穿刺部位的敷料发生松动、污染时要立即更换。

③置管期间，每天早晚用肝素生理盐水溶液进行冲管，冲管时要选用20mL注射器，以防止冲管时压力过大，导致导管破损折断。

④嘱患者避免剧烈的头颈部运动，防止挤压置管部位。

2. 锁骨下静脉置管输液法　锁骨下静脉自第一肋外缘处续腋静脉，位于锁骨后下方，向内至胸锁关节后方与颈内静脉汇合成无名静脉，左右无名静脉汇合成上腔静脉入右心房。此静脉较粗大，成人的管腔直径可达2cm，位置虽不很表浅，但常处于充盈状态，周围还有结缔组织固定，使血管不易塌陷，也较易穿刺，硅胶管插入能保留较长时间。此外，锁骨下静脉距离右心房较近，血量大，当输入大量高浓度或刺激性较强的药物时，注入的药物可以迅速被稀释，对血管壁的刺激性较小。

锁骨下静脉置管输液法适用于：①长期不能进食或丢失大量液体，需要补充大量高热量、高营养液体及电解质的患者。②各种原因所致的大出血，需要迅速输入大量液体，以纠正血容量不足或提升血压的患者。③需较长时间输入化疗药物的患者。④需测定中心静脉压或需要紧急放置心内起搏导管的患者。

禁用于：①血小板明显减少、严重凝血功能障碍的患者。②穿刺局部皮肤有感染的患者。③广泛上腔静脉系统血栓形成的患者。④不能取肩高头低的呼吸急促患者，胸膜顶上升的肺气肿患者。

（1）目的　同静脉输液的目的，并能达到测定中心静脉压、紧急放置心内起搏导管的目的。

（2）用物准备　同密闭式静脉输液法，另备：①一次性无菌中心静脉导管穿刺包：导引钢丝1个、扩张器1个、导引穿刺针1个、20号穿刺针2个、深静脉留置导管2个、8~9号平针头2个、5mL注射器、镊子、结扎线、弯盘、纱布块2个、无菌洞巾2个、医用手套1副。②2%利多卡因注射液、生理盐水溶液、肝素帽或无针正压接头、1%甲紫。

（3）操作方法　见表3-3。

表3-3　锁骨下静脉置管输液操作方法

操作步骤	要点与说明
1. 洗手，戴口罩	·严格执行无菌操作原则
2. 核对，解释：携用物到患者处，核对患者床号、姓名，向患者解释操作目的、过程及配合要点	·确认患者，取得其配合
3. 体位：协助患者取仰卧位，头后仰15°并偏向对侧，穿刺侧肩部垫一软枕使其略上提外展	·以增大与第一肋骨之间的间隙，使静脉充盈，利于穿刺
4. 选择穿刺点：用1%甲紫标记进针点及锁骨关节	·取锁骨中点内侧1~2cm处或锁骨内侧1/3交界处下方1cm处为穿刺点，一般多选用右侧 ·体外标记进针点和方向可避免覆盖洞巾后不容易找到事先确定的位置，以提高穿刺成功率并避免发生气胸等并发症
5. 消毒，麻醉：常规皮肤消毒、打开无菌穿刺包，戴无菌手套，铺洞巾，局部用2%利多卡因注射液浸润麻醉	·减轻血管穿刺时引起的疼痛
6. 试穿刺：将针尖指向胸锁关节，自穿刺点进针，深度通常为2.5~4cm，边进针边抽吸，见回血后再进针少许即可	
7. 穿刺针穿刺：试穿成功后，沿着试穿针的角度、方向及深度用穿刺针穿刺。当回抽到静脉血时，表明针尖已经进入锁骨下静脉，减小进针角度，当回抽血液通畅时，置入导引钢丝至30cm刻度平齐针尾时，撤出穿刺针，压迫穿刺点	·避免进针过深或角度过大，以防气胸的发生 ·插入导丝时动作轻柔，防止损伤血管
8. 置入扩张器：沿导引钢丝尾端置入扩张器，扩张穿刺处皮肤及皮下组织，将扩张器旋入血管后，用无菌纱布按压穿刺点并撤出扩张器	·避免坚韧的皮肤组织引起外套管裂开、卷曲
9. 置入导管：沿导引钢丝送入静脉留置导管，待导管进入锁骨下静脉后，边退导引钢丝边插导管，回抽血液通畅，撤出导引钢丝插入长度15cm左右，退出导引钢丝，接上输液导管	·一般成人插入深度为左侧16~19cm，右侧12~15cm
10. 检测：将装有生理盐水的注射器分别连接每个导管尾端，回抽血液后向管内注入2~3mL生理盐水，锁定卡板，取下注射器，接上肝素帽	·导管尖端位于上腔静脉的上半部分最为适宜 ·对于高危患者或解剖标志难以确认者，可使用超声检查或多普勒血管定位

操作步骤	要点与说明
11. 固定，连接：将导管固定于穿刺点处，透明敷贴固定，必要时缝合固定导管，连接输液器或接上 CVP 测压装置	
12. 输液完毕，将输液器与导管针栓孔分离，将肝素生理盐水溶液注入导管内进行封管，用无菌静脉帽塞住针栓孔，再用安全别针固定在敷料上	·防止血液凝集在导管内
13. 再次输液：消毒导管针栓孔，连接输液器，调好滴速即可	·每次输液前检查导管是否在血管内
14. 停止置管：硅胶管尾端接上注射器，边抽吸边拔管，局部加压数分钟，消毒穿刺处皮肤，覆盖无菌敷料	·拔管时动作宜轻，避免折断硅胶管 ·边抽吸边拔管可防止残留的小血块和空气进入血管，形成血栓 ·注意观察局部有无渗液、渗血，拔管后第 2 天如无渗液、渗血，可将纱布撤除

（4）注意事项

1）锁骨下静脉穿刺，如技术操作不当，可发生心律失常、气胸、血肿、血胸、空气栓塞、感染等并发症，要及时处理。

①心律失常：主要由导丝或导管尖端进入心脏，刺激心室壁所致。在操作中要持续进行心电监测，避免导丝或导管置入过深，并防止体位变化所致的导管移位，发生心律失常时可将导管撤出 1～2cm。

②出血和血肿：主要因穿刺静脉时误入伴行动脉且按压不充分或反复穿刺导致静脉壁受损所致。一旦误入动脉，要拔出穿刺针后立即局部按压 5～10 分钟。同一部位避免反复穿刺，如穿刺不成功，要更换部位。

③气胸、血气胸：主要因穿刺时刺破胸膜、血管所致。如发生呼吸困难，需停止操作，必要时行胸腔闭式引流。

2）严格无菌操作，局部敷料保持干燥，无特殊情况 7 天更换 1 次透明敷贴。

3）由于深静脉导管置入上腔静脉常为负压，输液时注意输液瓶绝对不要输空；更换导管时要防止空气吸入，发生空气栓塞。

4）为了防止血液在导管内凝聚，输液完毕后，用肝素生理盐水脉冲式正压冲洗导管后封管，并每日进行冲洗导管 3～4 次。

3. 经外周中心静脉置管输液法 经外周中心静脉置管（PICC）输液法是将静脉导管经周围静脉插入，导管末端置于上腔静脉中下 1/3 或锁骨下静脉进行输液的方法。此法具有适应证广、创伤小、操作简单、保留时间长、并发症少等优点。

经外周中心静脉置管输液法适用于：①给予化疗药物等刺激性溶液的患者。②持续给予静脉营养液或高渗溶液的患者。③需要长期连续或间断静脉输液治疗的患者。④外周静脉条件差且需要用药的患者。⑤放置中心静脉导管风险较高或失败的患者。

禁用于：①患有严重出血性疾病、凝血功能障碍的患者。②穿刺部位有感染、损伤等情况的患者。③患有上腔静脉压迫综合征和躁动或不配合的患者。④乳腺癌根治术后患侧上肢及预置管位置有放射性治疗史的患者。⑤有血栓形成史、血管外科手术史、外伤及预置管上肢有肌内痉挛史的患者。⑥预放置导管的静脉近心端有静脉损伤、阻塞或有造成动静脉瘘的可能。

（1）目的　同静脉输液的目的，并能达到测量中心静脉压的目的。

（2）用物准备　PICC 穿刺包、PICC 导管及套件、透明敷料贴膜、治疗盘及皮肤消毒液、生理盐水、肝素溶液、注射器、止血带、皮尺等。

（3）操作方法　见表 3-4。

表 3-4　经外周中心静脉置管输液操作方法

操作步骤	要点与说明
1. 洗手，戴口罩	· 严格执行无菌操作原则
2. 核对，解释：携用物到患者处，核对患者床号、姓名，向患者解释操作目的、过程及配合要点	· 确认患者，取得其配合
3. 选择静脉，评估血管情况	· 首选贵要静脉，其次选肘正中静脉、头静脉。因贵要静脉粗直，静脉瓣较少，能以最直接的途径到达上腔静脉。肘正中静脉虽较粗大，但相对较短，静脉瓣较多；头静脉前粗后细，进入腋静脉处角度较大，推进导管可能会比较困难
4. 测量定位：协助患者取平卧位，上肢外展与躯干垂直。测量自穿刺点沿静脉走行至右胸锁关节，再垂直向下至第三肋间隙的长度，即为预置导管达上腔静脉的长度	· 测量方法要准确无误
5. 消毒：无菌治疗巾铺于患者手臂下，以穿刺点为中心消毒皮肤 3 次，直径大于 20cm，待干 2 分钟，戴无菌手套，铺无菌治疗巾和洞巾	· 每次消毒方向需与上次相反，如第 1 次顺时针，第 2 次逆时针，第 3 次顺时针 · 形成一个无菌区域，预防感染发生
6. 预冲导管：PICC 套件按顺序摆好，用肝素生理盐水溶液冲洗导管、穿刺针、连接器，检查是否通畅，有无破损，将导管浸入生理盐水中	· 使血管充盈 · 减轻血管穿刺时引起的疼痛 · 使用带有可撕裂鞘的穿刺针
7. 局部麻醉：2% 利多卡因局部麻醉，助手协助在消毒区外扎止血带，嘱患者握拳，穿刺点下方备一块纱布	
8. 静脉穿刺：穿刺针尖与皮肤呈 15°~30°进针，见回血后再平行进针少许，一手固定针芯，一手推进插管鞘，确保插管鞘尖端处于静脉内，导入鞘管撤出针芯。松开止血带、松拳，中指按压套管尖端血管，减少血液流出	
9. 置入导管：将导管沿可撕裂鞘管均匀送入，当导管尖端到达患者肩部时，嘱患者将头转向穿刺侧贴近肩部，直至置入预定长度，抽吸回血，确定置管成功后，撤出鞘管，一手固定导管，一手撤出导丝	· 头转向穿刺侧贴近肩部，以防止导管误入颈内静脉 · 撤出鞘管时，握住可撕裂鞘的两翼，将鞘管完全撕开
10. 接连接器、封管：预留体外导管 5cm，多余部分用无菌剪刀剪掉。将减压套筒安装到导管上，再将导管与连接器连接。连接肝素帽或正压接头，用生理盐水 20mL 行脉冲式冲管	· 修剪导管时不要剪出斜面 · 禁用小于 10mL 的注射器冲管、给药。脉冲式正压封管，防止血液反流进入导管

操作步骤	要点与说明
11. 固定并确认导管位置：清洁穿刺点周围皮肤，穿刺点置无菌纱布，透明敷贴加压固定；体外导管"S"放置，无菌胶布固定；连接器、肝素帽或正压接头等用抗过敏胶布交叉固定，敷料上标明留置日期。经 X 线确定导管在预置位置后即可按需要进行输液	·体外导管"S"放置，以降低导管张力，避免导管在体内外移动 ·体外导管须完全覆盖透明敷贴内，以避免引起感染
12. 洗手，记录	·记录穿刺日期及时间、导管规格和型号、所选静脉及穿刺部位、患者反应等
13. 导管维护：穿刺后第一个 24 小时更换敷料，以后每 7 天更换敷料 1～2 次。每次输液前，确认导管体外长度，并询问者有无不适。再抽回血以确定导管位置，之后将回血注回静脉	·每次揭开敷贴时要由下至上，防止导管脱出 ·观察并记录导管体内外刻度，更换敷贴时，以导管为中心消毒皮肤，直径大于 8～10cm，用皮肤消毒液消毒 3 次，待干，再覆盖透明敷贴
14. 拔管时要沿静脉走向，轻轻拔出后立即压迫止血至不出血为止，用无菌纱布覆盖穿刺点，再用透明敷贴固定 24 小时	·有出血倾向者，压迫止血时间要超过 20 分钟

（4）注意事项

1）送导管时速度不宜过快，如有阻力不能强行置入，可将导管撤出少许再行置入。

2）导管勿插入过深，以免进入右心室或右心房内，引发心律失常。

3）置管后要密切观察穿刺局部有无红、肿、热、痛等症状，如出现异常，要及时测量臂围，与置管前臂围相比较。观察肿胀情况，必要时行 B 超检查。

4）置管后指导患者：①进行适当的功能锻炼，如置管侧肢体做松握拳、屈伸等动作，以促进静脉回流，减轻水肿。但要避免置管侧肢体过度外展、旋转、曲肘及受到压迫。②不要提重物。

5）抽血或输入血液、脂肪乳等高黏性液体后要立即用 0.9% 生理盐水溶液 20mL 脉冲式冲管。冲管时禁用小于 10mL 的注射器，勿用暴力，以免压强过大导致导管破损。

6）疑似导管移位时，要再行 X 线检查确定导管尖端所处位置；禁止将导管体外部分移入体内。

7）置管常出现穿刺处出血和渗血、导管阻塞、静脉炎及导管断裂等并发症，要及时处理：①穿刺处出血、渗血是最常见并发症，多发生于置管后 24 小时后，置管后 4 小时内放置纱带压迫止血，嘱患者 24 小时内限制手臂活动。②导管阻塞多与封管不规范及患者血液黏稠有关，采用正压脉冲式封管是预防的关键。

四、输液速度与时间计算

在输液过程中，每毫升溶液的滴数被称为该输液器的点滴系数。目前常用输液器的点滴系数有 10、15 和 20 三种。

静脉点滴的速度和时间可按下列公式计算：

1. 已知每分钟滴数、液体总量，计算输液所需时间

$$输液时间（小时）= \frac{液体总量（mL）\times 点滴系数}{每分钟滴数 \times 60（分钟）}$$

2. 已知液体总量与计划需用的时间，计算分钟滴数

$$每分钟滴数 = \frac{液体总量（mL）\times 点滴系数}{输液时间（分钟）}$$

五、常见输液故障与排除方法

（一）溶液不滴

1. 针头滑出血管外　此时药液输入皮下组织，局部有肿胀、疼痛。处理：另选血管重新穿刺。

2. 针头斜面紧贴血管壁　妨碍药液滴入。处理：调整针头位置或适当变换肢体位置，直到滴注通畅为止。

3. 针头阻塞　折叠滴管下的输液管，同时挤压近针头端的输液管。若感觉有阻力，且无回血，则表示针头已阻塞。处理：更换针头重新穿刺。

4. 压力过低　由于输液瓶放置的位置过低或患者肢体抬举过高或患者周围循环不良所致。处理：适当抬高输液瓶或放低肢体位置。

5. 静脉痉挛　由于穿刺肢体暴露在冷的环境中时间过长或输入的液体温度过低所致。处理：用热水袋或热毛巾热敷注射部位上端血管，以缓解静脉痉挛。

（二）茂菲滴管内液面过高

从输液架上取下输液瓶，倾斜液面，使插入瓶内的针头露于液面上，待输液管内药液缓缓流下，直到滴管露出液面，再将瓶挂于输液架上，继续输液。

（三）茂菲滴管内液面过低

折叠滴管下端输液管或关闭调节器，同时挤压塑料滴管，迫使溶液流入滴管，直到滴管内液面升高到滴管的1/2以上。

（四）茂菲滴管内液面自行下降

检查滴管上端输液管与滴管的衔接是否松动、滴管有无漏气或裂隙，必要时更换输液器。

六、常见输液反应与处理

（一）发热反应

1. 原因　因输入致热物质而引起。多由于输液瓶清洁灭菌不彻底、输入的药液或药物制品不纯、消毒保存不良、输液器消毒不严或被污染、输液过程中未能严格执行无菌操作所致。

2. 临床表现　多发生于输液后数分钟至1小时，表现为发冷、寒战和发热。轻者体温在 38.0℃，停止输液数小时内体温恢复正常；严重者初起寒战，继之体温可达 40.0℃以上，并伴有恶心、呕吐、头痛、脉速等症状。

3. 预防与护理

（1）输液前认真检查药液质量，输液器包装及灭菌日期、有效期，严格执行无菌技术操作。

（2）反应轻者可减慢滴注速度或停止输液，通知医生，同时注意体温变化。

（3）注意保暖。对高热者给以物理降温，观察生命体征，必要时按医嘱给予抗过敏药物或激素治疗。

（4）对于严重反应者，立即停止输液，并对输液器具和剩余溶液进行检测，查找反应原因。

（二）循环负荷过重反应

1. 原因　由于输液速度过快，短时间内输入过多液体，使循环血容量急剧增加，心脏负担过重而引起。

2. 临床表现　患者突然出现呼吸困难、胸闷、气促、咳嗽、咳粉红色泡沫样痰，严重时痰液可由口、鼻涌出，听诊肺部出现大量湿啰音。

3. 预防与护理

（1）输液过程中注意滴速不宜过快，液量不可过多，老年、儿童、心脏病者尤需特别注意。

（2）出现上述症状时，立即停止输液，并通知医生，进行紧急处理。如病情允许可使患者采取端坐位，双腿下垂，以减少静脉血回流，减轻心脏负担；必要时进行四肢轮扎。每 5 ~ 10 分钟轮流放松一侧肢体上的止血带，以有效地减少静脉回心血量。发作停止后，逐渐解除止血带。

（3）给予高流量氧气吸入，一般流量为 6 ~ 8L/min。同时，湿化瓶内加入 20% ~ 30%的乙醇溶液，以减低肺泡内泡沫表面的张力，使泡沫破裂消散。

（4）遵照医嘱给予镇静剂，平喘、强心、利尿和扩血管药物。

（三）静脉炎

1. 原因　长期从静脉输入浓度较高、刺激性较强的药物或在静脉内置管时间太长，引起局部静脉壁的化学性炎症反应，或因输液过程中未严格执行无菌操作而引起局部静脉的感染。

2. 症状　沿静脉走向出现条索状红线，局部组织发红、肿胀、灼热、疼痛，有时伴有畏寒、发热等全身症状。

3. 预防与护理

（1）严格执行无菌技术操作，对血管有刺激性的药物要充分稀释后再用，点滴速度宜慢，防止药液溢出血管外。同时，要有计划地更换输液部位，以保护静脉。

（2）停止在患处静脉输液，并将患肢抬高、制动。局部用 50%硫酸镁溶液湿热敷，每日2次，每次20分钟。或超短波理疗，每日1次，每次15～20分钟。

（3）中药治疗，将如意金黄散加醋调成糊状，局部外敷，每日2次，以清热，止痛，消肿。

（4）如合并感染，遵照医嘱给予抗生素治疗。

（四）空气栓塞

1. 原因 输液时输液管连接不紧或管内空气未排尽；加压输液、输血时无人守护；连续输液添加液体不及时导致空气栓塞。

空气进入静脉，首先被带入右心房，然后进入右心室。若进入的空气量少会随血液被右心室压入肺动脉，并分散到肺小动脉，最后经毛细血管吸收，损害较小；如空气量大，空气在右心室内阻塞肺动脉入口，使右心室内的血液不能进入肺动脉，则从机体组织回流的静脉血不能在肺内进行气体交换（图3-5），从而引起机体严重缺氧而死亡。

2. 症状 患者感到胸部异常不适或胸骨后疼痛，随即发生呼吸困难和严重的发绀，并伴濒死感。听诊心前区可闻及响亮的、持续的"水泡声"。

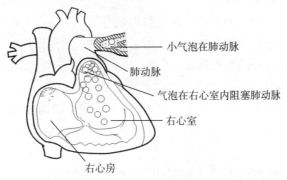

图3-5 空气在右心室内阻塞肺动脉入口

3. 预防与护理

（1）输液前认真检查输液器的质量，排尽输液管内的空气。

（2）输液过程中加强巡视，及时更换药液；输液完毕及时拔除针头。需加压输液时要有专人在旁守护。

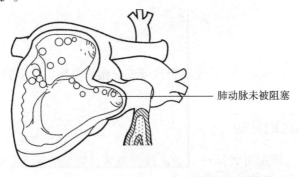

图3-6 患者置左侧头低足高卧位，使气泡避开肺动脉入口

（3）如出现上述临床表现，立即让患者取左侧卧位，并保持头低脚高位，以便气体能浮向右心室尖部，避免阻塞肺动脉入口（图3-6）。随着心脏舒缩，空气将被打成泡沫，分次小量进入肺动脉内，而逐渐被吸收；同时给予高流量吸氧；密切观察患者病情变化，如有异常及时对症治疗；有条件时可使用中心静脉导管抽出空气。

附
输液泵的使用

输液泵是指机械或电子的输液控制装置，通过作用于输液管而达到控制输液速度的目的。输液泵能保持稳定的输液滴数，常用于需要严格控制输入液量和药量的治疗，如输入升压药、抗心律失常药、婴幼儿输液及静脉麻醉等。

输液泵的种类很多，其主要组成与功能大体相同。以 JMS - OT - 601 型为例，介绍输液泵的具体操作方法。

1. 将输液泵固定稳妥。
2. 接通电源，打开电源开关。
3. 将输液瓶挂在输液架上，排出输液管内的空气。
4. 打开泵门，将输液管放置于输液泵的管道槽内，关闭泵门。
5. 按需要设定每毫升滴数和输液量限制。
6. 按常规静脉穿刺，将输液针头与输液泵连接。
7. 确认输液泵设置无误后，按压"开始/停止"键，启动输液。
8. 当输液量接近预定的"输液量限制"时，"输液量显示"键闪烁，提示输液结束。
9. 停止输液时，再次按压"开始/停止"键，停止输液。
10. 按压"开始/停止"键，关闭输液泵，打开泵门，取出输液管。

第二节 静脉输血

一、概述

（一）概念

静脉输血（blood transfusion）是将全血或成分血如血浆、红细胞、白细胞或血小板等通过静脉输入体内的方法。

（二）静脉输血的目的

1. 补充血容量 增加有效循环血量，提升血压，增加心输出量，促进循环，用于失血、失液引起的血容量减少或休克患者。

2. 纠正贫血 增加血红蛋白含量，促进携氧功能，用于血液系统疾病引起的严重贫血和某些慢性消耗性疾病患者。

3. 补充血浆蛋白　增加白蛋白，改善营养状态，维持血浆胶体渗透压，减少组织渗出和水肿，保持有效循环血量，用于低蛋白血症及大出血、大手术患者。

4. 补充血小板和各种凝血因子　改善凝血功能，有助于止血，用于凝血功能障碍及大出血患者。

5. 补充抗体、补体等血液成分　增强机体免疫能力，提高机体抗感染能力，用于严重感染患者。

6. 排除有害物质　改善组织器官的缺氧状况，用于一氧化碳、苯酚等化学物质中毒，血红蛋白失去运氧能力或不能释放氧气以供组织利用。

（三）静脉输血的适应证与禁忌证

1. 适应证　①各种原因引起的大出血。②贫血或低蛋白血症。③严重感染。④凝血功能障碍。

2. 禁忌证　急性肺水肿、充血性心力衰竭、肺栓塞、恶性高血压、真性红细胞增多症、肾功能极度衰竭及对输血有变态反应者禁忌输血。

二、血液制品的种类

（一）全血

全血指采集的血液未经任何加工而全部于保存液中待用的血液，可分为新鲜血和库存血。

1. 新鲜血　新鲜血是指在4℃的常用抗凝保养液中，保存一周内的血。它基本保留了血液的所有成分，可以补充各种血细胞、凝血因子和血小板，适用于血液病患者。

2. 库存血　虽含有血液的各种成分，但白细胞、血小板、凝血酶原等成分破坏较多，钾离子含量增多，酸性增高。大量输注时，可引起高钾血症和酸中毒。库存血在4℃的冰箱内可存2~3周，适用于各种原因引起的大出血。

（二）成分血

1. 血浆　全血分离后所得的液体部分，主要成分为血浆蛋白，不含血细胞，无凝集原。无需做血型鉴定和交叉配血试验，可用于补充血容量、蛋白质和凝血因子，可分为以下四种。

（1）新鲜血浆　含所有凝血因子，适用于凝血因子缺乏者。

（2）保存血浆　适用于血容量及血浆蛋白较低者。

（3）冰冻血浆　在-20℃的环境下保存，有效期1年，使用时放在37℃温水中融化，并于6小时内输入。

（4）干燥血浆　是冰冻血浆放在真空装置下加以干燥而成，保存期限为5年，使用时加适量等渗盐水或0.1%枸橼酸钠溶液溶解。

2. 红细胞 可增加血液的携氧能力，用于贫血、失血多的手术或疾病，也可用于心功能衰竭的患者补充红细胞，以避免心脏负荷过重，包括以下三种。

（1）浓缩红细胞 是新鲜血经离心或沉淀去除血浆后的剩余部分，适用于携氧功能缺陷和血容量正常的贫血患者。

（2）洗涤红细胞 红细胞经生理盐水洗涤数次后，再加入适量生理盐水，含抗体物质少，适用于器官移植术后患者和免疫性溶血性贫血患者。

（3）红细胞悬液 提取血浆后的红细胞加入等量红细胞保养液制成，适用于战地急救和中小手术者使用。

3. 白细胞浓缩悬液 新鲜全血经离心后取其白膜层的白细胞，（22±2）℃环境下保存，24 小时内有效，用于粒细胞缺乏伴严重感染的患者。

4. 血小板浓缩悬液 全血离心所得，22℃环境下保存，24 小时内有效，用于血小板减少或功能障碍性出血的患者。

5. 各种凝血制剂 可有针对性地补充某些凝血因子的缺乏，如凝血酶原复合物等，适用于各种原因引起的凝血因子缺乏的出血性疾病。

（三）其他血液制品

1. 白蛋白制剂 从血浆中提纯而得，能提高机体血浆蛋白和胶体渗透压，用于低蛋白血症患者。

2. 纤维蛋白原 适用于纤维蛋白缺乏症，弥散性血管内凝血（DIC）者。

3. 抗血友病球蛋白浓缩剂 适用于血友病患者。

三、血型与交叉配血试验

（一）血型

血型是指红细胞膜上特异抗原的类型。根据红细胞所含的凝集原，把人类的血液区分为若干类型。临床上主要应用的是 ABO 血型系统和 Rh 血型系统。

1. ABO 血型系统 ABO 血型是根据红细胞膜上是否存在凝集原 A 与凝集原 B 而将血液分为 A、B、AB、O 四种血型（表 3-5）。

表 3-5 ABO 血型系统

血型	红细胞内抗原	血清中抗体
A	A	抗 B
B	B	抗 A
AB	A、B	无
O	无	抗 A、抗 B

2. Rh 血型系统 人类红细胞除含 AB 抗原外，还有 C、c、D、d、E、e 六种抗原。Rh 血型是以 D 抗原存在与否来表示 Rh 阳性或阴性。汉族中 99% 的人为 Rh 阳性，Rh

阴性者不足1%。

（二）交叉配血试验

该试验的目的在于检查受血者与献血者之间有无不相合抗体。输血前虽已验明供血者与受血者的 ABO 血型相同，为保证输血安全，在确定输血前仍需再做交叉相容配血试验。

1. 直接交叉相容配血试验　用受血者血清与供血者红细胞进行配合试验，检查受血者血清中有无破坏供血者红细胞的抗体。其结果绝对不可有凝集或溶血现象。

2. 间接交叉相容配血试验　用供血者血清与受血者红细胞交叉配合，检查输入血液的血浆中有无能破坏受血者红细胞的抗体。

四、静脉输血原则与方法

（一）静脉输血原则

1. 输血前必须做血型鉴定和交叉配血试验。

2. 无论是输全血还是输成分血，均要采用同型血液输注。但在紧急情况下，如无同型血，可用 O 型血输给患者。

3. 再次输血，必须重新做交叉配血试验。

（二）静脉输血方法

1. 输血前准备

（1）备血：根据医嘱认真填写输血申请单，并抽取患者静脉血标本，将血标本与已填写的输血申请单一起送往血库，做血型鉴定和交叉配血试验。采血时禁止同时采集两个患者的血标本，以免发生混淆。

（2）取血：根据输血医嘱，凭取血单到血库取血，并与血库人员共同做好"三查八对"："三查"即查血的有效期、血的质量和血液的包装是否完好；"八对"即对姓名、床号、住院号、血瓶（袋）号、血型、交叉配血试验结果、血液种类和剂量。查对无误，双方共同在交叉配血单上签名后方可提血。

（3）取血后勿剧烈震荡血液，以免红细胞大量破坏而引起溶血。库存血不能加温，防止血浆蛋白凝固变性而引起反应，要在室温下放置 15~20 分钟后再输入。

（4）输血前须与另一护士再次进行核对，确定无误方可输入。

（5）输血前，要先取得患者的理解并征求患者的同意，签署知情同意书。

2. 用物准备

（1）间接静脉输血法　同密闭式输液，仅将输液器换为输血器（滴管内有滤网，9号静脉穿刺针头）。

（2）直接静脉输血法　同静脉注射，另备 50mL 注射器数个（根据输血量多少而定）、3.8% 枸橼酸钠溶液、血压计袖带。

（3）其他　生理盐水、血液制品（根据医嘱准备）、一次性手套。

3. 操作方法   见表 3 - 6。

表 3 - 6   静脉输血操作方法

操作步骤	要点与说明
▲间接输血法	·将抽出的血液按静脉输液法输给患者的方法
1. 再次检查核对	·严格执行查对制度，避免差错事故发生
（1）将用物携至患者床旁，与另一位护士一起再次核对和检查	·按取血时的"三查八对"进行核对和检查
（2）解释操作目的和方法	
2. 建立静脉通道，按密闭式输液法先输入少量生理盐水	·冲洗输血器管道，确保输血器针头在血管内
3. 连接血袋进行输血，戴手套，打开储血袋封口，常规消毒开口处塑料管，将输血器针头插入塑料管内，缓慢将储血袋倒挂于输液架上	·戴手套是为了护理人员自身的保护
4. 控制和调节滴速，开始输入血液速度宜慢，观察 15 分钟，如无不良反应，根据病情调节滴速	·开始滴速不超过 20 滴/分 ·成人一般 40～60 滴/分，儿童酌减
5. 操作后处理 （1）协助卧位，交待患者或家属有关注意事项，将呼叫器置于易取处	·告知患者如有不适及时使用呼叫器通知护士
（2）整理用物，洗手，记录	·在输血卡上记录输血的时间、滴速、患者反应及局部情况，并签全名
6. 输血完毕后的处理 （1）再继续滴入生理盐水，直到将输血器内的血液全部输入体内再拔针	·保证输血器内的血液全部输入体内，保证输血量准确
（2）整理床单位，清理用物，做好输血记录	·记录输血时间、种类、血量、血型、血袋号，有无输血反应
▲直接输血法	·将供血者的血液抽出后立即输给患者的方法。适用于无库血而患者又急需输血及婴幼儿的少量输血时
1. 向供血者和患者作解释	
2. 洗手，戴口罩，将备好的注射器内加入抗凝剂	·避免抽出的血液凝固 ·50mL 血中加入 3.8% 枸橼酸钠溶液 5mL
3. 请供血者和患者分别卧于床上，露出一侧上臂	·方便操作 ·严格执行查对制度，避免差错事故发生
4. 认真核对受血者和供血者姓名、血型、交叉配血结果	
5. 将血压计袖带缠于供血者上臂并充气	·使静脉充盈，易于操作 ·压力维持在 100mmHg（13.3kPa）左右
6. 选择粗大静脉（一般为肘正中静脉）。戴手套，常规消毒皮肤，抽取血液，立即行静脉注射输给受血者	·三人协作：一人采血，一人传递，另一人将血输给患者，如此连续进行 ·从供血者血管内抽血不可过急过快，并注意观察其面色、血压等变化，询问有无不适 ·推注速度不可过快，随时观察患者反应 ·连续抽血时，只需要更换注射器，不必拔出针头，但要放松袖带，并用手指压迫穿刺部位前端静脉，以减少出血

操作步骤	要点与说明
7. 输血毕，拔出针头，用小纱布按压穿刺点片刻至无出血	
8. 清理用物，洗手，记录	· 记录输血时间、输血量，有无输血反应等

4. 输血的注意事项

（1）取血和输血过程中要严格执行无菌操作和查对制度。输血前，一定要由两人进行"三查八对"，避免差错事故的发生。

（2）输血前后及两袋血之间需要滴注少量生理盐水，以防发生不良反应。

（3）血液内不得随意加入其他药品，并避免与其他溶液相混，以防血液变质。不得在输血处抽取血标本。

（4）输血过程中加强巡视，严密观察患者情况，注意有无输血反应并及时处理。

（5）严格掌握输血速度，开始 15 分钟速度不超过 20 滴/分，如无不良反应成人一般 40～60 滴/分，儿童酌减。对年老体弱、严重贫血、心衰患者要谨慎，速度宜慢。嘱患者勿随便调节滴速，如有不适及时呼叫。

（6）输完的血袋送回输血科保留 24 小时，以备患者在输血后发生输血反应时检查、分析原因。

五、自体输血与成分输血

（一）自体输血（autologous transfusion）

自体输血即回输自体血，是指采集患者体内血液或术中收集自体失血，经过洗涤、加工，再回输给患者本人的方法。此方法无需做血型鉴定和交叉配血试验，不会产生免疫反应，是最安全的输血方法。自体输血方法包括术前预存自体血、术前稀释血液回输和术中失血回输。

1. 术前预存自体血　即术前抽取患者的血液，在血库低温下保存，待手术时再输还给患者。一般于术前 3～5 周开始，每周或隔周采血 1 次。注意最后 1 次采血要在手术前 3 天，以利于机体恢复正常的血浆蛋白水平。

2. 术前稀释血液回输　于手术日手术开始前采血并同时自静脉给晶体或胶体溶液，降低红细胞压积（HCT），同时维持血容量。稀释血液，使术中失血时减少红细胞及其他成分的损失，所采集的血液在术中或术后输给患者。

3. 术中失血回输　在手术中收集失血回输给患者。如脾破裂、输卵管破裂，血液流入腹腔 6 小时内无污染或无凝血时，可将血液收集起来，加入适量抗凝剂，经过过滤后输还给患者。

（二）成分输血（component transfusion）

成分输血是根据血液成分比重不同，应用血液分离技术，将新鲜血液快速分离成各种成分，然后根据患者需要，输入某种或多种成分。在实际治疗中，患者很少有需要输入血液的所有成分，因此，成分输血可达到一血多用、减少输血反应、提高疗效的目的，在临床实践中具有重要的意义。

其种类有红细胞制品（每袋 100mL 为一个单位），白细胞、血小板及凝血因子（每袋 25mL 为一个单位）等。成分输血每次输入量为 200～300mL，即为 8～12 单位（袋）。输成分血时的注意事项有：

1. 严格按要求保存和输入成分血。如白细胞、血小板等存活时间短，以输入新鲜血液为宜，且必须在 24 小时内输入体内（从采血开始计时）。

2. 除输入血浆及白蛋白制剂外，其他各种成分血在输入之前均需进行交叉配血试验。

3. 因治疗需要，一次可能输入多个供血者的成分血时，根据医嘱在输血前给予患者抗过敏药物，以减少过敏反应的发生。

4. 成分血每袋量少，输入时间短，在输血过程中医护人员不能离开患者，要及时观察输血情况。

5. 同时需要输入成分血和全血时，要先输入成分血，后输全血。

六、常见输血反应与处理

（一）发热反应与处理

发热反应是输血中最常见的反应。

1. 原因 可由致热物质引起，如保养液或输血用具被致热物质污染；受血者在输血后产生白细胞抗体和血小板抗体所致的免疫反应；违反操作原则，造成污染。

2. 临床表现 可在输血中或输血后 1～2 小时内发生，有畏寒或寒战、发热，体温可达 40℃，伴有皮肤潮红、头痛、恶心、呕吐等，症状持续 1～2 小时后缓解。

3. 预防及护理

（1）严格管理血库保养液和输血用具，有效预防致热源，严格执行无菌操作。

（2）反应轻者，减慢滴数可使症状减轻。

（3）严重者停止输血，密切观察生命体征，给予对症处理，并通知医生。

（4）必要时按医嘱给予解热镇痛药和抗过敏药，如异丙嗪或肾上腺皮质激素等。

（5）将输血器、剩余血连同储血袋一并送检。

（二）过敏反应与处理

1. 原因 患者属过敏体质，输入血中的异体蛋白与过敏机体的蛋白质结合，形成全抗原而致敏；献血员在献血前用过可致敏的药物或食物，使输入血液中含致敏物质；多次输血的患者，体内可产生过敏性抗体，当再次输血时，抗原抗体接触，即可发生过敏反应。

2. 临床表现 多数患者发生在输血后期或将结束时，表现轻重不一，轻者出现皮肤瘙痒、荨麻疹、轻度血管性水肿（表现为眼睑、口唇水肿）；重者因喉头水肿出现呼吸困难、两肺可闻及哮鸣音，甚至发生过敏性休克。

3. 预防与护理

（1）正确管理血液和血制品；选用无过敏史的供血者；供血者在采血前4小时内不得吃高蛋白和高脂肪食物，宜食少量清淡食品或糖水；对有过敏史的患者，输血前根据医嘱给予抗过敏药物。

（2）轻度过敏反应，可减慢输血速度，继续观察，给予抗过敏药物。

（3）重度过敏者立即停止输血，根据医嘱给予0.1%肾上腺素0.5~1mL皮下注射，或用抗过敏药物和激素如异丙嗪、氢化可的松或地塞米松等。

（4）呼吸困难者给予吸氧，严重喉头水肿者行气管切开。

（5）循环衰竭者要给予抗休克治疗。

（6）监测生命体征变化。

（三）溶血反应与处理

溶血反应是指输入的红细胞或受血者的红细胞发生异常破坏而引起的一系列临床症状，是输血中最严重的反应，可分为血管内溶血反应和血管外溶血反应。

1. 血管内溶血反应

（1）原因 输入异型血，供血者与受血者血型不符而造成；输入变质血，输血前红细胞已变质溶解，如血液储存过久、保存温度不当，输血前将血加热或震荡过剧，血液受细菌污染均可造成溶血；血中加入高渗或低渗溶液或能影响血液 pH 变化的药物，致使红细胞大量破坏所致。

（2）临床表现

第一阶段：由于红细胞凝集成团，阻塞部分小血管，可引起头胀痛、四肢麻木、腰背部剧烈疼痛和胸闷等症状。

第二阶段：由于凝集的红细胞发生溶解，大量血红蛋白散布到血浆中，可出现黄疸和血红蛋白尿。同时伴有寒战、高热、呼吸急促和血压下降等症状。

第三阶段：由于大量血红蛋白从血浆中进入肾小管，遇酸性物质变成结晶体，致使肾小管阻塞；又因为血红蛋白的分解产物使肾小管内皮细胞缺血、缺氧而坏死脱落，导致肾小管阻塞。患者可出现少尿、无尿等急性肾功能衰竭症状，严重者可导致死亡。

（3）预防与护理 认真做好血型鉴定和交叉配血试验，输血前仔细查对，杜绝差错。严格执行血液保存原则，不可使用变质血液。

一旦发生输血反应，停止输血并通知医生，保留余血，采集患者血标本重做血型鉴定和交叉配血试验；维持静脉输液通道，给予升压药和其他药物；静脉注射碳酸氢钠碱化尿液，防止血红蛋白结晶阻塞肾小管；双侧腰部封闭，并用热水袋敷于双侧肾区，解除肾血管痉挛，保护肾脏；密切观察生命体征和尿量，并做好记录，对少尿、尿闭者，按急性肾功能衰竭处理；出现休克症状，即配合抗休克治疗。

2. 血管外溶血反应 血管外溶血反应多由 Rh 系统内的抗体抗 – D、抗 – C 和抗 – E

所造成。

临床常见 Rh 系统血型反应中，绝大多数是由 D 抗原与其相应抗体所致，释放出的游离血红蛋白转化为胆红素，循环至肝脏后迅速分解，通过消化道排出体外。血管外溶血反应一般在输血后一周或更长时间出现，体征较轻，有轻度发热，伴乏力、血胆红素升高。对此类患者要查明原因，确诊后，尽量避免再次输血。

（四）与大量输血有关的反应与处理

大量输血一般指在 24 小时内紧急输血量大于或相当于患者体内总血容量。常见的反应有循环负荷过重、出血倾向、枸橼酸钠中毒等。

1. 循环负荷过重　其原因、症状及护理同静脉输液反应肺水肿。

2. 出血倾向

（1）原因　长期反复输血或超过患者原血液总量的大量输血，因库血中的血小板破坏较多，使凝血因子减少而引起出血。

（2）临床表现　表现为皮肤、黏膜瘀斑，穿刺部位大块淤血，或手术后伤口渗血。

（3）预防与护理　短时间内输入大量库存血时，要密切观察患者意识、血压、脉搏等变化，注意皮肤、黏膜或手术伤口有无出血。可根据医嘱间隔输入新鲜血或血小板悬液，以补充足够的血小板和凝血因子。

3. 枸橼酸钠中毒反应

（1）原因　大量输血随之输入大量枸橼酸钠，如肝功能不全，枸橼酸钠尚未氧化即与血中游离钙结合而使血钙下降，以致凝血功能障碍、毛细血管张力减低、血管收缩不良和心肌收缩无力等。

（2）临床表现　手足抽搐、出血倾向、血压下降、心率缓慢、心室纤维颤动，甚至发生心跳停止。

（3）预防与护理　密切观察患者的反应。输入库存血 1000mL 以上时，须按医嘱静脉注射 10% 葡萄糖酸钙或氯化钙 10mL，以补充钙离子。

第四章 排泄法

第一节 与排尿有关的护理技术

一、导尿术

(一) 概述

1. 概念 导尿术 (catheterization) 是在严格无菌操作下,用导尿管经尿道插入膀胱引出尿液的方法。

导尿术易引起医源性感染,如在导尿的过程中因操作不当造成膀胱、尿道黏膜的损伤,使用的导尿物品被污染,操作过程中违反无菌原则等均可导致泌尿系统的感染。男性尿道长 18~20cm,女性尿道长 4~5cm,尿道短而直,比男性更容易发生泌尿系逆行感染。因此,只有在必要的情况下才行导尿术,且要严格遵守无菌技术操作原则。

2. 目的 导尿的目的:①为尿潴留患者引流出尿液,以减轻痛苦。②协助临床诊断。如采集未受污染的尿标本做细菌培养;测量膀胱容量和压力,检验残余尿;进行膀胱造影等。③为膀胱肿瘤患者进行膀胱内化疗。

(二) 用物准备

1. 一次性无菌导尿包 内有治疗碗和弯盘各 1 个、导尿管 1 根、0.5% 碘伏消毒棉球数个、润滑油棉球数个、平镊 2 把、标本瓶 1 个、洞巾 1 块、治疗巾 1 块、纱布 1 块、无菌手套 1 副、集液袋 1 个。

2. 外阴初步消毒用物 治疗碗 1 个 (内盛 0.5% 碘伏消毒液棉球 10 余个、血管钳或镊子 1 把)、弯盘 1 个、手套 1 只、纱布 2 块 (男患者导尿用)。

3. 其他 治疗车 1 辆、无菌持物钳和容器 1 套、治疗盘 1 个、小橡胶单和治疗巾 1 套、浴巾 1 条、便盆和便盆巾、屏风。

4. 导尿管的种类 分为三种,单腔导尿管用于一次性导尿;双腔导尿管用于留置导尿;三腔导尿管用于膀胱冲洗或向膀胱内给药,并根据男、女及儿童的不同选择大小不同型号的尿管。

（三）操作方法

操作方法见表 4 - 1。

表 4 - 1　导尿术操作方法

操作步骤	要点与说明
1. 核对：携用物至患者床旁，核对患者床号、姓名	·确认患者，取得合作
2. 准备	
（1）关闭门窗，移开床旁桌至同侧的床尾，备便器与同侧床旁椅上，打开便器巾	·防止受凉
（2）松开床尾盖被，协助患者脱去对侧裤腿，盖在近侧腿部，并盖上浴巾，对侧腿用盖被遮盖	
3. 体位：协助患者取屈膝仰卧位，两腿略外展，暴露外阴	·此体位便于护士操作
4. 铺巾：橡胶单、治疗巾铺于患者臀下，弯盘置于近外阴处，治疗碗置于患者两腿之间	·保护床单不被污染
5. 根据男、女患者的尿道解剖特点进行消毒、导尿	
▲女性患者	
（1）初步消毒：操作者戴上手套，一手持无菌持物钳夹消毒棉球依次消毒阴阜、大阴唇，再戴手套的另一只手分开大阴唇，消毒小阴唇和尿道。污棉球和脱下的手套放在弯盘内，将碗及弯盘移至床尾	·每个棉球限用 1 次 ·无菌持物钳不可接触肛门区域 ·消毒顺序是由外向内、自上而下
（2）检查导尿包，并在患者两腿之间打开导尿包，再按无菌技术操作打开内层治疗巾	·嘱患者勿动肢体，保持安置的体位，避免无菌区域污染
（3）戴无菌手套，铺洞巾	·使洞巾和治疗巾内层形成一无菌区，扩大无菌区域，利于无菌操作，避免污染
（4）按操作顺序排列好用物，选择合适导尿管，用润滑油棉球润滑导尿管前段	·导尿管过粗容易损伤尿道黏膜；过细尿液容易自尿道口流出，达不到导尿目的 ·润滑导尿管可减轻对黏膜的刺激和插管时的阻力
（5）再次消毒：一手分开并固定小阴唇，另一手持血管钳夹取消毒液棉球，分别消毒尿道口、小阴唇、尿道口。污棉球及消毒用的血管钳放置在床尾弯盘内	·再次消毒顺序是内→外→内，自上而下 ·消毒尿道口时稍停片刻，充分发挥消毒液的消毒效果
（6）一手继续固定小阴唇，另一手将放有导尿管的无菌弯盘移至洞巾口旁，嘱患者张口呼吸，用另一血管钳夹导尿管插入尿道内 4～6cm，见尿后再插入 1～2cm，松开固定小阴唇的手，固定导尿管，将尿液引入弯盘内（图 4 - 1）	·插管时动作要轻柔，避免损伤尿道黏膜 ·张口呼吸可使患者肌内和尿道括约肌松弛，有助于插管
▲男性患者	
（1）初步消毒：操作者戴上手套，一手持无菌持物钳夹消毒棉球依次消毒阴阜、阴茎、阴囊。另一手用无菌纱布裹住阴茎将包皮向后推暴露尿道口，自尿道口由内向外向后旋转擦拭尿道口、龟头及冠状沟数次。污棉球、手套置弯盘内移至床尾	·每个棉球限用 1 次 ·自阴茎根部向尿道口消毒 ·包皮和冠状沟易藏污垢，要注意仔细擦拭，预防感染

续表

操作步骤	要点与说明
（2）检查导尿包，并在患者两腿之间打开导尿包，再按无菌技术操作打开内层治疗巾	·嘱患者勿动肢体，保持安置的体位，避免无菌区域污染
（3）戴无菌手套，铺洞巾	·使洞巾和治疗巾内层形成一无菌区，扩大无菌区域，利于无菌操作，避免污染
（4）按操作顺序排列好用物，选择合适导尿管，用润滑油棉球润滑导尿管前段	·导尿管型号选择要合适
（5）再次消毒：一手用纱布包住阴茎将包皮向后推，暴露尿道口。另一手持血管钳夹取消毒液棉球再次消毒尿道口、龟头及冠状沟。污棉球及消毒用的血管钳放置在床尾弯盘内	·由内向外，每个棉球限用 1 次，避免已消毒部位再污染
（6）一手用无菌纱布固定阴茎并提起，使之与腹壁呈 60°角，另一手将放有导尿管的无菌弯盘移至洞巾口旁，嘱患者张口呼吸，用另一血管钳夹导尿管插入尿道内 20~22cm，见尿后再插入 1~2cm，将尿液引入弯盘内	·使耻骨前弯消失，利于插管 ·插管时动作要轻柔，男性尿道有三个狭窄，切忌用力过快过猛而损伤尿道黏膜 ·注意观察患者的反应及询问其感觉
6. 当弯盘内盛 2/3 满尿液，用血管钳夹住导尿管末端，将尿液倒入便盆内，再打开导尿管继续放尿	·避免碰洒或污染
7. 若需做尿培养，用无菌标本接取中段尿液 5mL，盖好瓶盖，放置合适处	
8. 导尿完毕，拔出尿管，撤去孔巾，擦净外阴，脱手套。协助患者穿好裤子，取舒适体位，整理床单位，清理用物	·使患者舒适
9. 洗手，记录：按要求记录签名，标本送检	·标本及时送检，避免污染 ·记录导尿的时间、导出尿量、患者反应

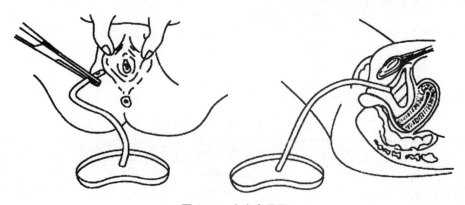

图 4 - 1 女患者导尿

（四）注意事项

1. 严格执行查对制度和无菌原则。

2. 保护患者自尊，耐心解释，注意遮挡患者。

3. 选择型号适宜的导尿管，插管时动作要轻柔，避免损伤尿道黏膜。

4. 为女患者导尿时，要仔细辨认尿道口，尤其是老年女性。如导尿管误入阴道，要更换导尿管，重新插入尿道。

5. 对膀胱高度膨胀且又极度虚弱的患者，第一次放尿不宜超过 1000mL，以防腹压突然降低而引起虚脱；或因膀胱内压力突然降低引起膀胱黏膜急剧充血而发生血尿。

6. 为避免损伤和导致泌尿系统的感染，必须掌握男性和女性尿道的解剖特点。

二、留置导尿管术

（一）概述

留置导尿管术（retention catheterization）是导尿后将导尿管保留在膀胱内，引流出尿液的方法。

留置导尿管的目的：

1. 抢救危重、休克患者时，准确记录尿量，测量尿比重，以密切观察患者的病情变化。

2. 盆腔内脏器手术前为患者导尿，以排空膀胱避免手术中误伤。

3. 某些泌尿系统疾病手术后留置导尿管，便于引流和冲洗，并减轻手术切口的张力，促进切口的愈合。

4. 为尿失禁或会阴部有伤口的患者引流尿液，保持会阴部的清洁干燥。

5. 为尿失禁患者进行膀胱功能训练。

（二）用物准备

同导尿术。

（三）操作方法

操作方法见表4-2。

表4-2 留置导尿术操作方法

操作步骤	要点与说明
1. 核对：携用物至患者床旁，核对患者床号、姓名	·确认患者，取得合作
2. 导尿：同导尿术	·严格按无菌操作进行，防止泌尿系统感染
3. 固定：采用双腔气囊导尿管固定法。同导尿术插入导尿管，见尿后再插入 7～10cm。根据导尿管上注明的气囊容积向气囊注入等量的 0.9% 氯化钠溶液，轻拉导尿管有阻力感，即证实导尿管固定于膀胱内（图4-2）。移开洞巾，脱下手套	·双腔气囊导尿管采用硅胶制成，与组织有较好的相容性，刺激性小，因导尿管前端有一气囊，当注入一定量的气体或液体后可将导尿管固定于膀胱内

续表

操作步骤	要点与说明
4. 将导尿管末端与集尿袋的引流接头连接，开放导尿管。再用橡胶圈、安全别针将集尿袋的引流管固定在床单上（图4-3）	·集尿袋妥善地固定在低于膀胱的高度
5. 协助患者取舒适的卧位。整理床单位，清理用物	
6. 洗手，记录	·记录留置导尿的时间、患者的反应等

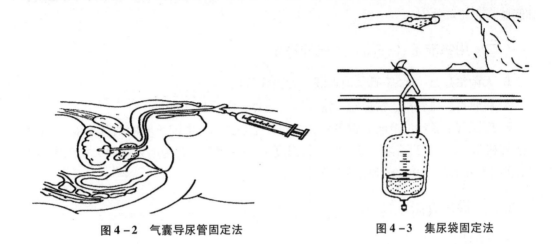

图4-2 气囊导尿管固定法　　　　图4-3 集尿袋固定法

（四）注意事项

1. 双腔气囊导尿管固定时要注意膨胀的气囊不能卡在尿道内口，以免气囊压迫膀胱壁，造成黏膜的损伤。

2. 注意保持引流通畅，避免导尿管受压、扭曲、堵塞等导致泌尿系统的感染。

（五）留置导尿管患者的护理

1. 防止泌尿系统逆行感染。保持尿道口清洁，每日用消毒棉球擦拭1~2次；每日定时更换集尿袋；每周更换导尿管1次。

2. 鼓励患者每天摄取足够的水分，使每天尿量维持在2000mL以上，达到自然冲洗尿路的作用，以减少尿路感染的机会，同时也可以预防尿路结石的形成。

3. 保持引流通畅，注意倾听患者的主诉并观察尿液情况

4. 训练膀胱反射功能，每3~4小时开放1次，使膀胱定时充盈和排空，促进膀胱功能的恢复。

5. 患者离床活动时，要用胶布将导尿管远端固定在大腿上，以防导尿管脱出，集尿袋不得超过膀胱高度并避免挤压，防止尿液反流，导致感染的发生。

三、膀胱冲洗术

（一）概述

膀胱冲洗（bladder irrigation）是利用导尿管，将溶液灌入到膀胱，再借用虹吸原理将灌入的液体引流出来的方法。目的是：①对留置导尿的患者，保持其尿液引流通畅。②清洁膀胱，清除膀胱内的血凝块、黏液、细菌等异物，预防感染。③治疗某些疾病，如膀胱炎、膀胱肿瘤。

（二）用物准备（密闭式膀胱冲洗术）

1. 无菌治疗盘、0.5%碘伏消毒液、无菌棉签包。
2. 启瓶器、血管钳、输液器、输液架、网套、便器及便器巾。
3. 遵医嘱准备冲洗溶液。常用冲洗溶液有生理盐水、0.02%呋喃西林溶液、3%硼酸溶液和0.1%新霉素溶液。灌入溶液的温度为38～40℃。若为前列腺肥大摘除术后患者，用4℃左右的0.9%氯化钠溶液灌洗。

（三）操作方法

操作方法见表4-3。

表4-3 膀胱冲洗术操作方法

操作步骤	要点与说明
1. 核对：携用物至患者床旁，核对患者床号、姓名	·确认患者，取得合作
2. 导尿，固定：按留置导尿术插好并固定导尿管	
3. 排空膀胱	·便于冲洗液顺利滴入膀胱，以利于药液与膀胱壁充分接触，并保持有效浓度，达到冲洗的目的
4. 准备好冲洗液，将冲洗装置倒挂于输液架上，排气后关闭调节器	
5. 分开导尿管与集尿袋引流管接头连接处，消毒导尿管口，使之与膀胱冲洗装置连接	
6. 冲洗：开放冲洗管，使溶液滴入膀胱，调节滴速。待患者有尿意或滴入200～300mL溶液后，夹闭冲洗管，放开引流管，待冲洗液全部引流出来后，再夹闭引流管。按需要如此反复冲洗	·瓶内液面距床面约60cm，以便产生一定的压力，使液体能够顺利滴入膀胱 ·滴速一般为60～80滴/分，每次冲洗量500～1000mL ·在冲洗过程中，询问患者感受，观察患者的反应和引流液性状。若患者出现不适或有出血情况，立即停止冲洗，并与医生联系 ·如滴入药液需在膀胱内保留，30分钟后再引流出体外
7. 冲洗完毕，取下冲洗管，消毒导尿管口和引流管接头并连接	
8. 清洁外阴，固定好导尿管	·减少外阴部细菌的数量

续表

操作步骤	要点与说明
9. 协助患者取舒适卧位，清理用物	
10. 洗手，记录	·记录冲洗液名称、冲洗量、引流量、引流液性质、冲洗过程中患者的反应等

（四）注意事项

1. 严格执行无菌技术操作。

2. 避免用力回抽造成黏膜损伤。若引流的液体量少于灌入的液体量，要考虑是否有血块或脓液阻塞，可增加冲洗的次数或更换导尿管。

3. 冲洗时嘱患者深呼吸，尽量放松，以减少疼痛。若患者出现腹痛、腹胀、膀胱剧烈收缩等情况，要暂停冲洗。

4. 冲洗后如出血较多或血压下降，要立即报告医生给予处理，并注意准确记录冲洗液量及性状。

第二节 与排便有关的护理技术

一、灌肠法

灌肠法（enema）是将一定量的溶液通过肛管，由肛门经直肠灌入结肠的方法，以帮助患者清洁肠道、排便、排气或向肠道内注入药物，达到确定诊断和治疗目的的方法。

根据灌肠的目的可分为不保留灌肠和保留灌肠；根据灌入量又可将不保留灌肠分为大量不保留灌肠和小量不保留灌肠两种。如为达到清洁肠道的目的，而反复使用大量不保留灌肠，称为清洁灌肠。

（一）大量不保留灌肠（large volume ono-retention enema）

1. 目的

（1）解除便秘、肠胀气。

（2）清洁肠道，为手术、检查或分娩做准备。

（3）稀释并清洁肠内有毒物质，减轻中毒症状。

（4）灌入低温液体，为高热患者降温。

2. 用物准备

（1）一次性的灌肠器、灌肠溶液、橡胶单、治疗巾、弯盘、血管钳、润滑剂、棉签、量杯、水温计；输液架、屏风，便器及便巾。

（2）常用灌肠溶液：0.1%~0.2%肥皂水，生理盐水。成人每次用量500~1000mL，小儿每次200~500mL，1岁以下婴儿每次50~100mL。灌肠液温度一般为39~41℃，降温时用28~32℃；中暑时用4℃。

3. 操作方法 见表4-4。

表4-4　大量不保留灌肠操作方法

操作步骤	要点与说明
1. 核对：携用物至患者床旁，核对并解释	·确认患者，取得合作
2. 准备：嘱患者排尿，关闭门窗，用屏风遮挡	
3. 体位：协助患者取左侧卧位，双膝屈曲，将裤子退至膝部，臀部移至床沿	·该姿势使乙状结肠、降结肠处于下方，利用重力作用使灌肠液顺利流入乙状结肠和降结肠 ·不能自我控制排便的患者取仰卧位，臀下垫便器
4. 铺巾：垫橡胶单及治疗巾于臀下，弯盘置于臀边。盖好盖被，只暴露臀部	·保暖，保护患者隐私
5. 将灌肠筒挂于输液架上，筒内液面高于肛门40~60cm（图4-4）；戴手套	·保持一定灌注压力和速度，灌肠筒过高，压力过大，液体流入速度过快，不易保留，而且易造成肠道损伤
6. 连接肛管，润滑肛管前端，排尽管内气体，关紧调节器	·防止气体进入直肠
7. 插肛管：左手垫卫生纸分开肛门，暴露肛门口，嘱患者张口呼吸，右手将肛管轻轻插入直肠7~10cm；固定肛管	·顺应肠道解剖结构，勿用力，以防损伤肠黏膜。如插入受阻，可退出少许，旋转后缓缓插入 ·小儿插管深度为4~7cm
8. 灌液：开放橡胶管，使液体缓缓流入	
9. 观察：观察灌肠液灌注情况和患者反应	·如患者感觉腹胀或有便意，可告知患者深呼吸，放松腹部肌肉，同时适当降低灌肠筒高度，减慢流速或暂停片刻 ·如液体流入受阻，可前后移动肛管或挤捏肛管
10. 拔管：待灌肠液即将流尽时夹管，用卫生纸包裹肛管轻轻拔出放入弯盘内，擦净肛门	
11. 协助患者取舒适卧位，嘱其尽量保留5~10分钟后再排便	·使灌肠液在肠中有足够的作用时间，以利粪便充分软化容易排出
12. 卧床的患者及时给予便器，将卫生纸、呼叫器放于易取处	·降温灌肠，液体要保留30分钟，排便后30分钟
13. 排便后及时取出便器，擦净肛门，协助患者穿裤子，整理床单位，开窗通风	
14. 按相关要求处理用物	
15. 洗手，在体温单大便栏目处记录灌肠结果	·测量体温并记录 ·如灌肠后解便1次为1/E，灌肠后无大便记为0/E

4. 注意事项

（1）妊娠、急腹症、消化道出血、严重心血管疾病等患者禁忌灌肠。

（2）根据医嘱，正确选用灌肠液，严格掌握灌肠液的温度、浓度、压力和用量。

（3）伤寒患者灌肠时溶液不得超过500mL，压力要低，液面不得高于肛门30cm。

（4）肝昏迷患者禁用肥皂水灌肠，以减少氨的产生和吸收；充血性心力衰竭和水钠潴留患者禁用0.9%生理盐水灌肠。

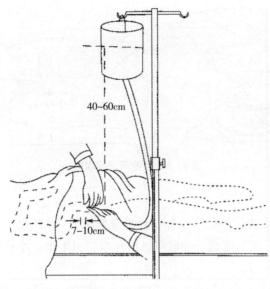

40~60cm

7~10cm

图 4 - 4 大量不保留灌肠

（5）灌肠过程中要随时注意观察患者的病情变化，如发现脉速、面色苍白、出冷汗、剧烈腹痛、心慌气急时，要立即停止灌肠并及时与医生联系，采取急救措施。

（二）小量不保留灌肠法（small volume ono - retention enema）

小量不保留灌肠法适用于腹部或盆腔手术后的患者、危重患者、年老体弱患者、小儿及孕妇等。

1. 目的 ①软化粪便，解除便秘。②排除肠道内的气体，减轻腹胀。

2. 用物准备

（1）一次性灌肠器或注洗器、血管钳、润滑剂、棉签、量杯、水温计、弯盘、橡胶单、治疗巾、卫生纸、手套、便器及便器巾、屏风。

（2）常用灌肠溶液："1、2、3"溶液（50% 硫酸镁 30mL、甘油 60mL、温开水 90mL）；甘油 50mL 加等量温开水；各种植物油 120～180mL。灌肠液温度为 38℃。

3. 操作方法 同大量不保留灌肠，也可用注洗器吸取溶液，连接肛管灌注。灌肠筒液面距肛门高度少于 30cm，嘱患者尽量保留 10～20 分钟后再排便。

4. 注意事项

（1）小量不保留灌肠时压力宜低，灌肠液注入的速度不得过快。

（2）用注洗器时，每次抽吸灌肠液要反折肛管尾端，防止空气进入肠道，引起腹胀（图 4 - 5）。

（三）保留灌肠（retention enema）

1. 目的 ①镇静，催眠。②抗感染。

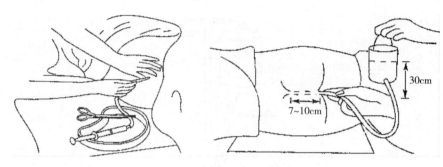

图4-5　小量不保留灌肠

2. 用物准备

（1）一次性灌肠器或注洗器、量杯（内盛灌肠液）、温开水5~10mL、肛管、血管钳、润滑剂、棉签、手套、弯盘、橡胶单、治疗巾、卫生纸、小垫枕、水温计、便器及便器巾、屏风

（2）常用灌肠溶液：①镇静催眠用10%水合氯醛等。②肠道抗感染用2%黄连素液或0.5%~1%新霉素液等。③慢性盆腔炎配制的中药药液等。每次用量不超过200mL。灌肠液温度为38℃。

3. 操作方法　见表4-5。

表4-5　保留灌肠操作方法

操作步骤	要点与说明
1. 核对：携用物至患者床旁，核对并解释	·确认患者，取得合作 ·保留灌肠以晚上睡眠前灌肠为宜，因晚上活动减少，药液易于保留吸收
2. 准备：嘱患者排尿，关闭门窗，用屏风遮挡	
3. 体位：根据病情选择不同的卧位	·慢性细菌性痢疾，病变部位多在直肠或乙状结肠，取左侧卧位；阿米巴痢疾病变多在回盲部，取右侧卧位，以提高疗效
4. 将小垫枕、橡胶单及治疗巾放于臀下，垫高臀部10cm	·垫高臀部防止药液溢出
5. 插肛管：戴手套，连接肛管，润滑肛管前端，排气后轻轻插入直肠15~20cm，缓慢注入药液	
6. 拔管：药液注入完毕，再注入温开水5~10mL，抬高肛管末端，将管内溶液全部灌入，反折肛管，轻轻拔出	
7. 用卫生纸在肛门处轻轻按揉；嘱患者休息，尽量忍耐，使药物保留1小时以上	·观察患者的反应
8. 整理床单位，清理用物	
9. 洗手，记录	·记录灌肠时间，灌肠液种类、量，患者的反应等

4. 注意事项

（1）保留灌肠前嘱患者排便，肠道排空有利于药液吸收。

（2）保留灌肠时，要选择稍细的肛管并且插入要深，液量不宜过多，压力要低，灌注速度宜慢，以减少刺激，使灌入的药液能保留较长时间，以利于肠黏膜吸收。

（3）肛门、直肠、结肠手术及大便失禁的患者，不宜做保留灌肠。

二、肛管排气法

（一）概述

肛管排气法（blidenema）是指将肛管从肛门插入直肠，以排除肠腔内积气的方法。目的是帮助患者排除肠腔积气，减轻腹胀。

（二）用物准备

1. 治疗盘内 备肛管、玻璃接头、橡胶管、玻璃瓶（内盛水 3/4 满，瓶口系带）。

2. 治疗盘外 备润滑油、棉签、胶布和清洁手套。

（三）操作方法

操作方法见表 4 - 6。

表 4 - 6 肛管排气操作方法

操作步骤	要点与说明
1. 核对：携用物至患者床旁，核对患者床号、姓名	·确认患者，取得合作
2. 准备：嘱患者排尿，关闭门窗，用屏风	
3. 体位：协助患者取左侧卧位，暴露肛门	·此体位有利于肠腔内气体排出
4. 连接排气装置：将玻璃瓶系于床边，橡胶管一端插入玻璃瓶液面下，另一端与肛管相连	·防止空气进入直肠内，加重腹胀。观察气体排出的情况
5. 插管：戴手套，润滑肛管，嘱患者张口呼吸，将肛管轻轻插入直肠 15～18cm，用胶布将肛管固定于臀部，橡胶管留出足够长度用别针固定在床单上	·减少肛管对直肠的刺激
6. 观察排气情况，如排气不畅，帮助患者更换体位或按摩腹部	·若有气体排出，可见瓶内液面下有气泡逸出 ·变换体位或按摩腹部以促进排气
7. 拔管：保留肛管不超过 20 分钟，拔出肛管清洁肛门	·长时间留置肛管会降低肛门括约肌的反应，甚至导致肛门括约肌永久性松弛，需要时 2～3 小时后再行肛管排气
8. 协助患者取舒适体位	
9. 整理床单位，清理用物	
10. 洗手，记录	

第五章　常用急救技术

急救医学的任务和工作重点包括现场抢救、运送患者和医院内急诊三部分。急救的最基本目的就是挽救生命，护理人员掌握临床常用急救技术可以直接影响对急危重患者抢救方案的实施，以及抢救的成败。

第一节　洗胃法

一、概述

（一）概念

洗胃（gastric lavage）是将洗胃管插入患者胃内，反复注入和吸出一定量的溶液，以冲洗并排除胃内容物，减轻或避免吸收中毒的胃灌洗方法。

（二）目的

1. 解毒　清除胃内毒物或刺激物，减少毒物的吸收，还可利用不同的灌洗液进行中和解毒，用于急性食物或药物中毒。服毒后 4~6 小时内洗胃最有效。如口服毒物前胃内容物过多，毒物量大，或有的毒物胃吸收后又可再排至胃内者，超过 6 小时也不应放弃洗胃。

2. 减轻胃黏膜水肿　幽门梗阻患者饭后常有滞留现象，引起上腹部胀满、不适、恶心、呕吐等症状，洗胃可减轻潴留物对胃黏膜的刺激，减轻胃黏膜水肿与炎症。

3. 手术或某些检查前的准备　如胃部、食管下段、十二指肠手术前准备。

（三）禁忌证与适应证

1. 适应证　非腐蚀性毒物中毒，如有机磷、安眠药、重金属类、生物碱及食物中毒等。

2. 禁忌证　强腐蚀性毒物（如强酸、强碱）中毒、肝硬化伴食管胃底静脉曲张、主动脉瘤、近期内有上消化道出血及胃穿孔、胃癌；患者吞服强酸、强碱等腐蚀性药物禁止洗胃，按医嘱给予药物或迅速给予物理性对抗剂，如牛奶、豆浆、蛋清、米线等以保护胃黏膜；昏迷患者洗胃要谨慎。

（四）分类

洗胃可分为口服催吐法和胃管洗胃法。胃管洗胃法又可分为漏斗胃管洗胃法、电动吸引器洗胃法和全自动洗胃机洗胃法。

二、用物准备

（一）口服催吐法

1. 治疗盘内：量杯（水杯）、压舌板、水温计、弯盘、塑料围裙或橡胶单（防水布）。

2. 水桶2只，一只盛洗胃液，一只盛污水。

3. 洗胃溶液：按医嘱，根据毒物性质准备洗胃溶液，液量为10000～20000mL。洗胃液温度以25～38℃范围为宜（表5－1）。

表5－1　常用洗胃溶液

毒物种类	常用溶液	禁忌药物
酸性物	镁乳、蛋清水[①]、牛奶	
碱性物	5%醋酸、白醋、蛋清水、牛奶	
氰化物	3%过氧化氢溶液[②]引吐后，1:15000～1:20000高锰酸钾洗胃	
敌敌畏	2%～4%碳酸氢钠、1:15000～1:20000高锰酸钾	
1605、1059、4049（乐果）[③]	2%～4%碳酸氢钠、温水	·高锰酸钾
敌百虫[④]	1%生理盐水或清水、1:15000～1:20000高锰酸钾	·碱性药物
DDT（灭害灵）、666	温开水或生理盐水洗胃、50%硫酸镁导泻	·油性药物
酚类、煤酚类	用温开水、植物油洗胃至无酚味为止，洗胃后多次服用牛奶、蛋清保护胃黏膜	·液状石蜡
苯酚（石炭酸）	1:15000～1:20000高锰酸钾	
巴比妥类（安眠药）[⑤]	1:15000～1:20000高锰酸钾、硫酸钠导泻	·硫酸镁
异烟肼	1:15000～1:20000高锰酸钾、硫酸钠导泻	
灭鼠药（磷化锌）	1:15000～1:20000高锰酸钾、0.5%硫酸铜洗胃，0.5%～1%硫酸铜溶液[⑥]每次10mL，每5～10分钟口服1次，配合用压舌板等刺激舌根引吐	·鸡蛋、牛奶、脂肪及其他油类食物
灭鼠药（抗凝血类）	催吐、温水洗胃、硫酸镁导泻	·碳酸氢钠溶液

续表

毒物种类	常用溶液	禁忌药物
灭鼠药（有机氟类）	2%～4%氟化钙或是淡石灰水洗胃，硫酸钠导泻，饮用豆浆、白蛋白、牛奶等	
发芽马铃薯、毒蕈、河豚、生物碱	1%～3%鞣酸	

注：①蛋清水、牛奶等可黏附于黏膜或创面上而起到保护作用，并可减轻患者痛苦。②③1605、1059、4049（乐果）等，禁用高锰酸钾洗胃，否则会氧化成毒性更强的物质。④敌百虫遇碱性药物可分解出毒性更强的敌敌畏，其分解过程随碱性的增强和温度的升高而加速。⑤巴比妥类药物采用碱性硫酸镁导泻，是利用其在肠道内形成的高渗透压，阻止肠道水分和残存的巴比妥药物的吸收，促进尽早排出体外。硫酸钠对心血管和神经系统没有抑制作用，不会加重巴比妥药物的毒性。⑥磷化锌中毒时，口服硫酸铜可使其成为无毒的磷化铜沉淀，阻止吸收，并促进其排出体外。磷化锌易溶于油类物质，故忌用脂肪性食物，以免促使磷的溶解吸收。

4. 为患者准备洗漱用物（可取自患者处）。

（二）胃管洗胃法

1. 治疗盘内置：无菌洗胃包（内有胃管、镊子、纱布或使用一次性洗胃管）、塑料围裙或橡胶单、治疗巾、检验标本容器或试管、量杯（水杯）、压舌板、水温计、弯盘、棉签、50mL注射器、听诊器、手电筒、液状石蜡、胶布，必要时备张口器、牙垫、舌钳放于治疗碗内。

2. 水桶2只，分别盛洗胃液、污水。

3. 洗胃溶液：同口服催吐法。

4. 洗胃设备：电动吸引器洗胃法备电动吸引器（包括安全瓶和5000mL容量的贮液瓶）、Y型三通管、调节夹或止血钳、输液架、输液器、输液导管。漏斗胃管洗胃法另备漏斗洗胃管。全自动洗胃机洗胃法另备全自动洗胃机。

三、操作方法与注意事项

（一）操作方法（见表5-2）。

表5-2　洗胃操作方法

操作步骤	要点与说明
1. 核对：携用物至患者床旁，核对患者床号、姓名	·确认患者，取得合作
2. 洗胃	
▲口服催吐法	·根据毒物性质选用拮抗性溶液洗胃，毒物性质不明时，可选用温开水或等渗盐水洗胃 ·适用于服毒量少的清醒合作者
（1）体位：协助患者取坐位	
（2）围好围裙，取下活动义齿，置污物桶于座位前或床旁	

操作步骤	要点与说明
（3）自饮大量灌洗液后引吐，不易吐出时，用压舌板刺激舌根部催吐	·指导患者每次饮量液300～500mL
（4）反复自饮，催吐，直至吐出的灌洗液澄清无味	·表示毒物已基本清洗干净
3.胃管洗胃法	·不合作者由鼻腔插入
▲漏斗胃管洗胃	
（1）体位 ①中毒较轻者可取坐位或半坐位，头转向一侧 ②中毒较重者取左侧卧位 ③昏迷患者取平卧位头偏向一侧，并用压舌板、开口器撑开口腔，置牙垫于上下磨牙之间，如有舌后坠，可用舌钳将舌拉出	·左侧卧位可减慢胃排空，延缓毒物进入十二指肠的速度
（2）插洗胃管：液状石蜡润滑胃管前端，润滑插入长度的1/3由口腔插入55～60cm，插入长度为前额发际至剑突的距离	·插管动作轻、稳、准，尽量减少对患者的刺激与不适
（3）检测胃管的位置（可通过三种检测方法确定胃管确实在胃内）	·连接注射器与胃管末端进行抽吸，抽出胃液 ·置听诊器于患者胃区，注入10～20mL空气，听到气过水声 ·将胃管末端置于盛水的治疗碗内，无气泡逸出
（4）证实胃管在胃内后，用胶布固定	
（5）灌洗	
①置漏斗低于胃部水平位置，挤压橡胶球，抽尽胃内容物（图5-1）	·利用挤压橡胶球所形成的负压作用，抽出胃内容物，留取第一次标本送检
②举漏斗高过头部30～50cm，将洗胃液缓缓倒入漏斗内300～500mL，当漏斗内尚有少量溶液时，迅速将漏斗降低至胃部位置以下，并倒向污水桶内（利用虹吸原理）	·一次灌入量以300～500mL为宜，灌入量过多，洗胃液会从鼻孔溢出，容易造成窒息；可使胃容积增大，易造成急性胃扩张，而且胃内压明显大于十二指肠，可加速毒物吸收，兴奋迷走神经，易造成心脏骤停，因此，心脏疾患要慎重。灌入量过少则洗胃液无法与胃内容物充分混合，不利于彻底洗胃，延长洗胃时间
③如此反复灌洗，直至洗出澄清无味为止	·如引流不畅可挤压橡胶球吸进 ·每次灌入量和洗出量要基本相等，否则会致胃潴留
▲电动吸引器洗胃	·能迅速有效地清除毒物，节省人力，并能准确计算洗胃的液体量；利用负压吸引作用，吸出胃内容物
（1）接通电源，检查吸引器功能	
（2）安装灌洗装置：输液管与Y型管主管相连，洗胃管末端及吸引器贮液瓶的引流管分别与Y形管两分支相连，夹紧输液管，检查各连接处有无漏气。将灌洗液导入输液瓶内，挂于输液架上（图5-2）	·原理：夹闭输液管，储液瓶与胃管相通，开动吸引器即可吸出胃内容物；夹闭引流管，松开输液管，使之与胃管相通，可向胃内输入所需洗胃液
（3）润滑胃管前端，插管并证实在胃内后固定	·同漏斗胃管洗胃方法
（4）开动吸引器，吸出胃内容物	·负压宜保持在13.3kPa左右，避免压力过高引起胃黏膜损伤
（5）关闭吸引器，夹紧贮液瓶上的引流管，开通输液管，使溶液流入胃内300～500mL	·一次灌洗量不得超过500mL，否则易出现危险

操作步骤	要点与说明
（6）夹紧输液管，开放贮液瓶上的引流管，开动吸引器，吸出灌入的液体	
（7）反复灌洗，直至洗出液澄清无味为止	
▲全自动洗胃机洗胃（图5-3）	·能自动、迅速、彻底清除胃内毒物 ·工作原理：利用电磁泵作为动力源，通过自控电路的控制使电磁阀自动转换动作，分别完成向胃内冲洗药物和吸出胃内容物的过程
（1）通电，检查机器功能完好，并连接各管道，将3根橡胶管分别与机器的药管（进液管）、胃管、污水管（出液管）相连	
（2）插胃管：同漏斗胃管洗胃方法	
（3）准备洗胃液，将胃管与患者连接，将已配好的洗胃液倒入水桶内，药管的另一端放于洗胃液桶内，污水管的另一端放入空桶内，胃管的另一端与已插好的患者胃管相连，调节药量流速	·药管管口必须始终浸没在洗胃液的液面下
（4）按"手吸"键，吸出胃内溶物，再按"自动"键，机器即开始对胃进行自动冲洗	·冲洗时"冲"灯亮，吸引时"吸"灯亮
（5）若发现有食物堵塞管道、水流减慢、不流或发生故障时，可交替按"手冲"和"手吸"键将胃内残留液体析出后，按"自动"键，恢复自动洗胃，直至吸出液澄清无味为止	·管道通畅后，一定要先吸出胃内残留液，再按"自动"键，否则灌入量过多，易造成胃潴留
4. 观察：洗胃过程中，随时注意洗出液的性质、颜色、气味、量，以及患者面色、脉搏、呼吸和血压的变化	·如患者有腹痛、休克、吸出液呈血性，要立即停止洗胃，采取相应的急救措施
5. 洗毕，反折胃管、拔出	·防止管内液体误入气管
6. 协助患者漱口、洗脸，帮助患者取舒适卧位	·促进患者舒适
7. 整理床单位，清理用物	·自动洗胃机"三管"（药管、胃管、污水管）同时放入清水中，按"清洗"键，清洗各管腔后，将各管同时取出，待机器内水完全排尽后，按"停机"键关机，以免各管道被污物堵塞或腐蚀
8. 记录：灌洗液名称、量；洗出液的颜色、气味、性质、量；患者的全身反应	·幽门梗阻患者洗胃，可在饭后4~6小时后空腹进行，记录胃内潴留量，便于了解梗阻程度；胃内潴留量＝洗出量－灌入量

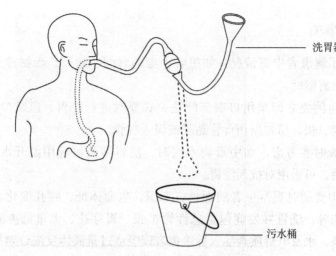

图 5-1　漏斗胃管洗胃法

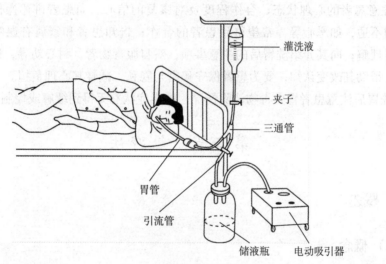

图 5-2　电动吸引器洗胃

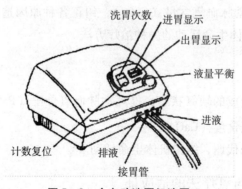

图 5-3　全自动洗胃机洗胃

（二）注意事项

1. 首先注意了解患者中毒情况，如患者中毒的时间、途径、毒物种类、性质、量等，来院前是否已有呕吐。

2. 急性中毒病例要立即采用口服催吐法，必要时进行洗胃，以减少毒物的吸收。插管时，动作要轻、快，切勿损伤食管黏膜或误入气管。

3. 选择洗胃液时要考虑，如中毒物不明时，洗胃溶液可选用温开水或生理盐水；待毒物性质明确后，可采用对抗剂洗胃。

4. 洗胃过程中要随时观察患者的面色，意识，生命体征，瞳孔变化，口、鼻腔黏膜情况和口中气味等。洗胃并发症包括急性胃扩张、胃穿孔、大量低渗液洗胃致水中毒、酸碱平衡失调、水及电解质紊乱、昏迷患者误吸或过量液体反流致窒息、迷走神经兴奋反射性心脏骤停，及时观察病情，做好相应的急救措施，并做好记录。

5. 注意患者的心理状态、合作程度及对康复的信心。向患者讲述操作过程中可能会出现的不适，如恶心等，希望得到患者的合作；告知患者和家属有误吸的可能与风险，取得理解；向其介绍洗胃后的注意事项，对自服毒物者，耐心劝导，进行针对性心理护理，帮助其改变认知，要为患者保守秘密与隐私，减轻其心理负担。

6. 洗胃后注意患者胃内毒物清除情况，中毒症状有无得到缓解或控制。

第二节　氧疗法

一、概述

（一）概念

氧疗法（oxygenic therapy）是指通过给氧，提高动脉血氧分压（PaO_2）、动脉血氧饱和度（SaO_2），增加动脉血氧含量（CaO_2），纠正各种原因造成的缺氧状态，促进组织的新陈代谢，维持机体生命活动的一种治疗方法。

（二）氧疗目的

1. 纠正各种原因造成的缺氧状态，提高动脉血氧分压（PaO_2）和动脉血氧饱和度（SaO_2），增加动脉血氧含量（CaO_2）。

2. 促进组织的新陈代谢，维持机体生命活动。

（三）缺氧分类与氧疗法的适应证

对缺氧程度的判断，除临床表现外，主要根据动脉血氧分压（PaO_2）和动脉血氧饱和度（SaO_2）来判断（表 5-3）。

表5-3 缺氧的类型与特点

类型	动脉血氧分压（PaO_2）	动脉血氧饱和度（SaO_2）	常见原因
低张性缺氧	↓	↓	·吸入气体中氧分压过低，外呼吸功能障碍，静脉血分流入动脉引起。常见于高山病、慢性阻塞性肺部疾病、先天性心脏病等
血液性缺氧	N	N	·组织血流量减少或性质改变，造成血氧含量降低或血红蛋白结合的氧不易释放所致。常见于贫血、一氧化碳中毒、高铁血红蛋白症等
循环性缺氧	N	N	·组织血流量减少使组织供氧量减少所致。其原因为全身性循环缺氧和局部性循环缺氧。常见于休克、心力衰竭、大动脉栓塞等
组织性缺氧	N	N	·组织细胞利用氧异常所致。其原因为组织中毒、细胞损伤、呼吸酶合成障碍。常见于氰化物中毒、大量放射线照射等

以上四类缺氧中，低张性缺氧（除静脉血分流入动脉外）由于患者动脉血氧分压（PaO_2）和动脉血氧饱和度（SaO_2）明显低于正常，吸氧能提高 PaO_2、SaO_2、CaO_2，使组织供氧量增加，因而疗效良好。对于心功能不全、心输出严重下降、大量失血、严重贫血、一氧化碳中毒等，氧疗也有一定的治疗作用。

（四）缺氧程度判断

缺氧的程度与症状见表5-4。

表5-4 缺氧的程度与症状

程度	发绀	呼吸困难	神志	血气分析	
				PaO_2/mmHg	SaO_2/%
轻度	不明显	不明显	清楚	> 50	> 80
中度	明显	明显	正常或烦躁不安	30 ~ 50	60 ~ 80
重度	显著	严重、三凹征明显	昏迷或半昏迷	30	< 60

轻度低氧血症：一般不需氧疗。如有呼吸困难，可给予低流量低浓度（氧流量1～2L/min 分钟）氧气。

中度低氧血症：需氧疗。

重度低氧血症：是氧疗的绝对适应证。当患者 PaO_2 低于 50mmHg，均要给氧。慢性阻塞性肺疾病并发冠心病患者 $PaO_2 < 60$mmHg 时即需给氧。

（五）供氧装置

供氧装置有氧气筒及氧气压力表和管道氧气装置（中心供氧装置）两种。

1. 氧气筒与氧气表装置（图5-4）

（1）氧气筒　氧气筒是一圆柱形无缝钢筒，筒内可耐高压达 14.7mPa（150kg/cm²）

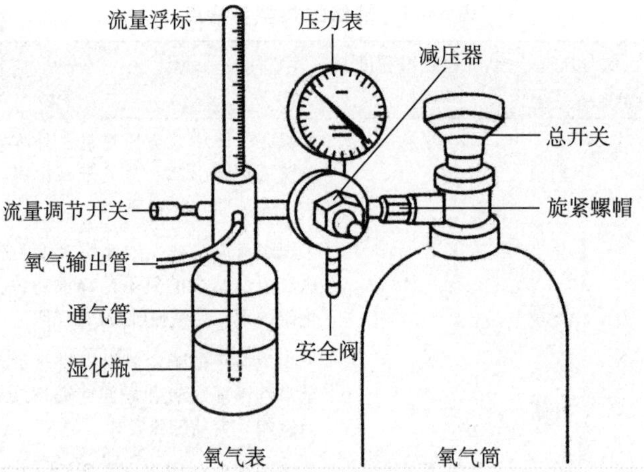

流量浮标　　　压力表
　　　　　　　　　　减压器
　　　　　　　　　　　　总开关
流量调节开关
　　　　　　　　　　　　旋紧螺帽
氧气输出管
通气管
湿化瓶　　　　　　安全阀
氧气表　　　　氧气筒

图 5 - 4　氧气筒与氧气压力装置

的氧，容纳氧气 6000L。氧气筒的顶部有一总开关，控制氧气的进出。氧气筒颈部的侧面，有一气门与氧气表相连，是氧气自筒内输出的途径。

（2）氧气表　由压力表、减压器、流量表、湿化瓶、安全阀组成。

①压力表：可测知氧气筒内的压力，以 kg/cm^2 表示。

②减压器：是一种弹簧自动减压装置，将来自氧气筒内的压力减至 $2 \sim 3kg/cm^2$（$0.2 \sim 0.3mPa$），使流量平稳，保证安全。

③流量表：用来测量每分钟氧气的流出量，流量表内有浮标，从浮标上端平面所指的刻度，可知每分钟氧气的流出量。

④湿化瓶：用于湿润氧气，以免干燥氧气刺激呼吸道黏膜。瓶内装 1/3 或 1/2 冷开水、蒸馏水、生理盐水，通气管侵入水中，出气橡胶管与鼻导管相连。急性肺水肿用 20%～30% 乙醇，可降低肺泡内泡沫的表面张力，使肺泡内泡沫破裂、消散，改善肺部气体交换，具有减轻缺氧症状的作用。

⑤安全阀：当氧流量过大，压力过高时，安全阀内部活塞自行上推，过多的氧气由四周小孔流出，以确保安全。

（3）装表法　将氧气表装在氧气筒上，以备急用。

方法：将氧气装置置于氧气架上，打开总开关，使小量气体从气门处流出，随即迅速关上，以避免灰尘吹入氧气表，达到清洁的目的（吹尘）。然后将氧气表稍向后倾置于氧气筒气门上，用手初步旋紧，再用扳手拧紧，使氧气表直立于氧气筒旁。接湿化瓶，将橡胶管接氧气表，检查氧气流出是否通畅，有无漏气，关紧流量表开关，推至病房待用。此装表法可简单归纳为一吹（尘）、二上（表）、三紧（拧紧）、四查（检查）。

氧气筒内的氧气供应时间可按计算公式计算：

$$可供应时间 = \frac{[压力表压力 - 5（kg/cm^2）] \times 氧气筒容积（L）}{1kg/cm^2 \times 氧流量（L/min）\times 60 分钟}$$

吸氧浓度与流量的关系：

$$吸氧浓度（\%）= 21 + 4 \times 氧流量（L/min）$$

2. 管道氧气装置（中心供氧装置） 医院氧气集中由供应站负责供给，设管道至病房、门诊、急诊。供应站有总开关控制，各用氧单位配氧气表，打开流量表即可使用。此法迅速、方便（图5-5）。

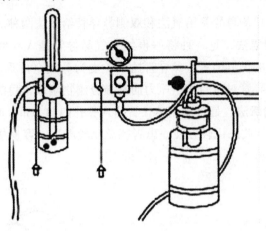

图5-5 中心供氧装置

（六）氧疗的副作用

当氧浓度高于60%、持续时间超过24小时，可能出现氧疗副作用，常见的副作用有氧中毒、肺不张、呼吸道分泌物干燥、晶状体后纤维组织增生和呼吸抑制。

1. 氧中毒 其特点是肺实质的改变，主要症状是胸骨下不适、疼痛、灼热感，继而出现呼吸增快、恶心、呕吐、烦躁、干咳。预防措施是避免长时间、高浓度氧疗，经常做血气分析，动态观察氧疗的治疗效果。

2. 肺不张 吸入高浓度氧气后，肺泡内氮气被大量置换，一旦支气管有阻塞，其所属肺泡内的氧气会被肺循环血液迅速吸收，从而引起吸入性肺不张。主要症状是烦躁，呼吸、心率增快，血压上升，继而出现呼吸困难、发绀、昏迷。预防措施是控制吸氧浓度，鼓励患者做深呼吸，多咳嗽，经常变换卧位，叩背，促进排痰。

3. 呼吸道分泌物干燥 氧气是一种干燥气体，吸入后可导致呼吸道黏膜干燥，分泌物黏稠，不易咳出，且有损纤毛运动。因此，要加强湿化和雾化吸入，以减轻刺激作用。

4. 晶状体后纤维组织增生 仅见于新生儿，以早产儿多见。由于视网膜血管收缩，早期出现尚可逆，如持续数小时，则可造成视网膜血管不可逆地阻塞、纤维化，甚至失明。预防措施是维持吸氧浓度在40%以下，吸氧时间不可过长。

5. 呼吸抑制 多见于低氧血症伴二氧化碳潴留的患者。由于$PaCO_2$长期处于高水平，呼吸中枢失去了对二氧化碳的敏感性，呼吸的调节主要靠缺氧对周围感受器的刺激来维持，吸入高浓度氧，可解除缺氧对呼吸的刺激作用，使呼吸中枢对周围化学感受器停止。预防措施的关键是给予低浓度、低流量（1~2L/min）给氧，维持PaO_2在8kPa（60mmHg）即可。

二、氧疗方法

(一) 鼻导管给氧法

鼻导管给氧法有单侧鼻导管给氧法和双侧鼻导管给氧法两种。

1. 单侧鼻导管给氧法 是一种将一根细氧气鼻导管插入一侧鼻孔，经鼻腔到达鼻咽部，末端连接氧气的供氧装置。鼻导管插入长度为鼻尖至耳垂的2/3（图5-6）。此法患者不易耐受，且导管对鼻腔产生压力而易被分泌物堵塞，目前不常用。

2. 双侧鼻导管给氧法 是将双侧鼻导管插入鼻孔内约1cm，调节导管松紧度并固定稳妥即可（图5-7）。此法比较方便，患者感觉比较舒适，容易接受，是目前临床常用的给氧方法之一。

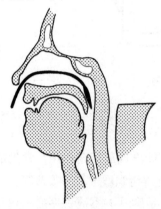

图5-6 单侧鼻导管插入长度

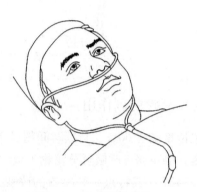

图5-7 双侧鼻导管给氧

(二) 鼻塞法

鼻塞是一种用塑料制成的球状物，有单侧和双侧鼻塞，将鼻塞塞入鼻前庭内给氧。此法刺激性小，患者较为舒适，且两侧鼻孔可交替使用。

(三) 面罩法

将面罩至于患者的口鼻部供氧，将氧气自下端输入，呼出的气体从面罩两侧排出，氧流量要求6~8L/min（图5-8）。

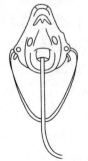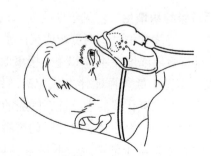

图5-8 面罩给氧法

（四）氧气头罩法

将患者头部置于头罩里，罩面上有多个孔，可以保持罩内一定的氧浓度、温度和湿度。头罩与颈部之间要保持适当的空隙，防止二氧化碳潴留及重复吸入（图 5 – 9）。

（五）氧气枕法

氧气枕是一长方形橡胶枕，枕的一角有一橡胶管，上有调节器可调节氧流量，氧气枕充入氧气，接上湿化瓶即可使用。此法可用于家庭氧疗、危重患者的抢救或转运途中，以枕代替氧气装置（图 5 – 10）。

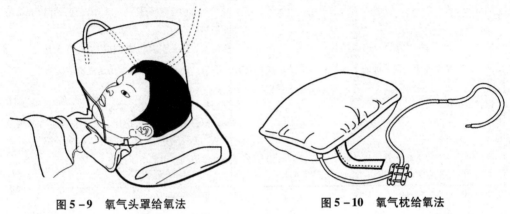

图 5 – 9　氧气头罩给氧法　　　　　　图 5 – 10　氧气枕给氧法

（六）家庭供氧装置

随着便携式供氧装置的面世和家庭用氧源的发展，一些慢性呼吸系统疾病和持续性低氧血症的患者可在家中进行氧疗。家庭氧疗一般采用制氧器、小型氧气瓶和氧气枕等，对改善患者的健康状况、提高患者的生活质量和运动耐力有显著疗效。

小型氧气瓶：小型瓶装医用氧与医院用氧一样，系天然纯氧，具有安全、小巧、经济、实用、方便等特点。氧气瓶有不同的容量，如 2L、2.5L、4L、8L、10L、12L、15L等，尤其适用于冠心病、肺气肿、哮喘、支气管炎、肺气肿等慢性疾病患者的家庭氧疗。

三、用物准备

1. 治疗盘内　备小药杯（内盛冷开水）、纱布、弯盘、鼻导管、棉签、扳手。
2. 治疗盘外　备管道氧气装置或氧气筒及氧气压力表装置、用氧记录单、笔。

四、操作方法与注意事项

（一）操作方法

双侧鼻导管给氧操作方法见表 5 – 5。

表 5 – 5 氧疗操作方法

操作步骤	要点与说明
1. 核对：洗手，戴口罩，携用物至患者床旁，核对患者床号、姓名	·确认患者，取得合作 ·检查氧气装置是否漏气、通畅
2. 清洁：用湿棉签清洁双侧鼻腔	·检查鼻腔有无分泌物堵塞及异常
3. 连接：将鼻导管与湿化瓶的出口相连接	
4. 调节氧流量	·先调节好流量再插鼻导管，以免一旦出错大量氧气进入呼吸道，引起肺部组织损伤 ·轻度缺氧 1 ~ 2L/min，中度缺氧 2 ~ 4L/min，重度缺氧 4 ~ 6L/min，小儿 1 ~ 2L/min
5. 润滑鼻导管	·鼻导管前端放于小药杯冷开水中湿润，并检查鼻导管是否通畅
6. 插管：将鼻导管插入患者双侧鼻孔 1cm	·动作轻柔，以免引起黏膜损伤
7. 固定：将导管环绕患者耳部向下放置，根据情况调整松紧	·松紧适宜，防止因导管太紧引起皮肤破损
8. 记录，观察	·记录给氧时间、氧流量、签名 ·观察缺氧症状、实验室指标、氧气装置是否漏气及通畅、有无氧疗副作用
9. 停止用氧，先取下鼻导管，再关闭氧流量表，关闭总开关，再打开流量表放出余气后，关闭流量表	·防止操作不当，引起组织损伤
10. 安置患者，体位舒适	·整理床单位
11. 用物处理	·选用一次性鼻导管、鼻塞、面罩；橡胶管、湿化瓶等定期消毒更换，防止交叉感染
12. 记录	·记录停止用氧时间及效果

（二）注意事项

1. 用氧前，检查氧气装置有无漏气，是否通畅。

2. 严格遵守操作规程，注意用氧安全，切实做好"四防"，即防火、放热、防油、防震。氧气搬运时避免倾倒撞击。氧气筒要放在阴凉处，周围严禁烟火及易燃品，至少距明火 5m，距暖气 1m，以防引起燃烧。氧气表和螺旋口勿上油，也不要用带油的手装卸。

3. 使用氧气时，要先调节流量后应用。停止氧气时，要先拔出导管，再关闭氧气开关，中途改变流量，先分离鼻导管与湿化瓶连接处，调节好流量再接上，以免开关出错，大量氧气进入呼吸道而损伤肺部黏膜。

4. 氧气筒内氧气勿用尽，压力表至少保留 0.5mPa（5kg/cm^2），以免灰尘进入筒内，再次充气引起爆炸。对未用完或已用尽的氧气筒要分别悬挂"满"或"空"的标志，便于及时调换及急用时搬运，提高抢救速度。

5. 用氧过程中，要经常巡视氧疗情况，观察缺氧状况有无改善、氧气装置有无漏气、氧流是否通畅等。

第三节 吸痰法

一、概述

（一）概念

吸痰法（aspiration of sputum）是指经口、鼻腔、人工气道将呼吸道的分泌物吸出，以保持呼吸道通畅，预防吸入性肺炎、肺不张、窒息等并发症的一种方法。临床上主要用于年老体弱、危重、昏迷、麻醉未清醒前等各种原因引起不能有效咳嗽、排痰者。

（二）吸痰装置

1. 吸痰装置有中心负压装置（中心吸引器）和电动吸引器两种，是利用负压吸引原理，连接导管，吸出液体。各大医院均设中心负压装置，将连接器管道连接到各病床床单位，使用只需接上吸痰导管，开启开关，即可吸取，十分方便。

2. 电动吸引器由马达、偏心轮、气体过滤器、压力表、安全瓶、贮液瓶组成（图 5 - 11）。安全瓶和贮液瓶可贮液 1000mL，瓶塞上有两个玻璃管，并通过橡胶管相互连接。接通电源后马达带动偏心轮，从吸气孔吸出瓶内空气，并由排气孔排出，不断循环移动，使瓶内产生负压，将痰液吸出。

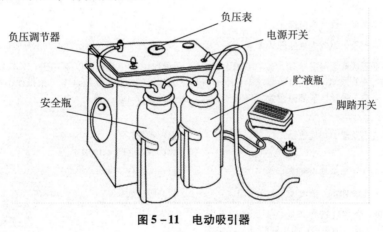

图 5 - 11 电动吸引器

3. 在紧急状态下，可用注射器吸痰和口对口吸痰。前者用 50 ~ 100mL 注射器连接导管进行抽吸；后者是操作者托起患者下颌，使其头后仰并捏住患者鼻孔，口对口吸出呼吸道分泌物，解除呼吸道梗阻症状。

（三）目的

1. 清除呼吸道分泌物。
2. 促进呼吸功能，改善肺通气。

3. 预防并发症发生。

二、用物准备

1. 治疗盘内 备有盖罐 2 只（1 只盛无菌生理盐水，1 只盛放已消毒的吸痰管数根）、弯盘、消毒纱布、无菌血管钳及镊子。

2. 治疗盘外 备电动吸引器或中心吸引器，试管（内盛有消毒液，置于床栏处），可消毒吸引器上玻璃接管。必要时备压舌板、开口器、舌钳、电插板等。

三、操作方法与注意事项

（一）操作方法

操作方法见表 5 - 6。

表 5 - 6　吸痰操作方法

操作步骤	要点与说明
1. 核对：洗手、戴口罩，携用物至患者床旁，核对患者床号、姓名	·确认患者，取得合作
2. 调节：接通电源，打开开关，检查吸引器性能并连接，调节负压	·一般成人 40.0～53.3kPa（300～400mmHg）；儿童 < 40.0kPa，负压过大可引起呼吸道黏膜的损伤
3. 检查患者口、鼻腔，取下活动义齿	·若口腔吸痰有困难，可鼻腔吸痰；昏迷患者可用压舌板或开口器帮助张口
4. 体位：患者头偏向一侧，面向操作者	
5. 试吸：连接吸痰管，试吸少量生理盐水	·检查吸痰管是否通畅，同时润滑导管前端
6. 吸痰：一手折返吸痰管导管末端，另一手用无菌持物钳（镊）持吸痰管前端，插入口咽部（10～15cm），然后放松导管末端，先吸口咽部分泌物，再吸气管内分泌物	·插管时不可有负压，以免引起呼吸道黏膜损伤 ·若气管切开吸痰，要注意无菌操作，先吸气管切开处，再吸口（鼻）部
7. 手法：采取左右旋转，边提边吸	·吸痰动作轻柔 ·每次吸痰时间 < 15 秒
8. 吸痰管退出时，用生理盐水抽吸冲洗	·以免分泌物堵塞吸痰导管
9. 痰液黏稠，可配合叩击、蒸汽吸入、雾化吸入	·提高吸痰效果
10. 观察，记录：观察气道是否通畅；患者的反应，如面色、呼吸、心率、血压等；吸出液的色、质、量	·动态评估患者
11. 安置患者：吸痰完毕，拭净患者脸部分泌物，体位舒适，整理床单位	·使患者舒适
12. 整理用物：吸痰管统一按医疗垃圾毁形处理，吸痰的连接管要浸泡消毒	·吸痰用物根据吸痰操作性质每班更换或每日更换 1 次或 2 次
13. 记录：洗手后记录	

（二）注意事项

1. 吸痰前，检查电动吸引器性能是否良好，连接是否正确。
2. 严格执行无菌操作，每吸痰一次要更换吸痰管。
3. 吸痰动作轻柔，防止呼吸道黏膜损伤。
4. 贮液瓶内吸出液要及时倾倒，不得超过 2/3。
5. 每次吸痰时间 < 15 秒，以免造成缺氧。
6. 痰液黏稠时，可配合叩击、拍背，以振动痰液或交替使用超声雾化吸入，还可缓慢滴入生理盐水加化痰药物或抗生素药物，使痰液稀释，便于吸出。

第四节 心肺复苏

一、概述

（一）概念

心肺复苏（cardiopulmonary resuscitation，CPR）是对由于外伤、疾病、中毒、意外低温、淹溺和电击等原因导致呼吸、心跳停止，必须紧急采取重建和促进心脏、呼吸有效功能恢复的一系列措施。

基础生命支持技术（basic life support，BLS）又称现场急救，是心肺复苏中的初始急救技术，是指专业或非专业人员进行徒手抢救，分为判断技能和支持（干预）技术两个方面，在开始 CPR 的 C、A、B 三个步骤，即胸外心脏按压（circulation，C）、开放气道（air way，A）、人工呼吸（breathing，B）前，BLS 的判断阶段是极其关键的。BLS 中所包括的一系列抢救措施能够在心脏骤停后 4 分钟内实施，患者获救的成功率达到 40% 以上。因此，一旦判断患者呼吸、心跳停止，要立即实施抢救。

（二）目的

1. 通过实施 CPR，建立患者的循环、呼吸功能。
2. 保证重要脏器的血液供应。

（三）心跳、呼吸骤停的原因

1. 意外事件 如遭遇雷击、电击、溺水、自缢、窒息等。
2. 器质性心脏病 如急性广泛性心肌梗死、急性病毒性心肌炎等均可导致室速、室颤、Ⅲ度房室传导阻滞而致心脏停搏。
3. 神经系统疾病 如脑炎、脑血管意外、脑部外伤等疾病致脑水肿、颅内压增高，严重者可因脑疝发生损害生命中枢而致心搏、呼吸停止。
4. 手术和麻醉意外 如麻醉药剂量过大、给药途径有误、手术气管插管不当、心脏手术或术中出血过多致休克等。

5. 电解质及酸碱平衡紊乱 严重的高血钾和低血钾均可引起心搏骤停；严重的酸碱中毒，可通过血钾的改变最终导致心搏停止。

6. 药物中毒或过敏 如洋地黄类药物中毒、安眠药中毒、化学农药中毒、青霉素过敏等。

（四）心跳、呼吸停止的判断

1. 突然面色死灰、意识丧失：轻拍或轻摇并大声呼叫，观察是否有反应，如确无反应，说明患者意识丧失。

2. 大动脉搏动消失：颈动脉浅表且易暴露，作为首要的检查部位。颈动脉位于气管与胸锁乳突肌之间，可用食指、中指指尖先触及气管正中，男性可先触及喉结，然后滑向颈外侧气管与肌群之间的沟内，触及有无搏动；其次选股动脉，其位于股三角区，可于腹股沟韧带稍下方触摸有无搏动。由于动脉搏动可能缓慢、不规律或微弱不易触及，因此，触摸脉搏一般不少于 5~10 秒。确认摸不到颈动脉或股动脉搏动，即可确定心搏停止。要注意对尚有心跳的患者进行胸外心脏按压会导致严重的并发症。

3. 呼吸停止：要在保持气道开放的情况下进行判断。可通过听有无呼气声或用面颊部靠近患者的口鼻部感觉有无气体逸出，脸转向患者观察胸腹部有无起伏。

4. 瞳孔散大：须注意循环完全停止超过 1 分钟才会出现瞳孔散大，且有些患者开始无瞳孔散大现象，同时药物对瞳孔的改变也有一定的影响。

5. 皮肤苍白或发绀：一般以口唇和指甲等末梢处最明显。

6. 心尖搏动及心音消失：听诊无心音，心电图表现为心室颤动或心室停顿，偶尔呈缓慢而无效的心室自主节律（心电－机械分离）。

7. 伤口不出血。

心脏骤停时虽可出现上述多种临床表现，但以意识突然丧失和大动脉搏动消失最为重要，故仅凭这两项即可做出心脏骤停的判断，并立即开始实施 BLS 技术。由于 BLS 技术的实施要求必须分秒必争，因此，在临床工作中不能等心脏骤停的各种表现均出现后再行诊断。一定注意不要因听心音、测血压、做心电图而延误宝贵的抢救时间。

二、用物准备

治疗盘内放血压计、听诊器，必要时备一木板、脚踏凳。

三、操作方法与注意事项

（一）操作方法

操作方法见表 5－7。

表 5 - 7 心肺复苏操作方法

操作步骤	要点与说明
1. 判断：双手轻拍患者双肩，在两侧耳边大声呼唤，判断患者意识、呼吸状况，扣及颈动脉，判断有无	·无反应、无搏动，可判断心脏停搏
2. 立即呼救	·求助他人帮助拨打急救电话，或协助救护
3. 摆放体位：使患者仰卧于硬板床或地上（卧于软床上的患者，其肩背下需垫心脏按压板），去枕，头后仰，解开衣领、领带、围巾等，松解腰带	·避免随意移动患者 ·平卧位有利于血液回流，并泵入脑组织，以保证脑组织血供
4. 心前区叩击	·主要适用于心电监测发现有室颤或目击心脏骤停者，但婴幼儿禁用
(1) 抢救者右手握空心拳，小鱼际肌侧朝向患者胸壁，距胸壁 20 ~ 25cm 高度，垂直向下叩击心前区（胸壁下段）1~2 次，力量中等 (2) 观察心电图变化及大动脉搏动情况	·在心搏骤停 1.5 分钟内心脏应急性最高，此适用于心电监测有室颤或心脏骤停者，力量中等，叩击最多不超过两次 ·若无变化，立即行 CPR
5. 胸外心脏按压	·可以运用心泵学说和胸泵学说进行解释
(1) 抢救者站或跪于患者一侧	
(2) 左手的掌根部放在按压部位，即胸骨中、下 1/3 交界处（图 5 - 12），在胸骨中线两乳头连线的相交处；右手以拇指根部为轴心叠于下掌之背上，手指翘起不接触胸壁（图 5 - 13）	·间接压迫左右心室，以代替心脏的自主收缩；部位要准确，偏离胸骨可引起肋骨骨折
(3) 双肘关节伸直，依靠操作者的体重、肘及臂力有节律地垂直施加压力，使胸骨下陷 5 ~ 6cm（成人），然后迅速放松，解除压力，使胸骨自然复位（图 5 - 14） (4) 按压频率：100 ~ 120 次/分钟，按压与放松时间之比为 1 : 1，放松时手掌根不离开胸壁	·按压力量适度，姿势正确，两肘关节固定不动，双肩位于上臂的正上方 ·幼儿可用单手掌根按压，至少下陷胸部前后径的1/3，婴儿4cm，儿童至少5cm
6. 开放气道	
(1) 清除口腔、气道内的分泌物或异物，有活动义齿者要取下	·以利于呼吸道通畅 ·以免活动义齿脱落入气道
(2) 开放气道手法	·使舌根上提，解除舌后坠，保持呼吸通畅
①仰头抬颏法：食指、中指置于患者下颌骨下方，将颏部向前向上抬起（图 5 - 15）	
②仰头抬颈法：抢救者一手抬起患者颈部，另一手小鱼际肌侧按患者前额，使其头后仰，颈部抬起（图5 - 16）	·头、颈部损伤患者禁用
③托下颌法：抢救者双肘置患者头部两侧，双手食指、中指、无名指放在患者下颌角后方，向前抬起下颌，双手拇指推开患者口唇，用手掌根部及腕部使头后仰（图 5 - 17）	·患者头保持正中，不能使头后仰，不可左右扭动；用于怀疑有颈部损伤患者
7. 人工呼吸	
(1) 口对口人工呼吸法	·首选方法
①在患者口鼻盖一单层纱布	·防止交叉感染

操作步骤	要点与说明
②抢救者用保持患者头后仰的拇指和食指捏住患者鼻孔	·防止吹气从口鼻逸出
③深吸一口气，屏气，双唇包住患者口部（不留空隙），用力吹气，使胸廓扩张	
④吹气毕，松开捏住鼻孔的手，抢救者头稍抬起，侧转换气，同时注意观察胸部复原情况；频率：成人 10～16 次/分，儿童 18～20 次/分钟，婴幼儿 30～40 次/分钟；吹气量 500～600mL	·患者借助肺和胸廓的自行回缩将气体排出；每次吹气时间不少于 1 秒；有效指标：患者胸廓起伏，且呼气时听到或感到有气体逸出
（2）口对鼻人工呼吸法	·用于口腔严重损伤或牙关紧闭患者
①用仰头抬颏法，同时抢救者用举颏的手将患者口唇闭紧	·防止吹气时气体由口唇逸出
②深吸一口气，双唇包住患者鼻部吹气，吹气的方法同上	·时间要长，用力要大，以克服鼻腔阻力
（3）口对口鼻人工呼吸法　抢救者双唇包住患者口鼻部吹气，20 次/分钟	·适用于婴幼儿 ·防止吹气时气体由口鼻逸出；吹气时间要短，均匀缓缓吹气，避免吹气过猛过大进入胃内，引起胃膨隆
8. 胸外按压配合人工呼吸，反复循环	·胸外心脏按压与人工呼吸比为 30∶2 ·连续操作 5 个循环为一个周期，迅速评估复苏效果，如未成功则继续进行 CPR，评估时间不超过 10 秒 ·复苏有效性判断：①能扪及大动脉（股、颈动脉）搏动，血压维持在 8kPa（60mmHg）以上。②口唇、面色、甲床等颜色由发绀转红润。③室颤波由细小变粗大，甚至恢复窦性心律。④瞳孔随之缩小，有时可有对光反射。⑤呼吸逐渐恢复。⑥昏迷变浅，出现反射或挣扎 ·抢救过程中要随时注意观察患者的自主呼吸及心跳是否恢复 ·操作中途换人要在按压与吹气间隙进行，抢救中断时间少于 10 秒

注：1. 心泵学说：心脏骤停患者的胸廓有一定弹性，胸骨和肋软骨交界处因受压而下陷。按压胸骨时，对位于胸骨与脊柱之间的心脏可产生直接压力，引起心室内压力的增加和瓣膜的关闭，这种压力使血液流向肺动脉和主动脉。

2. 胸泵学说：胸外心脏按压时，胸廓下陷，容量缩小，使胸膜内压增高并平均地传至胸腔内所有大血管。由于动脉不萎缩，动脉压的升高全部用以促使动脉血由胸腔内向周围流动，而静脉血管由于静脉萎缩及静脉瓣的阻挡，压力不能传向胸腔外静脉；当放松时，胸骨由于两侧肋骨的支持恢复原来位置，胸廓容量增大，胸膜腔内压减少；当胸膜腔内压低于静脉压时，静脉血回流至心脏，心室得到充溢。如此反复，可建立有效的人工循环。

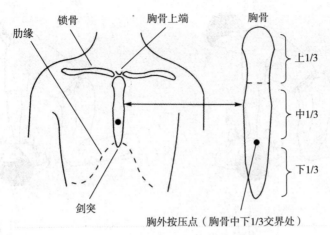

图 5 - 12 胸骨位置及按压部位

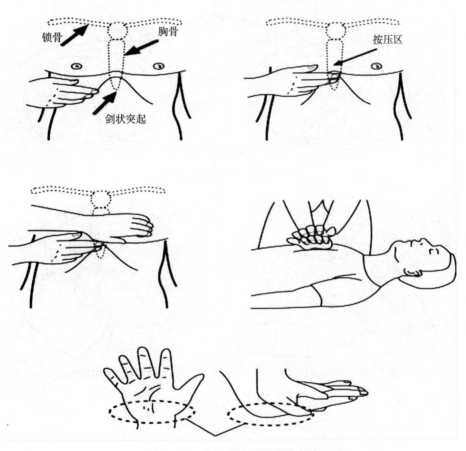

图 5 - 13 胸外心脏按压定位方法

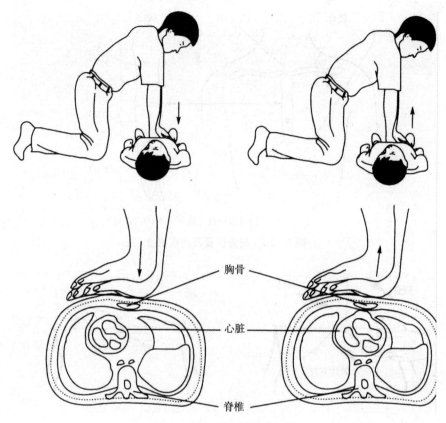

图 5 - 14　胸外心脏按压手法

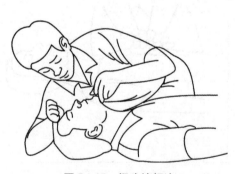

图 5 - 15　仰头抬颏法

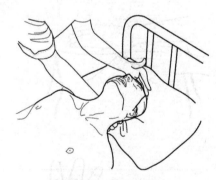

图 5 - 16　仰头抬颈法

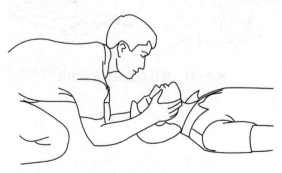

图 5 - 17　托下颌法

（二）注意事项

1. 患者仰卧，争分夺秒就地抢救，避免因搬运而延误时机。尽可能在15～30秒内进行，因人脑耐受循环停止的临界时限为4～6分钟（WHO），大脑因缺氧而造成的损害是不可逆的，超过时限可造成终身残疾或复苏失败。

2. 清除口鼻咽分泌物、异物，保证气道通畅。呼吸复苏失败最常见的原因是呼吸道阻塞和口对口接触不严密。由于呼吸道阻塞，舌起了活瓣作用，只让空气进入胃内，而不让空气再由胃排出，从而导致严重的胃扩张，可使膈肌显著升高，阻碍充分通气，甚至导致胃内容物反流，造成将呕吐物吸入的危险。

3. 按压部位要准确，用力合适，以防压折胸骨、肋骨。严禁按压胸骨角、剑突下及左右胸部。按压力量要适度，过轻达不到效果，过重易造成肋骨骨折、血气胸，甚至肝脾破裂等。姿势要正确，注意两臂伸直，两肘关节固定不动，双臂位于双手的正上方。为避免心脏按压时呕吐物逆流至气管，患者头部要适当放低略偏向一侧。

4. 人工呼吸和胸外心脏按压要同时进行，吹气要在放松按压的间歇进行。肺充气时，不可按压胸部，以免损伤肺部，降低通气效果。在未恢复有效的自主心律前，不宜中断按压。需要变换操作者时，动作要尽量迅速，勿使按压停歇时间超过10秒。

5. 目前已有机械及电动心脏按压器，可代替长期的手工操作。遇有严重胸廓畸形、广泛性肋骨骨折、血气胸、心包填塞、心脏外伤等，要立即配合医生进行胸内心脏按压。

（三）并发症及其预防

1. 颈或脊柱损伤　见于疑有颈部或脊柱损伤的患者，在打开气道操作时造成或加重脊柱损伤。

2. 胃膨胀　因人工呼吸通气量过大和通气流速过快引起。胃膨胀过度可导致胃液反流，并使膈肌抬高，而减少肺活量。如发生反流，要使患者头偏向一侧，清除口腔内污物后再摆正头部，继续进行复苏抢救。

3. 肋骨骨折、胸骨骨折、血气胸、肺挫伤、肝脾脏撕裂、脂肪栓塞等　多因胸外心脏按压压力过猛和按压位置不当所致。要掌握准确的胸外心脏按压位置与适当施力，按压要平稳、规律，避免突然性动作。

第五节　外伤止血、包扎、固定、搬运

一、止血

（一）概念

止血（Stanch）是指伤口出血时通过一定方式处理，快速让血停止向外流动的方法。止血的目的是防止创伤后出血过多、休克而危及生命。

（二）适应证

凡是出血的伤口均需要止血。伤口的出血大致可分为动脉出血、静脉出血和毛细血管出血。毛细血管和静脉出血一般采用加压包扎止血法，如为较大血管或动脉性出血急救时可先采用指压，必要时应用止血带止血，并尽早改用钳夹、结扎、血管修补或移植等手术方法处理。

（三）用物准备

1. 在现场急救中，根据出血部位及性质不同可就地取材，可用消毒敷料、绷带、三角巾，甚至干净的毛巾、衣物、布料等进行加压包扎止血。

2. 止血带：在紧急情况下也可用橡皮管、绷带、布带等代替，但不可用绳索、电线或铁丝等物品代替。

3. 止血钳：为专用的止血器械，是最可靠的止血工具，但要避免盲目使用。

（四）止血方法

1. 加压包扎止血法 加压包扎止血适用于各种伤口，是一种可靠的非手术止血法。先将无菌辅料覆盖在伤口上，再用绷带或三角巾以适当压力包扎，其松紧度以能达到止血目的为宜（图5－18）。必要时可将手掌放在敷料上均匀加压，一般20分钟后即可止血。加压包扎止血适用于小动脉、中小静脉或毛细血管出血。

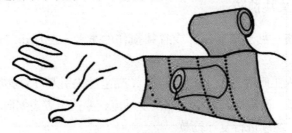

图5－18　加压包扎止血法

2. 指压止血法 用手指、手掌或拳头压迫伤口近心端的动脉，将动脉压向深部的骨上，阻断血液流通，达到临时止血的目的。本方法是一种临时止血方法，在指压动脉的同时必须做好进一步处理的准备，常需与其他方法结合应用。指压止血法适用于中等或较大的动脉出血。

（1）指压颞浅动脉 适用于一侧头顶、额部的外伤出血，以一手拇指压迫伤侧耳屏前方颧弓根部的搏动点（颞浅动脉，图5－19）。

（2）指压面动脉 适用于颜面部外伤大出血，用一只手的拇指和食指或拇指和中指分别压迫两侧下颌骨下缘、咬肌前缘的搏动点（面动脉）。因面动脉在颜面部有许多吻合支，所以必须同时压迫双侧（图5－20）。

若伤在颊部、唇部，要将拇指伸入患者口内，其余四指紧贴面颊外部，内外用力，压迫伤口下缘之动脉。

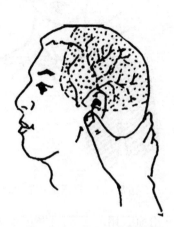

图5-19 指压颞浅动脉

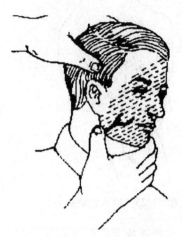

图5-20 指压面动脉

（3）指压耳后动脉 适用于一侧耳后外伤出血，用一只手的拇指压迫伤侧耳后乳突下的凹陷处搏动点（耳后动脉），阻断耳后动脉血流（图5-21）。

（4）指压颈总动脉 适用于颈部、面深部、头皮部出血，用拇指或其他四指压迫同侧气管外侧与胸锁乳突肌前缘中点之间的强搏动点（颈总动脉），用力向后压，将之压向第6颈椎横突上，以达到止血的目的（图5-22）。

颈总动脉分出的颈内动脉为脑的重要供血动脉，所以对颈总动脉的压迫止血要采取慎重态度，并绝对禁止压迫双侧颈总动脉。

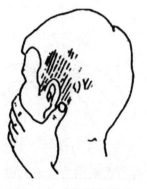

图5-21 指压耳后动脉

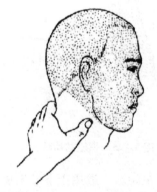

图5-22 指压颈总动脉

（5）指压枕动脉 适用于头后部外伤大出血，用一只手的拇指压迫同侧耳后乳突下稍往后的搏动点（枕动脉），以阻断枕动脉的血流（图5-23）。

（6）指压锁骨下动脉 适用于肩部、腋部、上臂出血，用一只手的拇指压迫同侧锁骨上窝中部的搏动点（锁骨下动脉），将动脉压下第1肋骨（图5-24）。

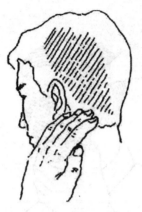

图5-23　指压枕动脉

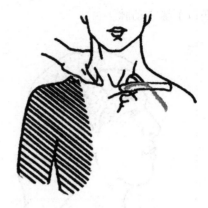

图5-24　指压锁骨下动脉

（7）**指压肱动脉**　适用于肘关节以下的前臂出血，用一只手的拇指压迫肱二头肌内侧沟中部的搏动点（肱动脉），将动脉向外压向肱骨上（图5-25）。

（8）**指压尺、桡动脉**　适用于手掌、手背出血，用两只手的拇指分别压迫手腕横纹稍上处的内、外侧搏动点（尺、桡动脉），以阻断血流（图5-26）。

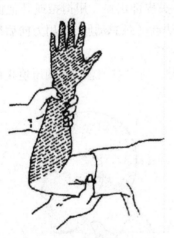

图5-25　指压肱动脉

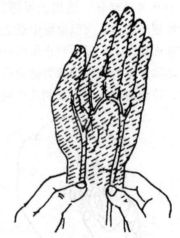

图5-26　指压尺、桡动脉

（9）**指压股动脉**　适用于下肢出血，用双手拇指重叠用力压迫大腿根部腹股沟中点稍下的强搏动点（股动脉），以阻断血流（图5-27）。

（10）**指压胫前、胫后动脉**　适用于足部出血，用双手食指或拇指压迫足背中部近脚踝处的搏动点（胫前动脉）和足跟与内踝之间的搏动点（胫后动脉，图5-28）。

3. 止血带止血法　一般只适用于四肢大动脉出血，或采用加压包扎后不能有效控制的大出血时选用。使用不当会造成更严重的出血或肢体缺血坏死。专用的止血带有充气止血带和橡皮止血带两种，以充气止血带效果较好，紧急情况下也可用绷带、布带代替。使用止血带时一定要用衬垫保护好局部组织。

（1）**橡皮止血带止血法**　抬高患肢，将软布料、棉垫等软织物衬垫于止血部位皮肤上。取止血带一端，适当拉紧拉长，绕肢体2～3圈，使橡皮带末端压在紧缠的橡皮带下面即可（图 5 - 29）。

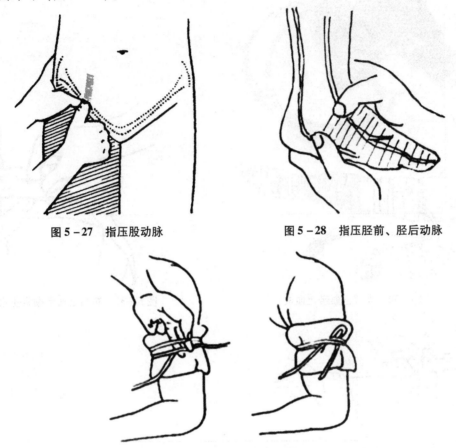

图 5 - 27 指压股动脉　　　　图 5 - 28 指压胫前、胫后动脉

图 5 - 29 橡皮止血带止血

（2）**充气止血带止血法**　常用血压计袖带或特制气囊止血带，将袖带缠在上肢或下肢上 1/3 处，然后充气至所需压力（图 5 - 30）。

（3）**勒紧止血法**　若现场没有专用的止血带，在伤口上部用绷带、毛巾或三角巾叠成带状或用手头有的布料等勒紧止血（图 5 - 31），第一道绕扎为衬垫，第二道压在第一道上面，并适当勒紧。

（4）**绞紧止血法**　将三角巾叠成带状，在出血伤口上方绕肢体一圈，两端向前拉紧打一活结，取小木棒、笔杆、筷子等做绞棒，将其一端插入活结一侧的带圈内，提起绞棒绞紧，再将绞棒另一端插入活结小套内，并把活结拉紧固定即可（图 5 - 32）。

4. 屈曲肢体加垫止血法　适用于肘、膝关节远端肢体受伤出血，使用此方法时先确定局部有无骨关节损伤，再根据情况选用。在腋窝、肘窝、腹股沟、腘窝垫以棉垫卷或绷带卷，将肘、膝关节尽量屈曲，借衬垫物压住动脉，并用绷带或三角巾将肢体固定于屈曲位（图 5 - 33）。此方法虽然能止血，但可能压迫血管、神经等组织，有加重损伤的风险，且不便于伤员搬运，故尽量不用。

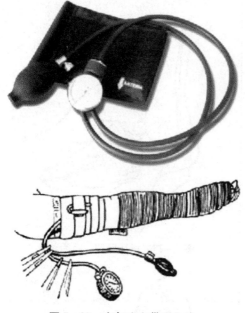

图 5-30 充气止血带止血法

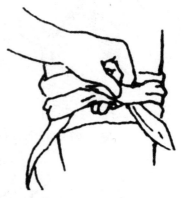

图 5-31 布制止血带勒紧止血法

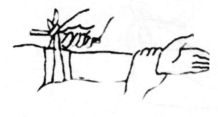

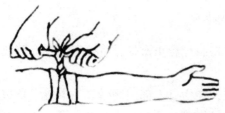

图 5-32 绞紧止血法

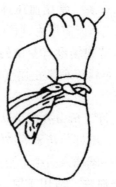

图 5-33 屈曲肢体加垫止血法

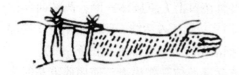

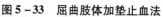

5. 填塞止血法 一般只适用于腹股沟、腋窝、肩部等处难以一般加压包扎的出血，用无菌敷料填入伤口内，外用大块敷料加压包扎（图 5-34）。

6. 结扎止血法 适用于能清楚地见到喷血血管断端的出血。对于损伤组织辨认不清的禁止采用，否则易造成重要的神经血管损伤。

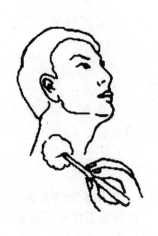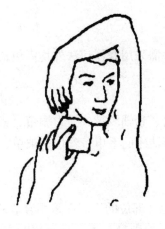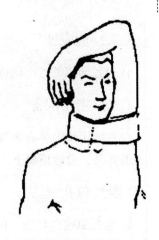

图 5 – 34 填塞止血法

（五）注意事项

1. 使用止血带的部位，要扎在伤口的近心端。前臂和小腿不宜扎止血带，止血带要绑在上臂和大腿上 1/3 的部位，以免损伤神经。

2. 使用止血带的压力和松紧度：压力要适当，一般上肢为 250～300mmHg，下肢为 300～400mmHg，以刚达到远端动脉搏动消失或出血停止为度；松紧度以容纳一指为宜。

3. 止血带下要加衬垫：可用无菌敷料、软布料、棉垫等作衬垫，不要直接扎在皮肤上，切忌用细而窄的绳索等物直接加压。

4. 选择长短、宽度适合的止血带。尽可能挑选宽的止血带，因宽的止血带与皮肤接触的面积较大，可以较小的压力提供止血效果。

5. 要有明显的标记：放在醒目的位置，记录扎止血带的开始时间和持续时间，同时尽快将患者转运至医院。

6. 使用止血带的时间：一般不宜超过 3 小时，上肢要每隔 30～60 分钟松解 1 次，下肢要每隔 60～90 分钟松解 1 次，松解时间为 5～10 分钟。

7. 上止血带部位的皮肤有损伤、水肿等情况，禁止使用止血带。血液病患者使用止血带要非常慎重。

二、包扎

（一）概念

包扎（Bind up）是指用干净纱布、绷带等敷料捆绑、包裹或包缠伤口的过程，是外伤现场应急处理的重要措施之一，及时正确的包扎可以达到压迫止血、减少感染、保护伤口、减少疼痛，以及固定敷料和夹板等目的。

（二）适应证

体表各部位的各类伤口，除需采用暴露疗法外均需包扎。

（三）用物准备

包扎的用物主要有无菌敷料、卷轴绷带、弹力绷带、三角巾、多头带、丁字带、棉垫、胶布等；急救情况下，可用洁净的毛巾、丝巾、被单、衣服等代替。

（四）包扎方法

1. 卷轴绷带包扎法　根据包扎部位的不同而采用合适的方法，常用的方法有6种。

（1）环形包扎法　是绷带包扎中最基本、最常用的方法。将绷带做环形的重叠缠绕，下周绷带将上周完全遮盖（图5-35），最后用胶布将带尾固定或将带尾中间剪开分成两头，打结固定。此法用于绷带包扎开始与结束时，固定带端及包扎颈、腕、胸、腹等粗细相等部位的小伤口。

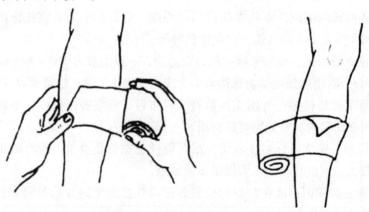

图5-35　环形包扎法

（2）蛇形包扎法　先将绷带以环形法缠绕数圈，然后以绷带宽度为间隔，斜行上缠，各周互不遮盖（图5-36）。适用于需由一处迅速延伸至另一处时，或做简单的固定。夹板固定多用此法。

（3）螺旋形包扎法　先环形缠绕数圈，然后稍微倾斜螺旋向上缠绕，每周遮盖上一周的1/3~1/2（图5-37）。用于包扎直径基本相同的部位，如上臂、手指、躯干、大腿等。

（4）螺旋反折包扎法　每周均把绷带向下反折，遮盖上一周的1/3~1/2，反折部位要相同，使之呈一直线（图5-38）。用于直径大小不等的部位，如前臂、小腿等。注意不可在伤口上或骨隆突处反折。

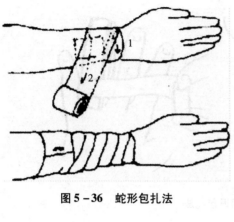

图 5 – 36 蛇形包扎法

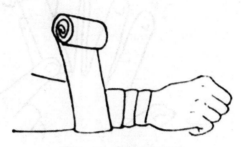

图 5 – 37 螺旋形包扎法

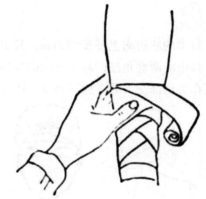

图 5 – 38 螺旋反折包扎法

（5）"8"字形包扎法 在伤处上下，将绷带由下而上，再由上而下，重复做"8"字形旋转缠绕，每周遮盖上一周的 1/3 ~ 1/2（图 5 – 39）。用于直径不一致的部位或屈曲的关节，如肩、髋、膝等部位，应用范围较广。

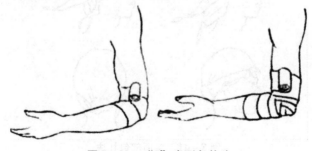

图 5 – 39 "8"字形包扎法

（6）回返包扎法 此法多用于包扎有顶端的部位，如指端、头部或截肢残端。先将绷带以环形法缠绕数圈后，再在中央来回反折，一直到该端全部包扎后再做环形固定（图 5 – 40）。

2. 三角巾包扎法 三角巾制作简单，应用方便，用法容易掌握，包扎范围广。

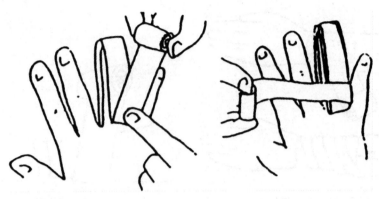

图 5 – 40 回返包扎法

（1）头面部包扎

①头顶部包扎法：将三角巾的底边向上反折约 3cm，其正中部放于伤者的前额，与眉平齐，顶角拉向头后，三角巾的两底角经两耳上方拉向枕后交叉，然后绕到前额，最后将顶角拉紧向上反折，压在头后部交叉处下面（图 5 – 41）。

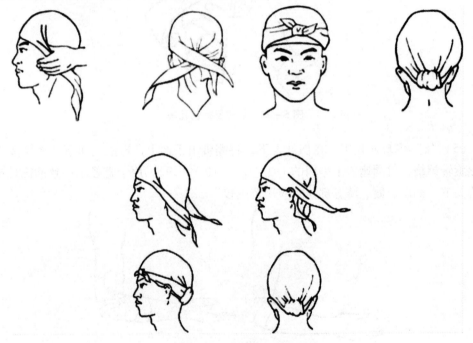

图 5 – 41 头顶部包扎法

②风帽式包扎法：将三角巾顶角和底边中央各打一结，即呈风帽状，将顶角结放于额前，底边结放在后脑勺下方，包住头部，两角往面部拉紧，向外反折包绕下颏，然后拉到枕后，打结即可（图 5 – 42）。

③下颌部包扎法：将三角巾底边折至顶角呈三四横指宽，留出顶角及系带。将顶角及系带放于后颈正中，两端往前，右端包裹下颌，至伤员右耳前与左端交叉，两端分别经耳前与下颌部，在头顶连同系带拉上一同打结（图 5 – 43）。

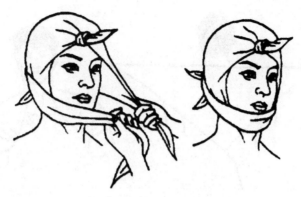

图 5-42 风帽式包扎法

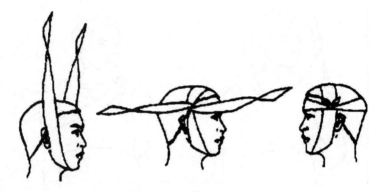

图 5-43 下颌部包扎法

（2）肩部包扎

①单肩燕尾巾包扎法：把燕尾巾夹角朝上，放在伤侧肩上。向后的一角压住并稍大于向前的角，燕尾底边包绕上臂上部打结，然后两燕尾角分别经胸、背拉到对侧腋下打结（图 5-44）。

②双肩燕尾巾包扎法：两燕尾角等大，夹角朝上对准颈部，燕尾披在双肩上，两燕尾角分别经左右肩拉到腋下与燕尾底角打结（图 5-45）。

（3）胸部包扎法　将三角巾折叠成燕尾式，两燕尾角相等，夹角约 100°，将其置于胸前，夹角对准胸骨上凹，顶角系带围腰与底边在背后打结，然后，将一燕尾角系带拉紧穿过打结的横带与另一燕尾角打结（图 5-46）。

（4）侧胸部包扎法　将三角巾底边横放在胸部，约在肘弯上 3cm，顶角越过伤侧肩，垂向背部，三角巾的中部盖在胸部的伤处，两端拉向背部打结，顶角也和此结一起打结（图 5-47）。

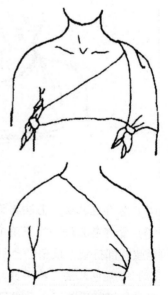

图 5-44 单肩燕尾巾包扎法

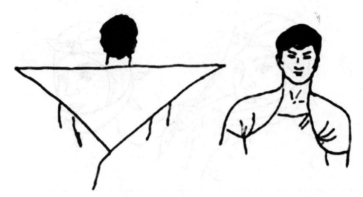

图 5 - 45 双肩燕尾巾包扎法

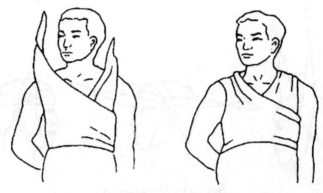

图 5 - 46 胸部包扎法

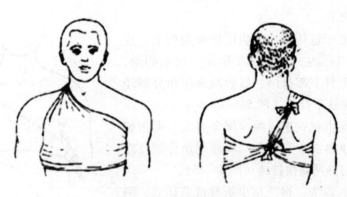

图 5 - 47 侧胸部包扎法

（5）背部包扎法 方法与胸部相同，只是位置相反，结打于胸部。

（6）臀部包扎法 将三角巾顶角朝下，底边横放于脐部并外翻 10cm 左右宽，拉紧两角至腰背部打结，顶角经会阴拉至臀上方，与底角余头打结（图 5 - 48）。

（7）手足包扎法 将手或足放在三角巾中央，指（趾）尖对着顶角，底边位于腕部，将顶角提起反盖于全手或足背上，拉左右两底角交叉压住顶角，绕回腕部，于掌侧或背侧打结固定（图 5 - 49）。

（8）上肢包扎法 将三角巾一底角打结后套在伤侧手上，结之余头留长些备用，

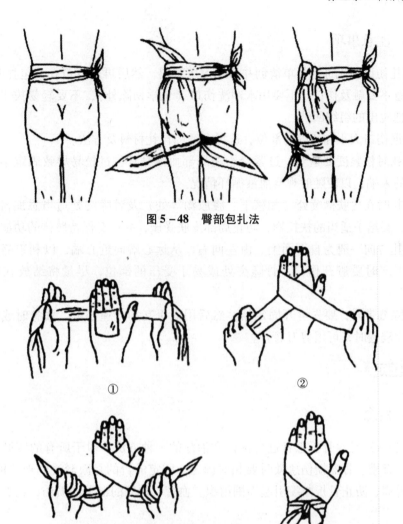

图 5－48 臀部包扎法

图 5－49 手足包扎法

另一底角沿手臂后侧拉到对侧肩上，顶角包裹伤肢适当固定，前臂屈到胸前，拉紧两底角打结（图 5－50）。

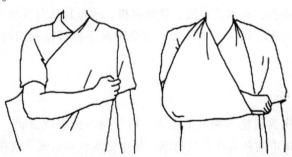

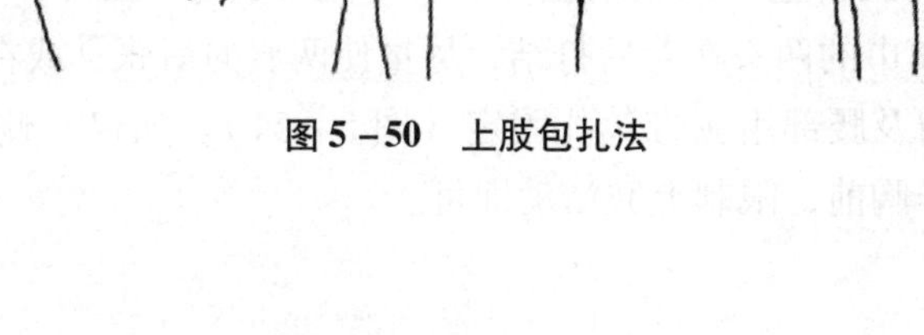

图 5－50 上肢包扎法

（五）注意事项

1. 包扎伤口前先进行简单清创并盖上无菌敷料，然后再进行包扎。包扎时要小心、谨慎，注意不要触及伤口，不要用水冲洗伤口（化学伤除外），不要轻易拔出伤口内异物，不要把脱出的组织回纳。

2. 根据伤口大小和所处的部位，选择合适的包扎材料及方法。

3. 包扎时松紧度要适当，过紧会影响局部血液循环，过松易导致固定不牢，注意露出肢体的末端，以便随时观察血液循环情况。

4. 包扎时在皮肤褶襞处（如腋下、腹股沟等处）及骨隆突处适当添加衬垫物，需要抬高时，要给予适当的扶托物，防止局部皮肤受压，并注意保持肢体的功能位置。

5. 包扎方向一般为自下而上、由左向右、从远心端向近心端，以利于静脉血液回流；打结固定时要避开伤口、骨隆突处或易于受压的部位，尽量将结放在肢体的外侧面。

6. 解除绷带时，要先解开固定结，然后用双手互相传递松解。紧急时或绷带已被伤口分泌物浸透时，可用剪刀剪开。

三、固定

（一）概念

固定（Fix）是对骨折患者进行保护和治疗的一种方法，对于所有的四肢骨折均要进行固定，脊椎、骨盆损伤急救时要相对固定。固定的目的是限制受伤部位的活动度，从而减轻疼痛，防止骨折断端引起周围组织、血管、神经的继发性损伤，也有利于伤者的搬运。

（二）适应证

固定适用于四肢骨折、锁骨骨折、脊椎损伤、骨盆骨折等。

（三）用物准备

1. 特制材料　夹板，有木质夹板、铁丝夹板、塑料制品夹板和充气性夹板等。

2. 就便材料　竹板、椅子、木棒等，紧急情况下也可以利用健侧肢体或躯干进行临时固定伤肢。

（四）固定方法

1. 锁骨骨折　将敷料垫于两腋前上方，将三角巾折叠成带状，两端分别绕两肩呈"8"字形，拉紧三角巾的两头在背后打结，尽量使两肩向后张；或在伤者背后放一个T型夹板，然后在两肩及腰部用绷带包扎固定（图5-51）。如仅一侧锁骨骨折，用三角巾把患侧手臂悬兜于胸前，限制上肢活动即可。

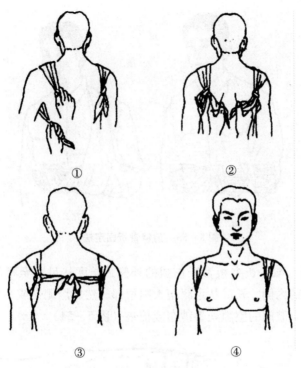

①   ②

③   ④

图 5 - 51 锁骨骨折固定法

2. 四肢骨折

（1）**肱骨骨折** 将夹板放于伤臂外侧，在骨折部位上下两端固定，将肘关节屈曲90°，使前臂呈中立位，再用三角巾将上肢悬吊，固定于胸前（图 5 - 52）；或用一条三角巾将患臂与胸廓环行缚绑住，在对侧胸部打结，再取另一条三角巾将前臂悬挂在胸前。

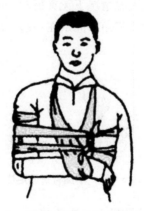

图 5 - 52 肱骨骨折固定法

（2）**前臂骨折** 将肘关节屈曲90°，拇指向上，夹板置于前臂外侧，长度超过肘关节至腕关节的长度，然后用绷带将两端固定，再用三角巾将前臂悬吊于胸前，呈功能位（图 5 - 53）。

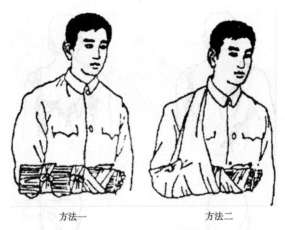

方法一　　　　　　　　　方法二

图 5 –53　前臂骨折固定法

（3）大腿骨折　取一长夹板置于伤腿的外侧，长度从足跟至腰部或腋窝部，另用一短夹板置于伤腿的内侧，长度从足跟至大腿根部，然后用绷带或三角巾分段将夹板固定，注意在关节和下肢间的空隙处垫纱布或棉垫（图 5 – 54）。

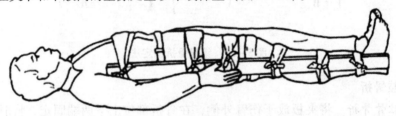

图 5 –54　大腿骨折固定法

（4）小腿骨折　将两块长短相等的夹板（从足跟至大腿）分别放在伤腿的内外侧，然后用绷带或三角巾分段扎牢。紧急情况下无夹板时，可将两下肢并紧，两脚对齐，然后将健侧肢体与伤肢分段用绷带或三角巾固定在一起，注意在关节和两小腿间的空隙处垫以纱布或棉垫（图 5 – 55）。

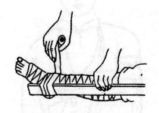

图 5 –55　小腿骨折固定法

3. 脊柱骨折　将患者俯卧于硬板上，避免移动，必要时，用绷带将其固定于木板上（图 5 – 56）。

4. 骨盆骨折　将一条带状三角巾的中段放于腰骶部，绕髋至小腹部打结固定，再用另一条带状三角巾中段放于小腹正中，绕髋后至腰骶部打结固定（图 5 – 57）。

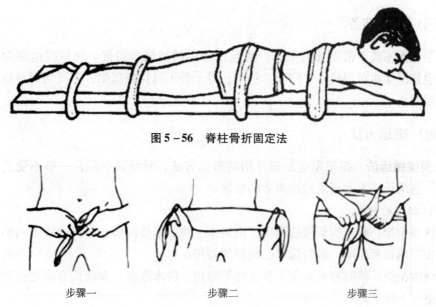

图 5 – 56　脊柱骨折固定法

步骤一　　　　　　　步骤二　　　　　　　步骤三

图 5 – 57　骨盆骨折固定法

（五）注意事项

1. 如有伤口和出血，要先止血、包扎，然后再固定骨折部位；处理开放性骨折时，不可将外露的骨折断端送回伤口，以免造成感染；若出现休克，先进行抗休克处理。

2. 夹板的长度和宽度要与骨折的肢体相对应，长度必须超过骨折部位上下两个关节。固定时除骨折部位上下端外，还要固定骨折部位以上及以下两个关节。

3. 夹板不可与皮肤直接接触，与皮肤之间要垫有衬垫或其他软织物，尤其是在骨隆突处和悬空部位，以免局部皮肤受压、磨损或固定不牢靠。

4. 固定松紧适宜，以免影响血液循环或失去固定的作用；固定时，一定要露出指（趾）端，以便随时观察末梢血液循环情况，如发现指（趾）端苍白、发冷、麻木、疼痛等情况，说明血运不良，要松开重新固定。

5. 固定中避免不必要的搬动。

四、搬运

（一）概念

搬运（Portage）是指把患者安全地从发病现场搬至担架，再从担架搬至救护车，再由救护车搬下送至医院或救护站的过程。搬运的目的是正确、迅速、安全地将伤者搬运至安全地带，防止再次受伤。

（二）适应证

搬运适用于昏迷、脊椎损伤、骨盆损伤、内脏脱出等伤者。

（三）用物准备

徒手搬运不需要借助任何工具，搬运最常用的器械为担架。现场搬运多为徒手搬运，紧急情况下也可用椅子、门板、毯子、绳子等工具代替担架，但切勿因寻找搬运工具而贻误时机。

（四）搬运方法

1. 担架搬运法 担架搬运是最常用的搬运方法，较舒适平稳，一般不受道路、地形限制，适用于病重和运送远途患者的情况。

（1）担架的种类

①帆布担架：帆布担架构造简单，由帆布一块、木棒两根、横铁或横木两根、负带两根、扣带两根所组成，多为现成已制好的备用。

②绳索担架：临时制成，用木棒或竹竿两根、横木两根，捆成长方形之担架状，然后绕以坚实之绳索即成。

③被服担架：取衣服两件或长衫大衣翻袖向内成两管，插入木棒两根再将纽扣妥善仔细扣牢即成。

④板式担架：由木板、塑料板或铝合金板制成，四周有可供搬运的拉手空隙。此种担架硬度大，适用于 CPR 患者及骨折伤员。

⑤铲式担架：由铝合金制成的组合担架，沿担架纵轴分为左右两部分，两部分均为铲形。使用时将担架从患者身体下插入，使患者在不移动身体的情况下置于担架上，主要用于脊柱、骨盆骨折的伤员。

⑥四轮担架：即轻质合金带四个轮子的担架，它可从现场平稳地推到救护车、救生艇、飞机等舱内固定好，转送至医院后，推入急诊室作进一步抢救，可大大减少伤病员痛苦和搬运不当的意外。

（2）担架搬运的要领 由 3～4 人合成一组，将患者水平托起，移上担架；患者头部朝后，足部朝前，这样后面抬担架的人可以随时观察患者的变化；抬担架的人脚步行动要一致，前面的开左脚，后面的开右脚，平稳前进；向高处抬时（如过台阶、过桥、上桥），前面的人要放低，后面的人要抬高，以使患者保持水平状态；向低处抬时，则相反。

2. 徒手搬运法 救护人员不使用工具，而只运用技巧徒手搬运患者，适用于病情轻、路途近又找不到担架的情况。徒手搬运法分为以下三种。

（1）单人搬运法（图 5-58）

①扶持法：适用于病情轻、能站立行走的患者。救护者站在患者一侧，使其手臂揽着自己的头颈，然后用外侧的手牵着患者的手腕，另一手伸过患者背部扶持其腰部，使其身体略靠着救护者，扶着行走。

②抱持法：救护者站在患者一侧，一手托其背部，一手托其大腿，将其抱起。患者若有知觉，可让手抱住救护者的颈部。

③背负法：救护者站在患者前面，呈同一方向，微弯背部，将患者背起。胸部创伤

者不宜采用。如患者卧于地上，不能站立，则救护者要躺在患者一侧，一手紧握患者的手，另一手抱其腿，用力翻身，使其背负于救护者背上，而后慢慢站起。

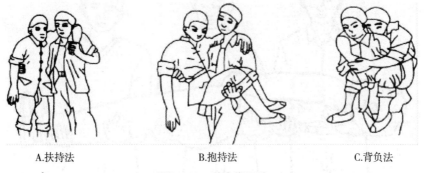

A.扶持法　　　　　　　　B.抱持法　　　　　　　　C.背负法

图 5 - 58　单人搬运法

（2）双人搬运法（图 5 - 59）

①倚托式：甲乙两人相对而立，甲以右膝、乙以左膝跪地，各以一手伸入患者大腿之下互相紧握，另一手彼此交错支持患者背部。

②拉车式：两个救护者，一个站在伤者头部，两手插到腋前，将其抱在怀内；一个站在其足部，跨在患者两腿中间，两人步调一致慢慢抬起，卧式前行。

③平抱或平抬法：两人平排站位，将患者平抱，可一前一后，亦可一左一右将患者平抬。

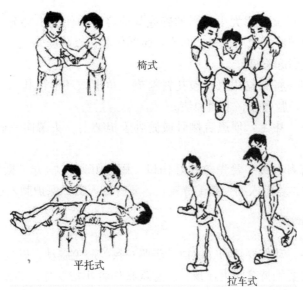

椅式

平托式

拉车式

图 5 - 59　双人搬运法

（3）三人搬运或多人搬运法　可以三人平排，将患者抱起齐步一致前进。四人或以上，可面对站立将患者抱起（图 5 - 60）。

3. 特殊伤员的搬运

（1）脊柱损伤　搬运时要严防颈部和躯干前屈或扭转，要使脊柱保持伸直。颈椎

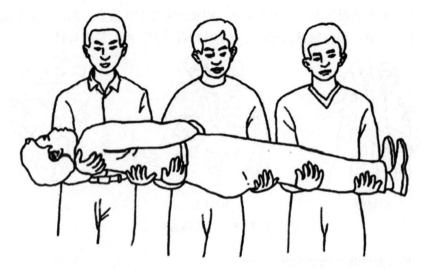

图5-60　三人搬运法

伤的患者要由3~4人一起搬动，1人专门负责头部的牵引固定，保持头部与躯干部呈直线；其余3人蹲在伤员同一侧，2人托住躯干，1人托住下肢，一齐起立，将伤员放在硬质担架上，然后将伤员的头部两侧用沙袋固定。搬运胸、腰椎伤员时，3人同在伤员右侧，1人托住肩背部，1人托住腰臀部，1人抱持住伤员的两下肢，同时起立将伤员放到硬质担架上。

（2）腹部内脏脱出　用大小适当的碗或其他容器扣住脱出部分，并用三角巾包扎固定，使伤者双腿屈曲，腹肌放松，并注意腹部保温，以防肠管胀气。严禁将脱出的内脏回纳腹腔，以免引起感染。

（3）骨盆损伤　将骨盆用大块包扎材料或三角巾做环形包扎后，再让伤者仰卧于硬板或硬质担架上，膝微屈，下面加垫。

（4）颅脑损伤、昏迷　使患者侧卧或俯卧于担架上，头偏向一侧，以利于呼吸道分泌物的引流。

（5）身体带有刺入物　要先包扎好伤口，固定好刺入物方可搬运；要避免挤压、碰撞、震动刺入物；若刺入物外露部分较长，要有专人负责保护刺入物。

（五）注意事项

1. 搬运过程中，动作要轻巧、敏捷、步调一致，避免震动，以减少伤者的痛苦。

2. 搬运过程中要维持呼吸道通畅，注意观察伤者病情变化，如意识、表情、面色、脉搏、呼吸等。

3. 根据不同的伤情和环境采取不同的搬运方式，避免再次损伤和搬运不当造成新的意外伤害。

4. 对骨折、生命体征不稳定及大出血患者，要先急救和妥善处理然后再搬运，切忌随意搬动。

5. 搬运途中注意保暖。

第六节　人工气道技术

一、口咽通气道

（一）概念

口咽通气道（Oropharyngeal Airways，OPA）是由弹性橡胶或塑料制成的硬质扁管形、弯曲状人工气道，其弯曲度与舌及软腭相似，主要由翼缘、牙垫部分和咽弯曲三部分组成。根据型号不同，大小、外形不等，供不同年龄和体形患者使用。

（二）适应证

1. 完全性（或部分性）上呼吸道梗阻且意识不清者。
2. 癫痫发作或痉挛性抽搐的意识不清者。
3. 气道分泌物较多，无条件进行气管插管时，需用口咽气道进行人工呼吸或口咽部吸引者。
4. 中、重度急性有机磷农药中毒洗胃者。

（三）禁忌证

1. 喉头水肿、气管内异物的患者。
2. 哮喘、咽反射亢进的患者。
3. 口腔内前四颗门齿有折断或脱落危险的患者。
4. 有误吸危险的患者。

（四）用物准备

口咽通气道有多种型号，大小不等，使用时根据患者的具体情况选择合适的型号；测量患者嘴角至耳后下颌角连线的长度，根据测量长度选择合适的口咽通气道；液状石蜡；胶布；胶皮手套。

（五）操作方法

操作方法见表 5 - 8。

表5-8 口咽通气道操作方法

操作步骤	要点与说明
1. 核对，解释：洗手、戴口罩，携用物至患者床旁，核对患者床号、姓名、年龄	·确认患者，取得合作，做好解释
2. 评估：评估患者生命体征、意识及合作程度；观察患者有无舌后坠，呼吸道分泌物情况，是否有舌咬伤危险	·呼吸道分泌物过多时，要先吸出分泌物，若患者处于癫痫或抽搐持续状态，要先解除癫痫或抽搐
3. 选择型号：长度相当于从门齿至耳垂或下颌角的距离，用液状石蜡充分润滑	·原则：宁大勿小，宁长勿短
4. 体位：协助患者取平卧位，头后仰，使上呼吸道三轴线（口、咽、喉）尽量保持在同一直线上	
5. 置管 （1）直接放置法：将通气道的咽弯曲部分沿舌面顺势送至上咽部，将舌根与口咽后壁分开（图5-61） （2）反向插入法：将口咽通气道的咽弯曲部分向腭部插入口腔，当其内口接近口咽后壁时（已通过悬雍垂）将其旋转180°，借患者吸气时顺势向下推送，弯曲部分上面抵住口咽后壁，弯曲部分下面压住舌根（图5-62）	·插管时手法正确，不可过于用力，以免引起呼吸道黏膜损伤
6. 检查：检查口咽通气道气流是否通畅	·防止分泌物堵塞导管
7. 固定：用胶布在患者面部妥善固定	·防止导管移位、脱落
8. 观察，记录：密切观察病情变化，管道通畅情况，记录置入开始时间	

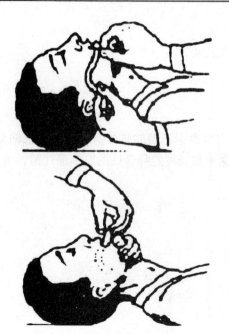

图5-61 直接置入口咽通气道

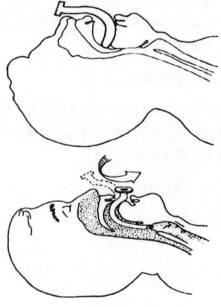

图5-62 反向置入口咽通气道

（六）注意事项

1. 动作轻柔，防止口咽部创伤导致口咽部黏膜的溃疡和坏死。

2. 保持气道通畅，及时清理呼吸道分泌物，置入口咽通道时避免因刺激口咽和喉引起喉痉挛或支气管痉挛造成气道的高反射性。

二、鼻咽通气道

（一）概念

鼻咽通气道（Nasopharyngeal Airway，NPA）是一个由硅胶或塑料制成的软管道装置，长约 15cm，主要由管体和接头组成。其操作简单，无需借助其他特殊器械即可在数秒内从患者鼻腔插入至咽腔，迅速解除舌后坠所致的上呼吸道梗阻。

（二）适应证

1. 各种原因导致的不完全性上呼吸道梗阻。

2. 口咽通气道置入失败的情况或难以置入口咽通气道的情况，如患者张口困难、牙齿松动、牙关紧闭、口腔畸形等。

3. 不清醒的全麻术后患者。

4. 口腔科手术后的麻醉护理。

（三）禁忌证

1. 鼻腔气道阻塞，鼻骨骨折，鼻息肉及明显鼻中隔偏曲的患者。

2. 凝血机制异常，鼻腔内有出血倾向的患者。

3. 颅脑损伤，脑脊液耳鼻漏的患者。

4. 鼻腔内手术的患者。

（四）用物准备

选择合适型号的鼻咽通气道，长度为从鼻尖至外耳道口的距离；液状石蜡，胶布或系带。

（五）操作方法

操作方法见表 5-9。

表 5-9 鼻咽通气道操作方法

操作步骤	要点与说明
1. 核对，解释 洗手，戴口罩，携用物至患者床旁，核对患者床号、姓名、年龄	·确认患者，取得合作，做好解释

续表

操作步骤	要点与说明
2. 评估　评估患者生命体征、意识及合作程度；评估鼻腔大小、有无异物、分泌物、鼻息肉、鼻中隔偏曲等情况	·鼻腔内分泌物过多时，要先吸出分泌物
3. 选择型号　长度相当于从鼻尖至外耳道口的距离，涂抹液状石蜡充分润滑	·原则：勿过长或过短
4. 收缩鼻腔黏膜血管　在鼻腔滴入血管收缩剂如麻黄素或可卡因等，以收缩鼻腔黏膜血管	·紧急情况可不用
5. 体位　协助患者取仰卧位，将患者的下颌向前、向上托起，呈"嗅花位"	·此体位可使气道通畅，便于置入，还可避免置入上鼻道
6. 置管　将鼻咽通气道的弯曲面对着硬腭放入鼻腔，插入方向与面部垂直，随颚骨平面向下推送至硬腭部，直至在鼻咽部后壁遇到阻力，翼缘抵达鼻孔即可。如果患者咳嗽或抵抗，需要调整位置，要将导管后退1～2cm（图5-63）	·置管过程要轻柔、缓慢，手法正确，不可过于用力，以免引起鼻腔黏膜损伤
7. 检查　检查鼻咽通气道气流是否通畅	·防止分泌物堵塞导管
8. 固定　用胶布或系带妥善固定在鼻侧部	·防止导管移位、脱落
9. 观察、记录　密切观察病情变化，管道通畅情况，记录置入开始时间	

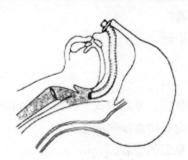

图5-63　鼻咽通气道的置入

（六）注意事项

1. 选择合适的鼻咽通气道，比较鼻咽通气管外径和患者鼻孔内腔，使用尽可能大又易于通过鼻孔的导管，长度为鼻尖到外耳道口的距离。

2. 及时清除鼻腔内的分泌物，做好鼻腔护理，保持鼻咽通气管的通畅。

3. 做好气道湿化，防止鼻腔黏膜干燥出血。

4. 密切观察患者有无恶心、呕吐、误吸、气道阻塞及喉痉挛等并发症，特别遇到饱胃患者时，误吸的风险增大。

三、简易呼吸器

（一）概念

简易呼吸器（Simple Respirator）又称人工呼吸器或加压给氧气囊，是进行人工通气的简易工具。简易呼吸器由面罩、球体、储氧袋、氧气连接管四大部分和单向阀（鸭嘴阀）、进气阀、呼气阀、压力安全阀、储气阀、储氧安全阀六个阀组成，具有操作简便、便于携带、无需氧源动力等特点（图5-64）。

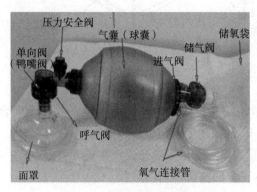

图5-64 简易呼吸器的结构

（二）适应证

1. 人工呼吸 各种原因所致的呼吸暂停或呼吸抑制的抢救及麻醉期间的呼吸管理。

2. 运送患者 适用于机械通气患者做特殊检查、进出手术室等情况。

3. 临时替代 遇到呼吸机故障、停电、氧气突然供应中断等特殊情况时，可临时应用简易呼吸器替代。

（三）禁忌证

1. 中等以上活动性咯血。

2. 急性心肌梗死。

3. 未经减压及引流的张力性气胸，纵隔气肿。

4. 大量胸腔积液。

5. 严重误吸引起的窒息性呼吸衰竭。

6. 重度肺囊肿、肺大泡等。

（四）简易呼吸器工作原理

简易呼吸器工作原理是氧气进入球形气囊和储氧袋，通过人工指压气囊打开前方活瓣将氧气压入与患者口鼻贴紧的面罩内或气管导管内，以达到人工通气的目的。

1. 吸气动作流程　当挤压球体时，产生正压，将进气阀关闭，内部气体强制性推动鸭嘴阀打开，并堵住呼气阀，球体内气体即由鸭嘴阀中心切口送向患者。如用氧气，则氧气随球体复原吸气动作（负压）暂存于球体内，在挤压球体时直接进入患者体内（图5-65）。

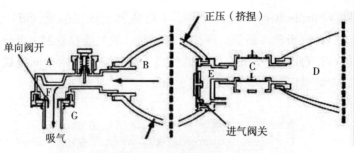

图5-65　吸气动作流程

2. 呼气动作流程

（1）将被挤压的球体松开，鸭嘴阀即刻向上推，并处于闭合状态，以使患者呼出的气体由呼气阀放出，避免二氧化碳潴留（图5-66）。

（2）与此同时，进气阀受到球体松开所产生的负压，将进气阀打开，储气袋内氧气送入球体，直到球体完全回复挤压前的原状。

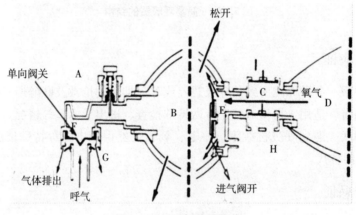

图5-66　呼气动作流程

3. 储气安全阀工作流程　若氧气流量不足，则负压使空气阀开放，空气充入呼吸器内。球囊复原后多余氧气则储于氧袋中，储氧袋压力过高时，空气进入阀关闭，氧气泄漏阀开放，可将多余气体排出呼吸器外。

4. 压力安全阀工作流程　压力安全阀的设计是为避免捏球囊时过高的气道压导致气压伤。当气道压力高于设定气道压时，则压力安全阀开放，将气体排出，而不会强制压入肺内。压力安全阀可自动调节肺部的压力，使其维持在 (40 ± 5) cmH_2O 的压力。

（五）用物准备

1. 简易呼吸器一套，检查各配件性能并连接。①面罩完好无漏气，充气程度。②单向阀安装正确，工作正常。③压力安全阀是否开启。④球囊及储氧袋完好无损，无漏气。⑤氧气连接管是否配套。

2. 开口器、口咽通气道、氧气、氧气连接管、吸痰管。

（六）操作方法

操作方法见表 5 – 10。

表 5 – 10　简易呼吸器操作方法

操作步骤	要点与说明
1. 评估　评估患者的呼吸状况（频率、节律、深浅度），呼吸道是否通畅，是否符合使用简易呼吸器的指征和适应证，有无使用禁忌证	· 如患者无意识、无自主呼吸，首先要呼救，通知医生，组织抢救
2. 开放气道　去枕平卧，头后仰，松解衣领、裤带。清除口、鼻腔分泌物及异物（假牙），必要时吸痰及置入口咽通气道	· 抢救者位于患者头部后方，将头部向后仰，并托牢下颌使其朝上，使气道保持通畅
3. 连接氧气　将连接面罩的简易呼吸器与氧气导管相连，调节氧气流量＞10L/min，根据病情可待储氧袋充满氧气后再使用	· 如无氧气源，要取下储气袋和氧气连接管（此时氧浓度为大气氧浓度21%）
4. 固定面罩　将面罩罩住患者口鼻，正确使用"E – C"手法，单人使用时左手拇指和食指分别按压面罩的上、下边各1/3处，中指、无名指和小指分别放在患者下颌角处（不压迫软组织），将下颌向前托起，右手挤压气囊	· 两人操作时要使用"E – C"手法时，一人固定面罩，一人挤压气囊
5. 挤压球囊　单手或双手规律、均匀地挤压呼吸囊，挤压球囊时间要长于1秒钟，待呼吸囊重新膨起后开始下一次挤压，以通气适中为好，避免过度通气；要尽量在患者吸气时挤压呼吸囊，将气体送入肺中，同时观察胸廓起伏情况	· 频率：成人 10～12 次/分钟，婴儿及儿童 12～20 次/分钟；吸呼时间比为 1：1.5～1：2；潮气量一般为 8～12mL/kg（通常 400～600mL 的潮气量就足以使胸壁抬起）；胸外按压与挤压球囊之比为 30：2
6. 观察 （1）胸廓随挤压球囊上升与下降 （2）口唇与面部颜色的变化 （3）单向阀是否正常运作 （4）面罩内是否呈雾状	· 密切观察患者对简易呼吸器的适应性，胸部听诊呼吸音、生命体征、氧饱和度
7. 撤出简易呼吸器　患者血氧饱和度上升，自主呼吸恢复后可撤出简易呼吸器，用纱布擦净患者口角部，协助患者取舒适体位	· 连接吸氧面罩或氧气管，根据情况调节氧流量
8. 整理用物　整理用物，洗手记录，终末处理	· 注意消毒与保养，测试后备用

（七）注意事项

1. 根据患者面部大小选择合适的面罩。面罩固定时不可漏气，同时避免损伤患者皮肤黏膜。备用时充气面罩内的气体不能太满，以 1/2～2/3 为宜。

2. 保证患者气道畅通，如果呼吸过程中阻力太大，要清除口腔和咽喉的分泌物或异物，必要时使用口咽通气道或鼻咽通气道。密切注意患者自主呼吸情况和生命体征变化，使用时注意潮气量、呼吸频率、吸呼比等。

3. 对清醒患者做好心理护理，解释应用呼吸器的目的和意义，缓解患者紧张情绪；指导患者"吸气、呼气"，使其主动配合。

4. 快速挤压气囊时要注意频率和患者呼吸的协调性。患者呼气与气囊膨胀复位之间要有足够的时间，以防患者呼气时挤压气囊。吸呼时间比成人一般为 1∶1.5～1∶2；慢阻肺、呼吸窘迫综合征患者吸呼时间比为 1∶2～1∶3。

5. 每次使用前要检查压力安全阀，根据患者情况合理选择输送气体压力。

6. 简易呼吸器的检测方法

（1）挤压球体，球体易被压下，鸭嘴阀张开；将手松开，球体很快自动弹回原状，说明鸭嘴阀、进气阀功能良好。

（2）将出气口用手堵住并关闭压力安全阀，挤压球体时，球体不易被压下说明球体、进气阀、压力安全阀功能良好。

（3）将出气口用手堵住并打开压力安全阀，挤压球体，鸭嘴阀张开，使储氧袋膨胀，堵住储氧袋出口，挤压储氧袋，检查储氧袋是否漏气。

（4）将储氧袋接在患者人工气道接头处，挤压球体，使储氧袋膨胀，挤压储氧袋，可见呼气阀打开，气体自呼气阀溢出，说明呼气阀功能良好。

（5）将储氧袋接上储氧阀，并接在患者人工气道接头处，挤压球体，使储氧袋膨胀，堵住储氧阀出口，挤压储氧袋，气体自储氧阀溢出，说明储氧安全阀功能良好。

7. 清洁与消毒

（1）简易呼吸器各配件依顺序拆开，用含氯消毒剂（1000mg/L）浸泡 30 分钟后清水冲洗晾干备用（特殊情况的除外）。

（2）呼吸面罩和储氧袋用 75% 酒精擦拭消毒，储氧袋严禁浸泡消毒。

（3）如遇特殊感染者，要一次性使用，或用环氧乙烷消毒。

（4）消毒后的部件要完全干燥，检查无损后，将部件依顺序组装备用。

（5）做好测试工作，备用。

四、气管插管术

（一）概念

气管插管术（Tracheal Intubation）是通过口（经口气管插管）或鼻（经鼻气管插管）经咽、喉将特制的导管插入气管内的技术。气管插管的目的是维持呼吸道通畅；促进气体交换；降低呼吸阻力，减少呼吸做功；防止呕吐或反流物所致误吸窒息；利于清除气管、支气管内的分泌物；便于机械通气或加压给氧、气管内给药等。

（二）适应证

1. 呼吸功能不全或呼吸困难综合征，需行人工加压给氧和辅助呼吸者。
2. 呼吸、心搏骤停行心肺复苏者。
3. 呼吸道内分泌物不能自行咳出需行气管内吸引。
4. 各种全麻或静脉复合麻醉手术者。
5. 颌面部、头颈部等部位大手术，呼吸道难以维持通畅者。
6. 婴幼儿气管切开前需行气管插管定位及新生儿窒息复苏。

（三）禁忌证

1. 喉头水肿、急性喉炎、喉头黏膜下血肿者。
2. 咽喉部烧伤、肿瘤或异物残留者。
3. 巨大动脉瘤，尤其主动脉瘤压迫气管者。
4. 下呼吸道分泌物潴留所致呼吸困难，难以经插管内清除者。
5. 如有鼻息肉、鼻咽部血管瘤，不宜行经鼻气管插管。
6. 血友病、严重凝血功能障碍等出血性疾病者。

（四）用物准备

1. 喉镜　喉镜是最常用的插管器械，用途是显露声门并进行照明。主要由喉镜柄和喉镜片组成。镜片有弯、直两种，分成人、儿童、婴幼儿三种规格，成人一般多用弯型镜片。

2. 气管导管　多采用带气囊的硅胶管，其长度、粗细要根据具体情况选择。标准的气管导管管腔内径（Internal Diameter, ID）为 2.5 ~ 11mm，每间隔 0.5mm 设定为不同型号。

（1）管径和长度的选择　通常成人男性选用 ID 为 7.5 ~ 8.0mm、长度为 25cm 的导管，成人女性选用 ID 为 7.0 ~ 7.5mm、长度为 25cm 的导管。小儿根据公式进行推算：导管内径（mm）= 4 + 年龄（岁）/4；导管长度（cm）= 12 + 年龄（岁）/2。经鼻腔插管选用导管的管径要较经口腔插管小 0.5 ~ 1mm，长度较经口腔插管长 1 ~ 2cm。

（2）充气套囊的应用　目前大多采用高容量低压型充气套囊，容量可达 30mL 以上，能耐受 30mmHg 以下的囊内压。套囊注气要以不漏气为佳，一般不超过 8mL，压力不超过 22mmHg。

3. 导管芯　可用细金属条（铜、铝、铁丝皆可）。长度适当，以插入导管后其远端距离导管开口 0.5 ~ 1cm 为宜。

4. 其他物品　其他常用的插管用物还有开口器、牙垫、胶布、注射器、听诊器、插管钳、喷雾器、简易呼吸器、面罩、吸引器等。

（五）操作方法

1. 经口明视气管插管术 操作方法见表5-11。

表5-11 经口明视气管插管术操作方法

操作步骤	要点与说明
1. 核对，解释 洗手、戴口罩，携用物至患者床旁，核对患者床号、姓名、年龄；对清醒的患者解释插管的必要性，同时进行咽部局部麻醉	·确认患者，取得合作，做好解释，消除患者心理负担，必要时可使用镇静剂或肌松剂
2. 体位 患者仰卧位，头后仰，使口、咽、气管接近一条直线。操作者站于患者头侧，用右手拇、食指提起下颌，并分开口唇	·如喉头暴露不好，可在患者肩背部或颈部垫一小枕，使患者头部尽量后仰。昏迷或牙关紧闭者可使用开口器
3. 暴露声门 左手持喉镜沿口角右侧置入口腔，将舌体推向左，使喉镜片移至正中位，此时可见到悬雍垂（为显露声门的第一标志）；慢慢推进镜片，使其顶端抵达舌根，稍上提喉镜，可看到会厌的边缘（为显露声门的第二标志）；继续推进镜片，使其顶端抵达舌与会厌交界处，然后上提喉镜，提起会厌以显露声门（图5-67）	
4. 插管 右手以握毛笔式手持气管导管，斜口端对准声门裂。如果患者自主呼吸未消失，在患者吸气末，顺势将导管轻柔地插过声门而进入气管，插入至所需深度	·通常男性插入深度距离门齿约23cm，女性约为21cm；如果使用导管芯，导管斜口端进入声门1cm时要及时抽出
5. 固定 导管插入气管后，立即塞入牙垫，然后退出喉镜；确定导管在气管内后，用长胶布妥善固定导管和牙垫	·导管插入后用听诊器听两肺呼吸音，确定对称
6. 充气 用注射器向导管气囊注入适量空气，以气囊恰好封闭气道而不漏气为度	·气囊注气量不宜过多，一般3~5mL
7. 检查 用吸痰管吸引气道分泌物，保持人工气道畅通	·注意气道的湿化及护理，严格无菌操作
8. 连接 将导管外口与其他通气设施连接	

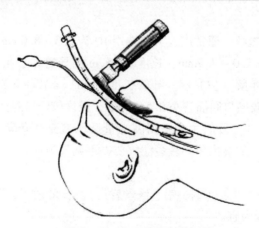

图5-67 经口明视气管插管

2. 经鼻明视气管插管术 操作方法见表5-12。

表5-12 经鼻明视气管插管术操作方法

操作步骤	要点与说明
1. 核对，解释 核对患者床号、姓名、年龄；向患者及家属说明插管的目的及可能的意外情况，争取其同意，并签字	·确认患者，取得合作，做好解释，消除患者心理负担，烦躁的患者必要时可使用镇静剂
2. 评估 检查患者有无鼻中隔偏曲、鼻息肉及纤维瘤等，选择好的一侧鼻腔，必要时滴入少量呋麻液或用1%利多卡因喷鼻腔。选择合适的导管，前端涂液状石蜡或凡士林油充分润滑	
3. 体位 患者仰卧位，头后仰，使口、咽、气管接近一条直线，操作者站于患者头侧	·可在患者肩背部或颈部垫一小枕，使患者头部尽量后仰
4. 插管 右手持导管与面部呈垂直方向插入鼻孔，沿下鼻道经鼻底部，出鼻后孔，到达咽喉腔，插入深度相当于鼻翼至耳垂的距离	·也可用纤维支气管镜套着气管导管进行插管
5. 暴露声门，深入导管 左手持喉镜显露声门，右手持导管在明视下继续深入，使其进入声门，如有困难，用插管钳持导管前端协助进入声门（图5-68）	
6. 固定 导管插入气管后，立即塞入牙垫，然后退出喉镜；确定导管在气管内后，用长胶布妥善固定导管和牙垫	·导管插入后用听诊器听两肺呼吸音，确定对称
7. 充气 用注射器向导管气囊注入适量空气，以气囊恰好封闭气道而不漏气为度	·气囊注气量不宜过多，一般3~5mL
8. 检查 用吸痰管吸引气道的分泌物，保持人工气道畅通	·注意气道的湿化及护理，严格无菌操作
9. 连接 将导管外口与其他通气设施连接	

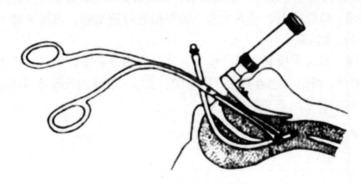

图5-68 经鼻明视气管插管

（六）注意事项

1. 对呼吸困难或呼吸停止者，插管前要先行人工呼吸、高流量、高浓度吸氧，防止因插管而增加患者缺氧的时间。

2. 根据患者的年龄、性别，选用不同型号的气管导管。经口插管时成年男性一般用36~40号导管，女性用32~36号；经鼻插管相对小2~3号，小儿气管导管内径选择可依据上面公式计算。插管前要仔细检查导管气囊是否漏气、咽喉镜电池是否充足、灯泡是否明亮。

4. 插管后要听诊两肺呼吸音是否对称，并进行床旁 X 线检查，防止过深或过浅。导管插入深度一般为鼻尖至耳垂外加 4～5cm（小儿 2～3cm），即门齿下 22～24cm，然后适当固定，以防引起单侧通气或滑脱。

5. 导管气囊充气的压力要适当，压力过高可阻断气管黏膜的血流，引起缺血、溃疡，甚至引起日后气管狭窄。目前，临床普遍应用低压高容气囊，压力控制在合适范围，不需要定时气囊放气减压。

6. 气管插管一般不超过两周，如还需治疗，则要改行气管切开。患者病情好转，在密切监测生命体征、呼吸状况、血气分析情况下予以拔管。

（七）护理要点

1. 妥善固定导管　插管期间必须妥善固定导管，防止移位和滑出。胶布交叉固定时不宜过紧，防止管腔变形，同时注意随时更换失效的胶布；对躁动患者予以适当约束，防止导管脱出；每班要测量、记录气管插管与门齿距离，并做好交接班。

2. 保持气道通畅　定时翻身、拍背、气道湿化，按需进行密闭式气管内吸痰。吸痰前先充分吸氧，吸痰时注意无菌操作，动作宜轻柔、迅速，每次吸痰时间不得长于15 秒；吸痰同时要及时吸除口腔内分泌物，防止误吸。

3. 清洁口腔和鼻腔　气管插管后患者禁食，口腔失去咀嚼运动，口干、异味会加重，同时口腔插管者要用牙垫填塞固定，以免影响口腔清洁卫生。每天要进行两次口腔清洁护理，防止口腔感染；用温水棉签擦洗鼻腔，保持鼻腔清洁。

4. 病情观察　密切监测患者生命体征、神志和血氧饱和度（SpO_2）；观察有无窒息、肺不张、肺部感染等并发症，出现症状，及时通知医生处理。

5. 心理护理　插管后患者当即失音，故要做好心理安慰，通过手势或纸笔与患者进行交流，了解患者需要。

6. 拔管护理　遵医嘱拔管，配合医生，及时清除呼吸道分泌物，拔管后立即给予面罩或鼻导管吸氧，并观察患者有无呼吸急促、发绀、心率加快等呼吸困难症状。拔管后禁食 4～6 小时，防止呛咳和误吸发生。

五、气管切开术

（一）概念

气管切开术（Tracheotomy）是一种切开颈段气管前壁并插入气管套管，使患者直接经套管呼吸的一种常见急救手术。气管切开术的目的是解除或防止上呼吸道梗阻，保持呼吸道通畅；清除呼吸道分泌物，改善呼吸困难；为机械辅助呼吸、加压给氧及气管内给药提供条件。

（二）适应证

1. 各种原因造成的上呼吸道梗阻和（或）下呼吸道分泌物阻塞者。

2. 咽喉部炎症、外伤、异物等因素导致急慢性喉梗阻的缺氧者。

3. 需长时间进行机械通气治疗者。

4. 颌面部手术，便于麻醉管理和防止误吸，预防性气管切开者。

（三）禁忌证

1. 颈部恶性肿瘤。

2. 严重出血性疾病。

3. 气管切开部位以下的下呼吸道占位而导致的呼吸道梗阻。

（四）用物准备

气管切开术用物包括气管切开包（手术刀、刀柄、剪刀、拉钩、止血钳、镊子、持针器、针、线、敷料）、吸引器、无菌吸痰管、气管套管、照明灯、呼吸机、给氧设备、无菌手套、局麻药、急救药品等。

（五）操作方法

操作方法见表5-13。

表5-13 气管切开术操作方法

操作步骤	要点与说明
1. 核对，解释 核对患者床号、姓名、年龄；对意识清楚患者解释操作的必要性，争取其同意，并签字	·确认患者，取得合作，做好解释，消除患者心理负担
2. 体位 患者取仰卧位，肩下垫小枕，头后仰，暴露手术野，下颌对准胸骨上切迹，保持正中位；不能取平卧位的患者可取半卧位，固定头部	
3. 消毒 操作者戴无菌手套，消毒患者颈正中及其周围皮肤，铺洞巾	
4. 麻醉 用1%的普鲁卡因于颈前中部做局部浸润麻醉，上自甲状软骨，下至胸骨上切迹（成人），小儿沿胸锁乳突肌前缘及甲状软骨下缘，做倒三角浸润麻醉	·如情况紧急需要抢救，麻醉可不必考虑；躁动、不配合者，适当使用全麻、基础麻醉
5. 切口 操作者左手拇指、中指固定甲状软骨，食指置于甲状软骨上方，右手持刀在颈前正中自甲状软骨下缘至胸骨上切迹做一3~5cm长的纵切口（图5-69）	·用尖刀头自下而上挑切开气管，不宜插入过深，以免刺穿气管后壁，并发气管-食管瘘
6. 分离组织、确定气管 切开皮下组织、颈前筋膜，分离舌骨下肌群，将甲状腺峡部向上推开，暴露气管，用食指触摸有一定的弹性及凹凸感	
7. 切开气管 切开第3~4或4~5气管软骨环，撑开气管切口，快速抽吸气道分泌物及血液，插入气管套管	·如气管内套管有气囊装置，要向气囊内适当充气
8. 固定 用系带以外科结缚于患者颈后部，固定气管套管，松紧以能伸入一手指为宜。如切口较长，在切口上方缝合皮肤，用剪开的无菌纱布夹于套管两侧，保护切口。针对患者情况，可将气管套管与其他通气管道相连接（图5-70）	·套管下方创口可不予缝合，以免发生皮下气肿，便于伤口引流及换管

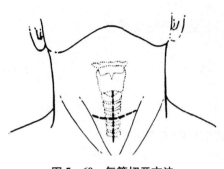

图 5 – 69　气管切开方法

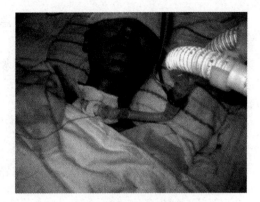

图 5 – 70　气管切开与呼吸机连接

（六）注意事项

1. 术前尽量避免使用过量镇静剂，以免加重呼吸抑制。

2. 术中严格执行无菌技术和手术操作规范，防止出现气胸、出血、气管 – 食管瘘等并发症，及时吸出手术区域气道分泌物。

3. 对于使用呼吸及辅助通气的患者在翻身、吸痰等操作时要两人合作，保持患者头颈部与气管导管活动的一致性，将气管套管内的压力减少至最低，以预防脱管的发生，对于烦躁的患者可适当使用约束或镇静剂。

4. 气管切开患者的床旁需备吸引器、照明、给氧装置、气管切开包等，以备气管套管阻塞或脱出时紧急使用。

（七）护理要点

1. 妥善固定气管套管　气管套管固定要牢固，经常检查固定带的松紧。太松套管易脱出，太紧会影响血液循环；气管套管连接呼吸机者，呼吸机管道要放于呼吸机支架上，注意不要向外牵拉气管切开套管，以免移位，同时可防止压迫气管黏膜；患者床旁要常规备气管切开包，用于脱管时急用。

2. 保持气道通畅　开放气道不具有正常湿化气道功能，气道易干燥，会造成分泌物浓缩而阻塞呼吸道。因此要持续湿化气道，及时吸痰，清除气道内痰液，以保持气道通畅。湿化方法有雾化、气道滴注、空气湿化等。

3. 保持气管切口处皮肤清洁　每日定时更换皮肤与套管之间的无菌纱布，保持局部皮肤干燥，并观察有无红肿、异味及分泌物。

4. 加强气管套管气囊管理　气管套管气囊无需定时充气，可用专用气囊压力监测表对气囊压力进行监测，防止发生漏气或误吸。通常气囊压力为 $20 \sim 25 cmH_2O$。

5. 保持口腔和鼻腔清洁　每天进行两次口腔护理，预防口腔感染；用温水棉签擦洗鼻腔，保持鼻腔清洁。

6. 密切观察病情　密切监测患者生命体征、神志、血氧饱和度（SpO_2），观察有无皮下气肿、气胸及纵隔气肿、出血等症状，出现上述症状要及时通知医生处理。

7. 加强心理护理 气管切开患者会因病情重，情绪悲观，要加强患者的心理护理，通过有效方式与患者进行交流，了解患者需要。

8. 拔管护理 患者病情好转，遵医嘱拔管前须进行渐进堵管练习，堵管全程必须进行生命体征和血氧饱和度的监测，以防发生意外。堵管期间密切观察患者呼吸情况，堵管 24～48 小时，患者无呼吸困难，确认呼吸道通畅后可行拔管；拔管后，观察切口引流情况。如果患者脱机后呼吸功能已经恢复，有足够的咳嗽力量，也可采用不堵管直接拔管的方法，拔管后继续观察呼吸情况 24～48 小时。

第七节 机械通气

一、概述

(一) 概念

机械通气（Mechnical Ventilation）是借助机械装置将气体输送入患者肺内，完全或部分替代患者的呼吸动作，增强和改善患者呼吸功能的一种生命支持技术。工作原理是利用机械装置建立肺泡－气道口压力差，从而产生肺泡通气的动力。吸气时，吸气控制开关打开，通过对气道口施加正压将空－氧混合气体压入呼吸道内，使肺间歇性膨胀；撤去压力停止送气后，胸廓、肺弹性回缩，使肺或肺泡自动地萎陷，排出气体，也可在呼吸机的帮助下排出气体。

(二) 目的

1. 支持或维持肺部的气体交换。
2. 增加肺容量。
3. 减少呼吸做功。
4. 纠正低氧血症或二氧化碳潴留。
5. 缓解呼吸窘迫症状。
6. 纠正呼吸肌群的疲劳。
7. 降低全身或心肌的氧耗量。

(三) 适应证

1. 急、慢性呼吸衰竭，呼吸频率 >35 次/分或 <6 次/分。
2. 严重呼吸困难伴低氧血症，PaO_2 <60mmHg 或 8.0kPa。
3. 限制性通气功能障碍者，如神经肌内疾患、间质性肺疾病、胸廓畸形等。
4. 肺实质病变者，如急性呼吸窘迫综合征、重症肺炎、严重心源性肺水肿等。
5. 呼吸中枢控制失调、重症肌无力、高位截瘫等呼吸功能障碍者。
6. 阻塞性通气功能障碍者，如慢性阻塞性肺疾病急性加重、哮喘急性发作等。

7. 任何原因引起的心跳、呼吸骤停进行心肺复苏者。

8. 使用呼吸机进行某些呼吸道药物和气溶胶治疗。

9. 大手术后呼吸功能障碍需短期保留机械通气者。

（四）禁忌证

机械通气不存在绝对禁忌证，但有相对禁忌证。

1. 大咯血、呼吸道异物阻塞、窒息的患者　气道被血块或异物堵塞，正压通气可能把血块或异物压入小支气管而发生阻塞性肺不张，因此，要立即清除呼吸道内血块或异物，气道通畅后再给予机械通气。

2. 肺大疱有发生气胸或纵隔气肿可能的患者　正压通气可使肺大疱内压力增高，引起破裂而发生自发性张力气胸。

3. 外伤致气胸、血气胸或纵隔气肿的患者　气道压力增加有可能导致更严重的气胸或张力性气胸，进而损伤已受伤的肺组织或剩余的健康肺组织。因此，使用正压通气前要先给患者做胸腔闭式引流。

（五）呼吸机的类型

1. 根据吸呼气的切换方式分类

（1）定压呼吸机（Pressure－cycled Ventilator）　呼吸机产生的气流进入呼吸道使肺泡扩张，当肺泡内压达到预定压力时气流即终止，胸廓、肺泡弹性回缩将肺泡内气体排出，待呼吸道内压力降到预定参数，呼吸机再次供气。气道压力的高低以能维持有效满意的潮气量，同时又不能影响循环为原则。优点是气道压力恒定，不易发生肺气压伤。缺点是在气道恒定的情况下，通气量与肺、胸廓顺应性呈正相关，容易造成通气量不够恒定。

（2）定容呼吸机（Volume－cycled Ventilator）　呼吸机将预定量的气体压入呼吸道，又依赖胸廓、肺泡弹性回缩排出肺泡内气体。优点是通气量较恒定。缺点是在通气量恒定的情况下，气道阻力与肺、胸廓顺应性呈负相关，当肺顺应性下降或气道阻力增加时，气道压力增加，易产生肺气压伤。

（3）定时呼吸机（Time－cycled Ventilator）　呼吸机按预设呼吸时间送气，常用于新生儿和婴幼儿。

（4）微电脑控制呼吸机（Microprocessor Ventilator）　包含定容、定压、定时成分，可持续监测通气功能、报警情况和患者状况。

2. 根据用途分类

（1）急救呼吸机（Emergency Ventilator）　用于现场急救的呼吸机，结构较简单，一般具有基本的间歇正压控制通气功能，携带方便，操作较容易。

（2）治疗呼吸机（Therapeutic Ventilator）　对呼吸功能不全的患者进行长时间通气支持和呼吸治疗的呼吸机。

（3）麻醉呼吸机（Anesthesia Ventilator）　专用于麻醉管理的呼吸机。

3. 根据使用对象分类

（1）成人呼吸机 专为成人使用而设计，通气范围适合成年人。

（2）婴幼儿呼吸机 通气范围适合婴幼儿。

（六）机械通气对生理功能的影响

1. 对呼吸功能的影响

（1）影响呼吸肌 机械通气一方面全部或部分替代呼吸肌做功，使呼吸肌得以放松、休息；另一方面，通过纠正低氧和CO_2潴留，使呼吸肌做功环境得以改善。但长期使用呼吸机替代呼吸肌内做功，可发生呼吸肌失用性萎缩，甚至产生呼吸机依赖。

（2）影响肺内压力 控制通气时均为正压通气，若压力过高，可破坏肺组织和间质，发生纵隔、皮下气肿或气胸等。

（3）影响肺容量 正压通气可使气管、支气管和肺泡扩张，导致肺毛细血管受压，肺血流量减少，肺气体容量相对增加。

（4）影响肺泡通气量 肺泡通气量＝（潮气量－无效腔量）×通气频率。建立气管插管或气管切开等人工气道后，可使解剖无效腔减少，而机械通气可增加潮气量，进而使肺泡通气量增加。

（5）影响肺内通气 机械通气时，近中央气道周围的肺组织通气量增多，而边缘肺组织通气量减少，易发生肺内气体分布不均。若存在周围小气道痉挛或痰液黏稠阻塞，可加重肺内气体分布不均。

（6）影响通气/血流比率 一方面，机械通气增加肺泡通气和复张萎陷肺泡，使肺血管扩张，肺血流增加，改善通气/血流比率，进而纠正缺氧状况；另一方面，因气体易进入健康肺区可使该区肺泡过度扩张，扩张的肺泡压迫血管，使通气/血流比率恶化，加重缺氧。

（7）影响气体弥散 适当的机械通气可增加气道压力和肺内压，使萎陷的肺泡复张，肺泡和间质水肿减轻，气体弥散面积增加，从而改善弥散功能。

2. 对循环功能的影响 正常吸气时，胸腔和肺内平均压力为负压，有利于胸腔外静脉血回流至心脏。正压通气时，吸气时胸腔和肺内平均压力为正压，使静脉回心血量、右心充盈血量减少，心排血量降低，血压下降。通常认为，平均气道压力 $>7cmH_2O$ 或呼吸末正压 $>5cm\ H_2O$ 即可引起血流动力学改变。正压通气可使回心血量减少，肾血流量也随之减少。对肾功能损害者，会进一步影响肾血流量而加重病情。

（七）机械通气的类型与模式

1. 机械通气的类型 根据呼吸机与患者的连接方式，机械通气可分为无创通气（Noninvasive Ventilation，NIV）和有创通气（Invasive Ventilation，IV）。

（1）无创通气 无创通气是指不需要建立人工气道，如气管插管、气管切开等而能增加肺泡通气的一系列方法的总称，包括体外负压通气、经鼻/面罩正压通气、胸壁震荡和膈肌起搏等。通常是指通过鼻、面罩与患者相连的正压机械通气。优点是不影响进食与声带功能，患者可以说话、咳嗽、咳痰和进食。

（2）有创通气 有创通气是指通过气管插管或气管切开与患者连接进行通气的方式。危重患者一般采用有创通气。有创通气与患者连接的方式有三种：经鼻气管插管、经口气管插管和气管切开。

2. 机械通气的模式（Mode of Ventilation） 呼吸机通气模式有很多种，要根据患者的自主呼吸状态，选择合适的机械辅助呼吸模式。

（1）控制通气（Controlled Mechanical Ventilation，CMV） 控制通气是指呼吸机完全代替自主呼吸的方式，主要用于无自主呼吸或呼吸较弱的患者。

适应证：呼吸停止、神经肌内疾患引起的通气不足、麻醉和手术过程中应用肌松药后，包括容量控制通气和压力控制通气两种模式。

①容量控制通气（Volume Controlled Ventilation，VCV）：即无论患者自主呼吸如何，潮气量、呼吸频率、呼吸比和吸气流速完全由呼吸机进行控制。该模式能保证潮气量的供给，完全替代自主呼吸，有利于呼吸肌休息。

②压力控制通气（Pressure Controlled Ventilation，PCV）：即预先设置气道压力控制水平和吸气时间。吸气开始后，呼吸机提供的气流很快使气道压力达到预置水平，之后送气速度减慢，以维持预置压力到吸气结束，呼气开始。递减吸气流速可使峰压较低，改善气体分布和通气与血流灌注比（V/Q），有利于气体交换。

（2）辅助机械通气（Assisted Mechanical Ventilation，AMV） 机械通气依靠患者自主吸气（压力感知或流量感知）触发，通气频率取决于患者的自主呼吸，潮气量取决于呼吸机预设值的大小。呼吸机工作与患者吸气同步，可减少呼吸做功。辅助/控制呼吸（A/C）可自动转换，当患者自主呼吸触发呼吸机时，进行辅助呼吸；当患者无自主呼吸或自主呼吸微弱不能触发呼吸机时，呼吸机自动切换到控制呼吸。适用于自主呼吸存在，但分钟通气量不足的患者。

（3）同步间歇指令性通气（Synchronized Intermittent Mandatory Ventilation，SIMV）SIMV 是 AMV 和患者自主呼吸相结合的通气模式，是一种重要的撤机模式。在同步触发窗内，若患者自主呼吸触发呼吸机，则行 AMV；若无自主呼吸或自主呼吸较弱不能触发时，在触发窗结束后呼吸机自动给予 CMV。触发窗一般为 CMV 呼吸周期的 25%。若预调 CMV 在 10 次/分，其呼吸周期为 6 秒，触发窗为 1.5 秒。临床上可根据患者自主呼吸潮气量（VT）、呼吸频率（RR）、分钟通气量（MV）的变化，适当调节 SIMV 的 VT 和 RR，以利于呼吸肌的锻炼。

（4）分钟指令性通气（Minute Mandatory Ventilation，MMV） MMV 是保证分钟通气量恒定的通气模式。当患者自主呼吸降低时，该系统主动增加机械通气水平；相反，恢复自主呼吸的患者，无需改变呼吸机参数即会自动将通气水平降低。因此，无论患者自主呼吸如何改变，总能得到恒定的 MV，用于呼吸运动不稳定和通气量有变化的患者，可充分保证撤机的安全。

（5）压力支持通气（Pressure Support Ventilation，PSV） PSV 属于部分通气支持，是一种接近生理状态的通气模式。患者每次自发吸气，呼吸机开始送气，使气道压快速上升到预设的压力值，并维持气道压在这一水平。当自主吸气流速降到最高吸气流速的25%时，送气停止，患者开始呼气。PSV 允许患者以接近生理和自然的方式进行呼吸，人机协调好，可作为撤机的辅助方法。

（6）呼气末正压通气（Positive End Expiratory Pressure，PEEP）　吸气由患者自主呼吸触发或呼吸机发生，而呼气终末通气借助于装在呼气管路中的阻力阀使气道压高于大气压。PEEP 可使萎陷的肺泡扩张，改善通气和氧合，治疗低氧血症。但 PEEP 会增加胸膜腔内压，影响心血管功能。PEEP 的选择原则是达到最好的气体交换而对心排血量影响越小越好。

（7）持续气道正压通气（Continuous Positive Airway Pressure，CPAP）　在整个呼吸周期施以一定程度的气道正压的通气方式，可以防止肺与气道塌陷，改善肺顺应性，减少呼吸阻力。吸气时正压气流大于吸气气流，可使潮气量增加，吸气省力；呼气期气道内正压，可起到 PEEP 的作用。适用于肺不张、阻塞性睡眠呼吸暂停综合征患者。

（八）呼吸机参数的调节

1. 通气参数　成人潮气量（Tidal Volume，VT）为 $6 \sim 8mL/kg$，分钟通气量（Minute Volume，MV）为 $90 \sim 120mL/kg$，呼吸频率（Respiratory Rate，RR）为 $12 \sim 16$ 次/分钟。

2. 气道压力（Airway Pressure，Paw）　气道内压是指气道开口处的压力。定压型呼吸机可依靠调节气道压力获得适当的潮气量。气道压力的高低以能维持满意的潮气量又不影响循环功能为原则。一般成人为 $15 \sim 20cmH_2O$，小儿为 $12 \sim 15cmH_2O$。如果患者呼吸道阻力高、肺顺应性低，可适当将气道压力提高到 $20 \sim 30cmH_2O$，但一般不超过 $35cmH_2O$。在应用呼吸机过程中，如气道压力突然下降，可能是通气管道系统漏气；如突然升高可能是通气导管系统堵塞。

3. 吸呼时间比（Inspire/Expire，I/E）　常规 I/E 为 $1:1.5 \sim 1:2$。限制性通气障碍的呼吸衰竭患者，如肺水肿、胸膜增厚等，要选用较快频率，$I/E = 1:1 \sim 1:1.5$，以减轻心脏负担；对哮喘、阻塞性通气障碍的呼吸衰竭患者，要适当延长呼气时间，$I/E = 1:2 \sim 1:3$，以利于二氧化碳排出；对心功能不全者，要选用较小潮气量、稍快频率，以缩短吸气时间，减少正压通气对心脏的影响；呼吸窘迫者可适当延长吸气时间，保持肺泡张开较长时间，以改善弥散。

4. 吸入氧分数（Fraction of Inspired Oxygen，FiO_2）　吸入氧分数是输送给患者的氧浓度，以 $40\% \sim 50\%$ 为宜。初用呼吸机治疗时，为迅速纠正低氧血症，可适当在短时间内使用较高浓度的 FiO_2（$>60\%$），最高可达 100%，但时间要控制在 $0.5 \sim 1$ 小时。随着低氧血症的改善，逐渐下调 FiO_2 至正常范围。长时间吸入高浓度氧会致氧中毒，因为高浓度氧会使肺泡表面活性物质分泌减少，纤毛活动被抑制，肺泡壁增厚，肺毛细血管充血，通透性增加，导致肺组织水肿，透明膜形成，肺泡上皮增生，毛细血管内皮肿胀。同时，氧在细胞内代谢后，会产生大量氧自由基，损害细胞膜和线粒体，产生氧中毒。紧急情况下，可缩短时间使用高浓度的氧。

5. 吸气峰压（Peak Inspiratory Pressure，PIP） 吸气峰压是指在吸气阶段，呼吸机在输送预先设置的潮气量过程中所产生的最大压力。成人理想的吸气峰压要 < $40cmH_2O$。高压报警的设定要比吸气压力高 $5\sim10cmH_2O$，高压报警常提示呼吸机管路扭曲、患者咳嗽或呼吸机管路积水。

6. 呼气末正压（Positive End Expiratory Pressure，PEEP） 原则为从小渐增，达到最好的气体交换和最小的循环影响。PEEP 常用于 FiO_2 为 50% ~70% 或以上，PaO_2 < $60mmHg$ 时。PEEP 可改善肺的顺应性和肺泡通气，一般 PEEP 设置值为 $5\sim10cmH_2O$。要尽量避免过高的 PEEP，以免减少回心血量及心排出量而引起肺气压伤。

7. 触发灵敏度（Trigger Sensitivity） 触发灵敏度是指吸气开始到呼吸机开始送气之间的一段时间差，分为压力触发和流速触发。当呼吸机的启动由患者的自主呼吸触发时，需设置触发灵敏度，一般为压力触发 $-1\sim-2cmH_2O$ 或流量触发 $1\sim3L/min$。灵敏度过高，患者吸气努力以外的微小压力时难以触发呼吸机，会导致自主呼吸与机械通气不同步，增加呼吸肌疲劳。

8. 常用的报警参数 设置报警参数有利于保证呼吸机使用的安全。

（1）无呼吸报警 当超过预设时间（一般为 10~20 秒），而呼吸机未感知到低容量患者呼吸时即启动。呼吸机管路脱开、气道阻塞、患者无呼吸努力等都可启动无呼吸报警。

（2）高呼吸频率报警 当患者自主呼吸过快时可启动。

（3）低容量报警 当呼出气体少于预设水平时报警。

（4）压力限制报警 可预防气道压力过高引起的气压伤。

二、用物准备

氧气源、电源、呼吸机、呼吸机管路、已装好滤纸的湿化罐、模拟肺、灭菌蒸馏水或注射用水、碘伏、消毒棉签、听诊器、弯盘、吸氧装置、简易呼吸器、记录本等。

三、操作方法与注意事项

（一）呼吸机操作方法

操作方法见表 5 - 14。

表 5 - 14 呼吸机操作方法

操作步骤	要点与说明
1. 核对，解释 核对患者床号、姓名、腕带；对意识清楚的患者或家属解释操作的必要性，争取其同意，并签字	·确认患者，取得合作
2. 评估 评估患者生命体征（心率/律、呼吸、血压、血氧饱和度）、意识及瞳孔变化、气管插管的深度及固定情况	·观察气管插管型号、距门齿的距离

续表

操作步骤	要点与说明
3. 连接管路 连接一次性或消毒过的呼吸管路，用单根短管路将呼吸机送气口与湿化罐连接，将两根管路按要求连接成一呼吸回路，分别与湿化罐、呼吸机出气口相连；用输液器或注射器，加灭菌蒸馏水至湿化器标准水位线以下	· 加灭菌蒸馏水时，注意无菌操作，消毒瓶口
4. 试机 连接模拟肺，检查气源压力，连接氧源、电源，开机自检试机，打开加温湿化器开关，呼吸机自检通过，显示上次患者使用的呼吸机参数	
5. 确定机械通气的模式 如患者呼吸完全停止，选用 CMV；自主呼吸存在，但 MV 不足，可根据患者情况选用 AMV、SIMV、PSV、CPAP 等	
6. 调节呼吸机参数 根据患者的病情、年龄、体重、性别和通气模式调节呼吸机参数，包括分钟通气量（MV）、呼吸频率（RR）、潮气量（VT）、吸气时间（IT）、吸入氧浓度（FiO_2）、PEEP 等	· FiO_2 一般从 0.3 开始，常用 0.4 ~ 0.5，长时间通气不超过 0.5。当 $FiO_2 > 0.6$，而 $FiO_2 < 60mmHg$，要加用 PEEP，使 FiO_2 降至 0.5，PEEP 一般为 3 ~ 10cmH$_2$O，流速触发为 1 ~ 2L/min
7. 确定报警范围和气道压安全阀 报警范围为正常值上下限 20%，气道压力安全阀要高于吸气峰压 5 ~ 10cmH$_2$O	
8. 设置湿化器温度 调节湿化器温度在 4 ~ 6 档之间，以保证气道口温度在 32 ~ 34℃ 之间	
9. 连接患者气道 观察呼吸机运行情况，运行正常后，将呼吸机与患者的人工气道正确连接	· 观察时间为 2 分钟
10. 观察 观察患者病情变化，呼吸机运转情况及动脉血气变化，患者神志及生命体征变化，面色、口唇等缺氧状况有无改善；观察人机是否同步，如患者两侧胸廓运动对称，双侧呼吸音一致，提示呼吸机进入正常运转状态	· 使用呼吸机 15 ~ 30 分钟，监测患者动脉血气变化，根据医嘱调节参数
11. 记录 洗手并记录，记录呼吸机参数、气管插管深度、生命体征等	

（二）撤机

1. 条件

（1）导致呼吸衰竭的原发病因解除，自主呼吸增强，咳嗽反射良好。

（2）FiO_2 降至 40% 以下。

（3）血气分析结果无异常。

2. 方法

（1）直接撤机法 患者自主呼吸良好，且不耐受气管插管，可直接撤离呼吸机，让患者自主呼吸。必要时经面罩或鼻导管吸氧。适用于全麻后患者、短时间术后呼吸机辅助呼吸患者。

（2）SIMV 撤机法 呼吸频率从 12 次/分钟逐渐减少到 2 ~ 5 次/分钟，患者呼吸平稳，通气及氧合指标正常，可撤机。

（3）PSV 撤机法 当压力支持 <5cmH$_2$O 可撤机。

（三）注意事项

1. 做好心理护理。使用呼吸机的患者常担心撤机后出现呼吸困难，甚至窒息死亡，因此撤机前要告诉患者撤机步骤及撤机中可能产生轻度气促等感觉，使其做好撤机的思想准备。

2. 加强营养支持。机械通气时，机体处于高分解状态，耗能增加 20% ~ 30%，因此要积极补充营养，增强呼吸肌活动耐力。

3. 撤机时间一般选择在上午，以便于观察。最初的 1 ~ 2 天夜间仍可使用呼吸机，辅助至少两天后，患者呼吸良好再完全撤机。

4. 撤机过程中密切监测患者的神志、生命体征和末梢循环变化。

5. 撤机后要继续吸氧。

（四）常见报警原因与处理

1. 气道高压报警　①气管、支气管痉挛：常见于哮喘、过敏、缺氧、湿化不足或湿化温度过高、吸痰、更换气管套管等。应用解痉药物、支气管扩张剂等可解除报警。②气道内痰液潴留：要充分湿化，及时吸引，加强翻身、叩背和体位引流，应用祛痰剂等。③气管导管或套管紧贴气管壁：适当变换导管或套管位置可解除报警。④刺激性咳嗽或肺部发生并发症：如肺炎、肺水肿、肺不张、张力性气胸等。合理调整有关参数，如吸氧浓度、PEEP 等，气胸者行胸腔闭式引流。⑤气道高压报警上限值设置过低：处理方法是适当调高气道高压报警上限。

2. 气道低压报警　①接管脱落或漏气：处理方法是牢固固定管路，及时更换漏气的气管导管或套管。②气道低压报警值设置太高：适当调低低压报警值以解除报警。

3. 通气不足报警　常见原因是管道连接不好或人工气道漏气，患者与呼吸机脱离等。正确连接管道，保持管道通畅，可解除报警。

4. 氧浓度报警　氧气压力不足、氧气连接管漏气、氧电池消耗、空气－氧气混合器发生故障均可造成氧浓度报警。处理方法是更换氧气瓶，牢固连接氧气管道，更换氧电池和空－氧混合器。

第八节　电除颤术

一、概述

（一）概念

电除颤（Defibrillation）是将一定强度的电流通过心脏，使全部心肌在瞬间除极，消除异位心律，然后心脏自律性的最高起搏点（通常是窦房结）重新主导心脏节律。电除颤有同步电除颤和非同步电除颤两种。电除颤术的目的是用高能脉冲电流，经过胸壁或直接作用于心脏，消除心室扑动或心室颤动，使心脏恢复窦性心律。

（二）适应证

1. 同步电除颤适用于房颤、心房扑动经药物治疗无效者，室上性心动过速经兴奋迷走神经方法和药物治疗无效者，血流动力学稳定的室速。

2. 非同步电除颤适用于心室颤动、心室扑动和无脉室速。

（三）禁忌证

1. 病史已经多年，心脏明显增大及心房内有新鲜血栓形成或近3个月内有栓塞史。
2. 伴高度或完全性房室传导阻滞及原有病态窦房结综合征者。
3. 风心病伴风湿活动、亚急性感染性心内膜炎者，中毒性心肌炎急性期伴房颤者。
4. 有洋地黄中毒、低血钾时暂不宜电除颤。

（四）并发症

电除颤常见并发症包括皮肤灼伤、低血压、心律失常、栓塞可能和心肌细胞损伤。

二、用物准备

电除颤需要的用物有除颤仪、导电膏或盐水纱布、弯盘、手电筒、氧气、吸引器、抢救设备等。

三、操作方法与注意事项

（一）操作方法

操作方法见表5-15。

表5-15 电除颤操作方法

操作步骤	要点与说明
1. 确认，解释 确认患者心电示波为室颤，向患者家属说明病情和除颤事宜，征得家属同意	·确认患者，做好解释，取得合作
2. 体位 将患者去枕平卧于硬板床上，检查并除去金属及导电物质，松解衣扣，暴露胸部	·检查胸前皮肤有无潮湿、破损、胸毛等
3. 选择非同步状态 打开除颤仪电源开关，确认进入非同步除颤状态	
4. 涂导电膏 将导电膏均匀涂抹于电极板上	·将导电膏挤压到一个电极板上，用另一电极板对齐旋转涂抹即可
5. 选择能量 将能量选择控制器转到所需能量级别上，单相除颤仪为360J，双相除颤仪首次为200J	·双相除颤仪首次电击能量200J，如第一次未成功，立即再用200~300J重复电击，间隔时间尽可能缩短，对顽固性室颤，第三次电击能量可增至360J

操作步骤	要点与说明
6. 安放电极板　双手用力使电极板紧压皮肤，电极板位置安放正确。①心尖心底位：一个电极板放在左侧腋前线第5肋间平剑突水平，另一个放在胸骨右缘第2~3肋间。②前后位：一个电极板放在患者背部左肩胛下区，另一个放在胸骨左缘第3~4肋间	·两电极板至少间隔10cm；如有起搏器，除颤电极板至少距离其10cm。在每个电极板上施加压力为10~12kg
7. 再次确认　通过除颤仪显示，确认患者存在室颤	
8. 充电　按下充电按钮，当增加至所需数值时，指示灯亮起，充电完全	
9. 放电　站离床缘，警示他人离开床边。两拇指同时按紧电极板手柄上的放电按钮，放电除颤。放电后立即移去电极板，立即进行5个循环CPR后，观察患者心电示波，判断心律是否转为窦性心律，复律失败再进行第二次除颤	·放电时，严禁接触患者、病床及其他连在患者身上的任何设备，以免出现意外电击
10. 记录，整理　记录、比较电复律前后的心电图变化。除颤完毕，关闭电源，擦干电极板备用，整理用物，妥善安置患者	

（二）注意事项

1. 电极板的放置位置要准确，一般采用心尖心底位，并与患者皮肤密切接触，电极板要涂以导电糊，也可用盐水纱布包裹电极板，保证导电良好。

2. 两电极板之间皮肤要保持干燥，防止引起短路。

3. 电击前，确认所有人不得接触患者和病床，以免触电。

4. 无论电除颤成功与否，均要立即进行5个循环CPR，根据情况用肾上腺素、胺碘酮等，然后进行下一次除颤。

5. 对于细颤型室颤，要先进行心肺复苏、药物等处理，使之变为粗颤，然后再进行除颤，以提高成功率。

下篇 中医常用护理技术

第六章 常用中医护理技术

中医护理技术是以中医理论为指导的传统疗法，是临床护理技术的重要组成部分，具有操作方便、疗效显著、易于掌握、适应广泛等特点。

第一节 拔罐法

一、概述

（一）概念

拔罐法又称"吸筒法"，古称"角法"，是以罐或筒为工具，利用热力（燃烧、蒸汽）和抽吸的方法排出罐（筒）内空气，使罐（筒）内形成负压，吸附于腧穴或体表的一定部位，造成被吸附部位的皮肤充血、淤血，以调节脏腑功能，而达到防病治病目的的一种治疗方法。拔罐具有温经通络、祛风散寒、消肿止痛、吸毒排脓的功效。

（二）常用罐种类

1. 竹罐（图6-1）
选材：用直径3~5cm坚固的竹子截成6~10cm不同长度，磨光而成。
优点：轻巧价廉，取材容易，制作简单，适于药煮。
缺点：易爆裂漏气。

2. 陶罐（图6-2）
选材：用陶土烧制而成，罐的两端较小，底平。
优点：吸附力度大。
缺点：质地较重，易破碎。

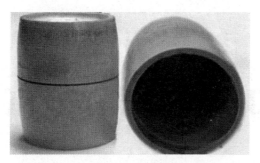

图 6-1　竹罐

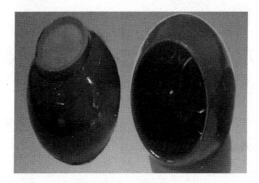

图 6-2　陶罐

3. 玻璃罐（图 6-3）

选材：用耐热玻璃制成，形如球状，肚大口小，口边外翻。

优点：质地透明，易于观察皮肤变化，便于掌握时间。

缺点：易破碎，过热易破裂。

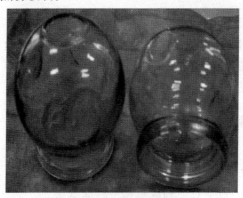

图 6-3　玻璃罐

4. 抽气或挤压罐（图 6-4）

选材：用透明塑料制成，上面加装活塞，便于抽气。

优点：操作简单，可按需要调节压力大小。

缺点：不具备热力作用。

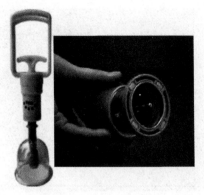

图6-4 抽气和挤压罐

（三）拔罐法分类（图6-5）

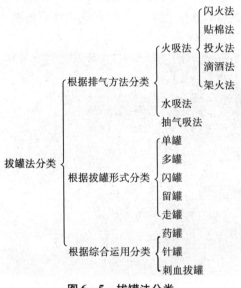

图6-5 拔罐法分类

1. 根据排气方法分类

（1）**火吸法** 火吸法是利用点火燃烧法驱除罐内空气，形成负压的方法，包括闪火法、贴棉法、投火法、滴酒法、架火法。罐内负压的大小可通过燃火的时间、罐体大小、扣罐速度调整。

①闪火法（图6-6）：相对比较安全，适用于各种体位。

操作方法：一手用镊子或止血钳夹95%酒精棉球，点燃；另一手握住罐体，罐口略朝下，将点燃的酒精棉球伸入罐的中部环绕1～2周后抽出，迅速将罐扣在要拔的部位，使其吸附在皮肤上。若需吸附力较大，可适当延长闪火时间，加快扣罐速度。操作时酒精棉球不可太湿，以免滴落的酒精烫伤皮肤。

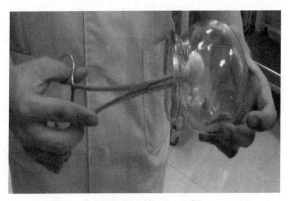

图 6-6　闪火法

②贴棉法（图 6-7）：多用于侧面拔罐。

操作方法：将直径 $0.5 \sim 1 cm^2$ 的棉花片浸少量 95% 酒精，贴于罐的内壁中下段，点燃后迅速将罐扣在所选的部位上，使其吸附。操作中注意酒精不可浸得太多，以免酒精滴落或燃着的棉花脱落烫伤皮肤。

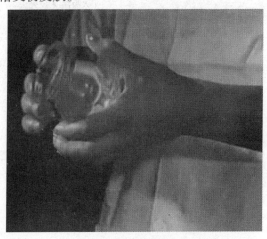

图 6-7　贴棉法

③投火法（图 6-8）：多用于侧面拔罐。

操作方法：将酒精棉球或折成宽筒状的纸条点燃后，趁火最旺时将燃端朝罐底，投入罐内后迅速将罐扣在所选的部位上。扣罐时，罐口要略向上倾斜，避免火源掉下烫伤皮肤。

④滴酒法：多用于侧面拔罐。

操作方法：在罐内滴入 95% 酒精 1~3 滴，沿罐内壁摇匀，使其均匀地分布于罐壁，然后点火燃着，迅速将罐扣在要拔的部位上。

⑤架火法：多用于俯卧、仰卧的平坦部位拔罐。

操作方法：用不易燃烧和不传热的物体，如胶木小瓶盖等（直径要小于罐口），放在要拔的部位中心，上置小块酒精棉球，点燃后迅速将罐扣上。操作时扣罐要准，防止碰翻火架。

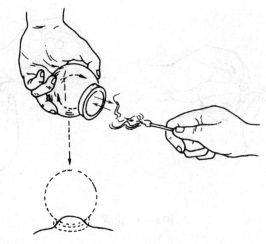

图 6-8 投火法

（2）水吸法　用水煮或水蒸气的方法驱除罐内空气，使罐内产生负压的方法（可于锅具中加入中药以对症治疗提高疗效）。

操作方法：将竹罐放于沸水中煮 2~3 分钟，倒夹罐底取出，甩去罐内热水，用湿毛巾紧堵罐口，趁热迅速扣在要拔部位上。本法吸附力较小，操作要快。

（3）抽气吸法　是用抽气设备排出罐内空气，使罐内产生负压的方法。

操作方法：将抽气罐扣在要拔部位上，再用抽气设备从活塞处将空气抽出，使之产生负压，吸附要拔部位上。本法适用于任何部位，负压可随时调节。

2. 根据拔罐形式分类

（1）单罐　在选定的部位一次吸拔一个罐。适用于病变范围较小的部位或阿是穴。

（2）多罐　在选定的部位一次吸拔两个以上的罐。适用于病变范围较大或选穴较多时。拔罐时注意罐与罐之间的距离要适当，避免扯伤皮肤。

（3）闪罐　将罐拔住后又立即取下，再迅速拔住、取下，如此反复多次，直至皮肤潮红为度。多用于火罐，选用的罐具不宜过大，操作时要注意罐体温度，如罐体过热，要及时更换罐具后再操作，以防烫伤。

（4）留罐　指将罐吸拔在要拔部位后留置 10~15 分钟，然后再将罐起下。

（5）走罐（图 6-9）　选用口径较大的玻璃罐，罐口要平滑厚实，以免划伤皮肤。先在罐口或欲拔部位涂凡士林等润滑油，再用闪火法或滴酒法将罐拔住，一手握住罐体，一手按住罐旁近端皮肤，前后左右推动数次，至皮肤潮红为止。操作时罐稍倾斜，推动时罐口前端略有提起，使后边着力。

3. 根据综合运用分类

（1）药罐　在拔罐操作时加入适量的相应药物，如在水吸法中加入中药，或将盛有药液的小瓶盖放于要拔部位的皮肤上（平坦部位），以此为中心，用闪火法将罐吸拔上，摇晃罐体，使瓶盖内药液溢出。

（2）针罐　针罐是将针刺与拔罐结合应用的一种方法，即先针刺得气后留针，再以针为中心点，用闪火法将火罐拔上，留置 5~10 分钟，然后起罐起针。

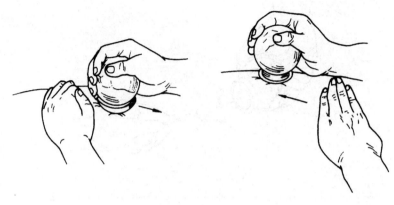

图 6 - 9　走罐

（3）刺血拔罐　刺血拔罐是将要拔罐部位的皮肤消毒后，用三棱针点刺、皮肤针叩刺或注射器针头刺破细小血管后，用闪火法将罐吸拔于点刺部位，使之出血，一般刺血拔罐留置 10 ~ 15 分钟。

（四）适应证

1. 风湿痹病、各种神经麻痹、急慢性疼痛、关节疼痛、腰背酸痛、腹痛、泄泻、腰肌劳损、口眼㖞斜等。

2. 外感风寒、咳嗽气喘、脘腹胀满、消化不良等。

3. 疮疡将溃或已溃脓毒不净的外科疾患、扭伤、痈肿疮毒、蛇伤急救排毒。

（五）禁忌证

1. 状态　饥饿疲劳、精神过度紧张、意识不清、不配合时不宜拔罐。

2. 体质　肌内瘦削、体质虚弱者不宜拔罐。

3. 疾病　高热、昏迷、抽搐、凝血机制障碍性疾病、内科危重疾病、接触性传染病等不宜拔罐。

4. 部位　中重度水肿、恶性肿瘤、皮肤感染破损、急性外伤性骨折、瘰疬、疝气处、骨骼凹凸不平及毛发多处、心尖区、体表大动脉搏动处、静脉曲张等大血管部位、孕妇腹部及腰骶部不宜拔罐。

（六）起罐方法

起罐时一手扶住罐体向一侧倾斜，另一手的拇指或食指按压罐口周围的皮肤，使空气进入罐内，致罐起下，切不可强行上提或旋转提拔。（图 6 - 10）

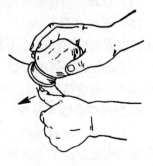

图 6 - 10　起罐方法

二、用物准备

治疗卡、治疗盘、罐具（玻璃罐、竹罐、陶罐）、止血钳、95％酒精棉球（或宽纸条）、火柴或打火机、纱布、弯盘、盛1/2清水的带盖灭火罐，必要时备凡士林、纸巾、毛毯、屏风。

根据拔罐部位，选择大、中、小型号适宜的罐具，检查罐口、罐体。罐体要无裂痕，罐口边缘要光滑、无破损。

三、操作方法与注意事项

（一）评估

1. 患者主要症状及证型、临床表现、既往史、女性患者的经带产史。通过评估，了解患者是否是拔罐法的适应证、有无操作禁忌证，从而确定拔罐部位、患者体位、操作手法等。

2. 患者体质及拔罐部位的局部皮肤情况（选择合适的拔罐部位与罐具）。

3. 对疼痛、温度的耐受程度。

4. 患者目前的心理状况，对此项操作的认识（提前做好告知）。

5. 病室环境安静，温湿度适宜，注意遮挡，保护患者隐私。

（二）告知

1. 由于罐内空气负压收引的作用，局部皮肤会出现与罐口相当大小的紫红色瘀斑，数日后可自然消退。

2. 治疗过程中局部可能出现水疱或烫伤。

（三）操作步骤

操作步骤见表6-1。

表6-1 拔罐法操作步骤

操作步骤	要点与说明
1. 核对，评估 衣帽整齐，核对医嘱，查看病历及化验单，到患者床旁进行双向核对，向患者做好解释，取得合作	·了解患者有无操作禁忌证，便于确定拔罐部位、患者体位、操作手法，选择合适的罐具 ·嘱患者排空二便
2. 洗手备物 修剪指甲，洗手，戴口罩，携用物至患者床旁	·检查罐具，罐体无裂痕，罐口边缘光滑、无破损
3. 再次核对 核对患者床号、姓名，核对腕带	·确认患者
4. 安置体位 关闭门窗，屏风遮挡，协助患者取合适体位，充分暴露拔罐部位	·注意保护隐私，注意保暖 ·根据拔罐部位取舒适合适体位，便于操作
5. 确定部位 遵医嘱或病情，选择拔罐部位	·选择肌肉丰厚部位，尽量避开骨骼凹凸不平处、毛发较多处、瘢痕处等

操作步骤	要点与说明
6. 再次查罐　检查罐口和罐体	·罐体无裂痕，罐口边缘光滑、无破损。
7. 拔罐根据医嘱或病情选择拔罐方法 （1）火吸法的闪火法　一手持火罐，另一手持止血钳夹95%酒精棉球点燃，伸入罐内中下段，绕1~2周后使罐内形成负压，迅速将罐扣在已选择的拔罐部位（穴位）上，待火罐吸牢后方可离开，防止火罐脱落。将燃烧的酒精棉球稳妥地投入装有清水的容器中	·动作轻快稳准，持火的手远离施术部位，防止烫伤 ·酒精棉球干湿度适宜，防止酒精滴落 ·点燃的棉球要在罐的中下段环绕，不可烧及罐口，防止烫伤
（2）水吸法　将竹罐置于沸水中煮2~3分钟，倒夹罐底取出，甩去罐内热水，用湿毛巾紧堵罐口，趁热迅速扣在要拔部位	·甩去罐内热水，防止烫伤 ·动作要快，防止吸附力过小
（3）抽气吸法　将抽气罐扣在要拔部位上，再用抽气设备从活塞处将空气抽出，使之产生负压，吸附在要拔部位上，适时留罐	·留罐10~15分钟
8. 观察　拔罐过程中随时观察火罐吸附情况和皮肤颜色，观察有无烫伤和水疱，询问患者感受	·如有不适，及时妥善处理 ·嘱患者不可随意变换体位，防止火罐脱落
9. 起罐　一手扶住罐体，另一手拇指或中指按压罐口周围皮肤，使空气进入罐内后起罐	·以轻缓为宜，不可强行上提或旋转提拔
10. 清洁　操作毕用消毒纱布清洁局部皮肤，观察有无烫伤、水疱，并及时妥善处理	·清洁皮肤采用点拭擦拭，防止损伤皮肤 ·用手掌根部轻轻按摩拔罐部位
11. 整理　协助患者着衣，整理床单位，安排舒适体位，清理用物，健康教育	·用物按消毒隔离要求进行处理 ·告知拔罐后注意休息，饮食清淡，3小时内不能洗冷水澡，以及其他需要注意的事项
12. 洗手，记录，签名　根据医嘱，详细记录实施拔罐后的客观情况并签名	

（四）注意事项

1. 病室温度适宜，避免直接吹风，防止受凉。

2. 拔罐时要取合理、舒适的体位。选择肌肉较丰厚、富有弹性的部位拔罐，尽量避开骨骼凹凸不平处、毛发较多处、瘢痕处等，充分暴露要拔部位。留罐期间不要随意移动，以防罐具脱落。

3. 拔罐时动作要轻快稳准，防止烫伤。采用闪火法拔罐时注意酒精棉球不能太湿，不要把火焰烧到罐口，以免烧伤皮肤；采用贴棉法时注意棉片不宜太厚，吸取时酒精不宜太多，以免造成贴棉脱落或酒精流溢；采用投火法时不要让火源掉下灼伤皮肤、烧毁衣物；留针拔罐，选择罐具宜大，毫针针柄宜短，以免吸拔时罐具触碰针柄造成损伤。

4. 留罐中要注意询问患者感觉，观察局部情况。拔罐区出现冒凉气、温热感、紫斑、瘀血、微痛等现象属正常反应；若出现局部发紧、发酸、疼痛较明显或灼痛，要取下重拔；若出现头晕胸闷、恶心欲吐、面色苍白、四肢厥冷、呼吸急促、冷汗淋漓等晕罐症状，要立即起罐，让患者平卧（或头低足高位），轻者喝温开水，休息片刻即可恢复；重者可点按人中、合谷、内关、足三里、百会、气海、关元等穴，必要时采用中西医结合方法处理。

5. 老年人、儿童、体质虚弱及初次拔罐者，拔罐数量宜少，留罐时间宜短。

6. 起罐时不可强拉或旋转罐具，防止损伤。

拔罐法操作流程见图6-11。

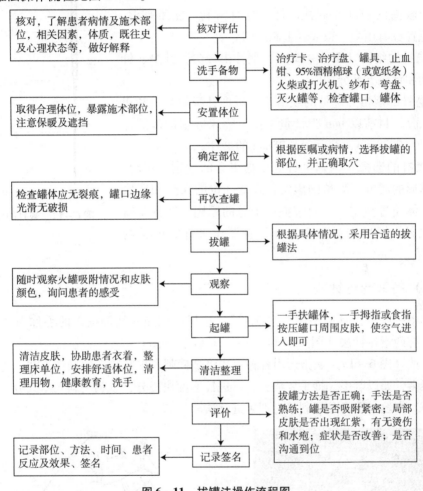

核对，了解患者病情及施术部位，相关因素，体质，既往史及心理状态等，做好解释 ← 核对评估

洗手备物 → 治疗卡、治疗盘、罐具、止血钳、95%酒精棉球（或宽纸条）、火柴或打火机、纱布、弯盘、灭火罐等，检查罐口、罐体

取得合理体位，暴露施术部位，注意保暖及遮挡 ← 安置体位

确定部位 → 根据医嘱或病情，选择拔罐的部位，并正确取穴

检查罐体应无裂痕，罐口边缘光滑无破损 ← 再次查罐

拔罐 → 根据具体情况，采用合适的拔罐法

随时观察火罐吸附情况和皮肤颜色，询问患者的感受 ← 观察

起罐 → 一手扶罐体，一手拇指或食指按压罐口周围皮肤，使空气进入即可

清洁皮肤，协助患者衣着，整理床单位，安排舒适体位，清理用物，健康教育，洗手 ← 清洁整理

评价 → 拔罐方法是否正确；手法是否熟练；罐是否吸附紧密；局部皮肤是否出现红紫，有无烫伤和水疱；症状是否改善；是否沟通到位

记录部位、方法、时间、患者反应及效果、签名 ← 记录签名

图6-11　拔罐法操作流程图

第二节　毫针刺法

一、概述

（一）概念

毫针刺法是临床应用最广泛的一种针刺疗法，是以中医理论为指导，运用毫针针具，通过一定的手法，刺激人体的腧穴，激发经络之气，从而达到治疗疾病目的的一种

治疗方法。毫针刺法操作主要包括持针法、进针法、行针法、补泻法、留针法、出针法等六个方面。毫针具有疏通经络、行气活血、扶正祛邪、调整阴阳的功效。

（二）针具

1. 毫针的材料　目前的毫针多由不锈钢制成。不锈钢毫针具有较高的强度和韧性，针身挺直滑利，能耐高温、防锈。毫针也有用金、银或合金制成的。

2. 毫针的结构（图6-12）　毫针由针尖、针身、针根、针柄和针尾五部分构成。

3. 毫针的规格　毫针的规格主要根据针身的长短和粗细进行区分，目前以 mm 为计量单位，临床应用最多的是粗细0.32~0.38mm、长短25~75mm 的毫针。

4. 毫针的选择　选择毫针要根据患者的性别、年龄、体质、体形的肥瘦、病情的虚实、病变部位的深浅和所取穴位的具体位置而定。一般掌握一个总的原则：针身要露出皮肤之外，即所选择的毫针其针身要比进针深度长约15mm 左右。

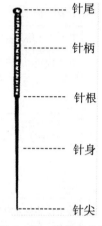

图6-12　毫针的结构

（三）持针与进针法

操作中一般将持针的手称为"刺手"；按压所刺腧穴辅助操作的手称为"押手"。持针姿势有两指持针法（图6-13）和多指持针法（图6-14）之分。

进针法（图6-15）是指运用各种手法将毫针刺入皮肤腧穴的操作方法。毫针进针方法有很多，如以刺手、押手姿势分，以进针速度快慢分，以刺手刺入术式分，以进针器具分等。本教材重点介绍刺手、押手进针法。

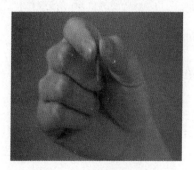

图6-13　两指持针法

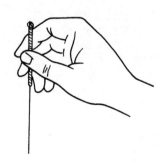

图6-14　多指持针法

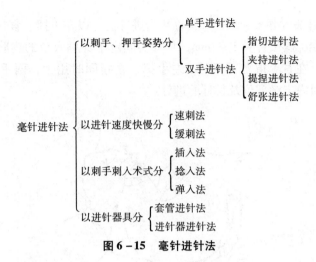

图6-15 毫针进针法

1. 单手进针法（图6-16） 右手拇指、食指夹持干棉球，夹住针身下端，使针尖露出3~5mm，对准腧穴位置，迅速刺入腧穴，然后将针捻转刺入一定的深度，并根据需要选用适当押手配合行针（也可用酒精消毒手指而不垫棉球）。适用于短毫针进针。

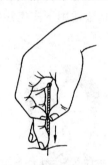

图6-16 单手进针法

2. 双手进针法

（1）指切进针法（图6-17） 又称爪切进针法，以左手拇指或食指端切按在穴位旁，右手持针，紧靠左手指甲面将针刺入皮肤。此法适宜于短针的进针。

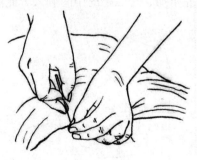

图6-17 双手进针法

（2）夹持进针法（图6-18）　又称骈指进针法，以左手拇、食二指持捏消毒干棉球，夹住针身下端，露出针尖1~2mm，将针尖固定于针刺穴位的皮肤表面，右手持针柄，使针身垂直，在右手指力下压时，左手拇、食指同时用力，两手协同将针刺入皮肤。此法适用于肌肉丰满部位及长针的进针。

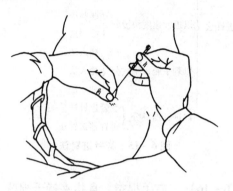

图6-18　夹持进针法

（3）提捏进针法（图6-19）　以左手拇、食二指将针刺部位的皮肤捏起，右手持针，从捏起部位皮肤的上端刺入。此法适用于皮肉浅薄部位的腧穴进针。

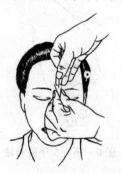

图6-19　提捏进针法

（4）舒张进针法（图6-20）　用左手拇、食二指将所刺腧穴部位的皮肤向两侧撑开绷紧，右手持针，使针从左手拇、食二指的中间刺入。此法适用于皮肤松弛或有皱襞部位腧穴的进针。

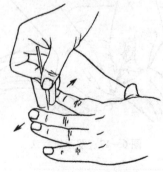

图6-20　舒张进针法

以上各种进针法，临床上要根据腧穴所在部位的解剖特点、针刺深浅和手法的要求灵活选用，以便顺利进针和减少患者疼痛。

（四）进针的角度、深度与方向

针刺操作中，正确掌握针刺的角度、方向和深度是增强针感、施行补泻、提高疗效、防止针刺意外发生的重要环节。

1. 进针的角度（图 6 – 21）　进针的角度是指进针时针身与皮肤表面形成的夹角。一般分直刺、斜刺和平刺三种。

（1）**直刺**　针身与皮肤表面呈 90°垂直刺入。适用于人体大部分腧穴，尤其是肌内丰厚部位的腧穴，如四肢、腹部、腰部的穴位。

（2）**斜刺**　针身与皮肤表面呈 45°左右倾斜刺入。适用于肌内较浅薄处、内有重要脏器或不宜于直刺、深刺的腧穴和在关节部的腧穴，如胸背部、关节部的穴位。

（3）**平刺**　又称沿皮刺、横刺。针身与皮肤表面呈 15°左右沿皮刺入。适用于皮薄肉少处的腧穴，如头面部、胸骨部腧穴。

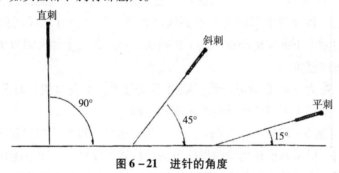

图 6 – 21　进针的角度

2. 进针的深度（表 6 – 2）　指针身刺入腧穴皮肉的深浅。一般根据患者的体质、年龄、病情和针刺部位而定，以既有针感又不伤及组织器官为原则。《素问·刺要论》云"刺有浅深，各至其理……深浅不得，反为大贼"，强调针刺的深度必须适当。

表 6 – 2　进针的深度

深浅度　　　类型	浅刺	深刺
体质	体弱	体壮
体形	瘦	胖
年龄	老人、小儿	青壮年
病情	病在表、阳证、虚证、新病	病在里、阴证、实证、久病
部位	头面和胸背部及肌内浅薄处	四肢、臀、腹及肌内丰厚处
时令	春夏	秋冬

3. 针刺方向　一般根据经脉循行方向、腧穴分布部位和所要达到的组织结构等情况而定。有时为了使针感达到病所，可将针尖对着病痛处。针刺的方向与针刺角度是密

切相关的。

针刺的角度、方向和深度三者之间有着不可分割的关系。一般而言，深刺多用直刺，浅刺多用斜刺或平刺。对延髓部、眼区、胸腹、背腰部的腧穴，因腧穴所在部位有重要脏腑、器官，更要掌握好针刺的角度、方向和深度，以防针刺意外的发生。

（五）行针与得气

行针又称为运针，是指将针刺入腧穴后，为了使患者得气、调节针感，以及进行补泻而施行的各种针刺手法。

得气又称"针感"，是指将针刺入腧穴后所产生的经气感应。经气感应产生时，操作者会感到针下有徐和或沉紧的感觉，同时患者在针刺部位有酸、麻、胀、重等感觉，这种感觉可沿着一定的方向扩散传导。如果没有经气感应且不得气时，操作者会感到针下空虚无物，患者亦无酸、麻、胀、重等感觉。

常用的行针手法有提插法和捻转法两种。

1. 提插法（图 6-22） 针刺入腧穴一定深度后，将针身提到浅层，再由浅层插到深沉的操作方法。将针身由深层向上退到浅层为提，反之使针从浅层向下刺入深层为插，如此反复地做上下纵向运动就构成了提插法。目的是为了加大刺激量，使局部产生酸、麻、胀、重的感觉。

操作要点：指力一定要均匀一致，幅度不宜过大，不宜过快，每分钟 60 次左右，保持针身垂直，操作中不得改变针刺的角度和方向。

2. 捻转法（图 6-23） 将针刺入腧穴一定深度后，以右手拇指和中、食二指持住针柄，进行一前一后来回旋转捻动的操作方法。捻转幅度越大，频率越快，刺激量就越大，反之刺激量就小。捻转的角度、频率和操作时间，根据患者的体质、病情和腧穴的特征而定。

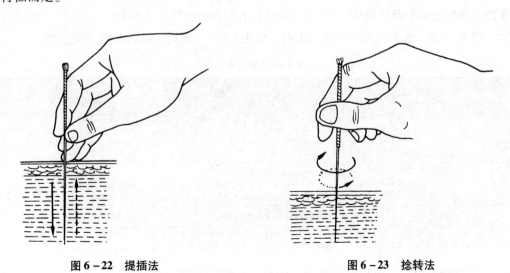

图 6-22 提插法　　　　　　　　　　　图 6-23 捻转法

操作要点：指力均匀，角度适当，一般掌握在 180°左右，不能单方向捻针，否则易导致滞针，使出针困难。

以上两种手法既可单独使用，也可相互配合运用，临床上必须根据患者的具体情况灵活掌握，方能发挥应有作用。

（六）针刺补泻

1. 补法 补法是指能够鼓舞人体正气，使机体虚弱的功能恢复正常的针刺方法。该法进针慢而浅，提插轻，捻转幅度小，留针后不捻转，出针后多揉按针孔。多用于虚证。

2. 泻法 泻法是指能够疏泄病邪，使机体亢进的功能恢复正常的针刺方法。该法进针快而深，提插重，捻转幅度大，留针时间长并反复捻转，出针时不按针孔。多用于实证。

3. 平补平泻 平补平泻法进针深浅适中，刺激强度适宜，提插和捻转幅度中等，进针和出针用力均匀，适用于一般患者。

（七）留针与出针

1. 留针 留针是指将毫针刺入腧穴并施行手法，使针留置腧穴内。目的是加强针刺作用，便于继续行针施术。留针又分为静留针法和动留针法（图6－24）。静留针法是将针刺入腧穴后不行针，以待气至。动留针法是将针刺入腧穴先行针待气至后，留置一定时间，或在留针期间施以手法。

留针与否和留针时间的长短，要根据患者病情而定。一旦施术完毕即可出针或留针10～20分钟，对一些慢性、顽固性、疼痛性等疾病可延长留针时间，小儿、躁动不安等患者不宜留针。

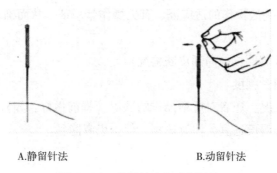

A.静留针法   B.动留针法

图6－24 静留针法和动留针法

2. 出针 出针又叫起针、退针、拔针，在施行针刺手法或留针达到预定要求后即可出针。方法是以左手持消毒干棉球轻轻按压针刺部位，右手持针做轻微小幅度捻转，并随势将针缓慢提至皮下，静留片刻，然后将针拔出。之后用消毒干棉球按压针孔，以防出血。

（八）适应证

适用于内、外、妇、儿、五官等各科病证，尤其是各种痛证，效果迅速而显著，如头痛、胁痛、胃脘痛、腹痛、腰痛、经痛、牙痛、咽喉痛等。

（九）禁忌证

1. 状态 饥饿疲劳、精神过度紧张、不配合时不宜针刺。

2. 体质 年老体弱者慎用针刺，体虚者针感不宜过重。

3. 疾病 凝血机制障碍性疾病、高度水肿者不宜针刺。

4. 部位 皮肤有感染、溃疡、瘢痕和肿瘤部位不宜针刺；小儿囟门未闭合时头顶部腧穴不宜针刺；孕妇下腹部、腰骶部及能引起宫缩的部位不宜针刺。

二、用物准备

治疗卡、治疗盘、皮肤消毒液、无菌干棉球、一次性无菌毫针、无菌棉签、无菌镊子、弯盘、大毛巾、垫枕，必要时备屏风等。

选择适宜的针具并检查，针具要无锈渍，针柄要牢固无松动，针体要挺直滑利，针尖要无钩曲。

三、操作方法与注意事项

（一）评估

1. 患者主要症状及证型、临床表现、既往史、女性患者的经带产史。通过评估，了解患者是否为毫针刺法操作的适应证、有无操作禁忌证，从而确定针刺部位、患者体位、操作手法等。

2. 患者体质和针刺部位的局部皮肤情况。

3. 对疼痛等的耐受程度。

4. 精神和心理状况，患者对此项操作的认识（提前做好告知）。

5. 病室环境，温湿度适宜，注意遮挡，保护患者隐私。

（二）告知

1. 针刺过程中如出现头晕、目眩、面色苍白、胸闷、欲呕等属于晕针现象，要及时通知医师。

2. 针刺时会出现疼痛、血肿、滞针、弯针等情况，告知患者不必紧张，医护人员会妥善处理，如有酸麻、胀痛、沉、紧、涩等感觉属正常针感。

（三）操作步骤

操作步骤见表 6 - 3。

表 6 - 3　毫针刺法操作步骤

操作步骤	要点与说明
1. 核对，评估　衣帽整齐，核对医嘱，查看病历和化验单，到患者床旁进行双向核对，做好解释，取得合作	·了解患者有无操作禁忌证，便于确定针刺部位、患者体位、操作手法，选择合适的针具 ·嘱患者排空二便
2. 洗手，备物　修剪指甲，洗手，戴口罩，携用物至患者床旁	·检查针具，针柄无松动，针体挺直滑利、无锈渍，针尖无钩
3. 再次核对　核对患者床号、姓名，核对腕带	·确认患者
4. 安置体位　关闭门窗，屏风遮挡，协助患者取舒适、合理体位，充分暴露针刺部位	·注意保护隐私，注意保暖 ·选取体位原则，既能使患者保持平稳舒适、持久，又便于医者取穴、操作
5. 定穴和揣穴　遵医嘱选择穴位，先用拇指按压穴位，并询问患者感觉	·根据腧穴定位方法（骨度分寸定位法、体表解剖标志定位法、手指同身寸法和简便取穴法），正确取穴
6. 消毒　消毒术者手指，消毒针刺部位的皮肤	·消毒方法正确：以所取穴为中心，由内向外消毒，范围超过 5cm
7. 选取毫针并检查　按腧穴深浅和患者胖瘦，选取合适的毫针，检查针柄、针体、针尖	·检查针柄是否松动，针体是否挺直滑利，针尖是否有钩，有无锈渍
8. 行针　根据针刺部位，选择相应的进针方法，再次核对，正确进针	·进针要快 ·注意角度、深度和方向，以免造成损伤
9. 留针　得气后调节针感，一般留针 10～20 分钟	·当刺入一定深度，患者局部产生酸、麻、胀、重等感觉或向远处传导，即为"得气" ·查点针数，注意保暖
10. 观察　留针过程中随时观察有无针刺意外发生	·如出现意外，要紧急处理
11. 起针　一手用消毒干棉球按压针刺周围皮肤，一手持针柄慢慢捻动将针尖退至皮下，静留片刻，迅速拔出。随即用无菌棉球轻压针孔片刻，防止出血	·出针宜缓 ·检查针数，以防遗漏
12. 清洁整理　协助患者着衣，整理床单位，安排舒适体位，清理用物，健康教育	·用过的物品按消毒隔离要求处理 ·告知注意事项
13. 洗手，记录，签名　根据医嘱，详细记录实施毫针治疗后的客观情况并签名	

（四）注意事项

1. 室内保持清洁安静，空气流通，温度适宜。

2. 对重要脏器所居之处的腧穴不宜直刺、深刺，针刺时避开大血管部位。

3. 针刺眼区、项部、小腹部和脊柱部腧穴时，要掌握进针角度、深度、幅度和留针时间。

4. 严格执行无菌操作，一穴一针，防止交叉感染。

5. 针刺前做好患者思想工作，解除其顾虑，安排舒适体位，利于治疗。

6. 嘱患者针刺后勿马上洗澡，以防感染。

7. 起针后注意核对针数，以防遗漏。

（五）针刺意外的处理与预防

1. 晕针 晕针是指针刺过程中患者出现头晕目眩、面色苍白、胸闷欲吐，甚或晕厥的现象。

（1）原因 ①初诊患者，或精神紧张者。②平素身体虚弱，或大汗、大泻、大出血之后，或疲劳、饥饿等。③体位选择不当，操作者手法过重，刺激量过大。④治疗室空气不流通，闷热，或温度太低、过于寒冷。

（2）临床表现 患者突然出现精神疲倦、面色苍白、恶心欲吐、胸闷心慌、汗出肢冷、脉细弱，严重者甚至昏迷、四肢厥冷、唇甲青紫、血压下降、二便失禁、脉微欲绝。

（3）处理

①立即停止针刺，将针全部起出，让患者去枕平卧，松开衣带，注意保暖。

②轻者给饮温开水或糖水，静卧片刻可恢复；重者在上述处理的基础上，指按或针刺人中、合谷、内关、足三里；或灸百会、气海、关元。

③若仍不缓解，配合其他中西医治疗及抢救措施。

（4）预防

①对初次接受针刺、体弱及精神过度紧张者，先做好解释工作，消除对针刺的顾虑，同时选择舒适体位，选穴宜少，手法宜轻。

②饥饿、大汗后、疲劳者嘱其先进食、饮水，休息片刻后再行针刺。

③注意治疗室内通风，保持空气新鲜。

④针刺和留针过程中密切观察患者的情况，及早发现晕针先兆，及时处理。

2. 滞针 滞针是指针刺后针下异常紧涩、行针困难的现象。

（1）原因 ①患者精神紧张，针刺入后局部肌肉强烈收缩。②行针时单一方向捻转太过，导致肌纤维缠绕针身。③留针时间太长，有时也会出现滞针。

（2）临床表现 针身在体内捻转提插困难，严重时不能捻转提插也不能出针，患者局部疼痛难忍。

（3）处理

①解除患者紧张情绪，尽量使其肌肉放松，或在滞针腧穴附近进行循按，或弹击针柄，或在附近再刺1~2针，以宣散气血，待局部肌肉松弛后再起针。

②因单向捻针造成的可反向将针捻回，并用刮柄、弹柄等手法，使缠绕的肌纤维松解，解除滞针。

（4）预防

①对精神紧张者，针刺前要做好解释工作，消除其思想顾虑。

②操作方法要正确，进针后捻转幅度不宜过大过快，避免单向连续捻转。

3. 弯针 弯针是指进针后针身在体内形成弯曲的现象。

（1）原因

①术者针刺手法过猛，针尖碰到坚硬组织。

②针刺或留针过程中患者移动体位，或针柄受到外力压迫、碰撞。

③滞针后未做及时处理。

（2）临床表现 针柄改变了刺入时的方法和角度，提插、捻转、出针均感困难，患者感到针刺处疼痛。

（3）处理

①出现弯针后不能再行提插、捻转等手法。

②如针身轻微弯曲，可按一般出针法，将针缓慢拔出；弯曲角度较大要顺着弯曲的方向将针退出。若针身弯曲不止一处，须视针体扭转倾斜的方向逐渐分段慢慢拔出。

③由体位改变引起者，协助患者慢慢恢复原来体位，使局部肌内放松，再行退针，切忌强行拔针，以防折针。

（4）预防

①术者手法要熟练，指力均匀轻巧，避免进针过猛、过快。

②患者体位要舒适，留针期间不要随意变换体位，注意保护针柄不受外力碰撞。

③及时处理滞针。

4. 断针 断针即折针，是指针刺过程中针身折断在患者体内的现象。

（1）原因

①针具质量欠佳，针身或针根处有损伤、锈蚀、裂痕，针刺操作前未检查。

②针刺时针身全部刺入，行针时手法过猛、过强。

③留针时患者体位改变或针柄受到外力碰撞。

④滞针、弯针未能及时正确处理，并强行拔针。

（2）临床表现 行针时或出针后发现针身折断，其断端部分针身尚露于皮肤上，或断端全部没入皮肤之下。

（3）处理

①发现断针时要镇定，嘱患者不要移动，防止断针陷入深层。

②用止血钳或镊子夹住外露部分拔出。

③断端与皮肤相平或稍凹陷于皮内，可用拇、食二指垂直轻压针孔两旁，使断端显露后，用镊子或止血钳将断针取出。

④断针完全陷入肌内深层时，要在 X 光下定位，手术取出。

（4）预防

①针刺前认真检查针具，凡是不符合要求者剔除不用。

②针刺手法熟练、轻巧，不可强力猛刺。

③留针时嘱患者不要随意变换体位。

④针刺时勿将针身全部刺入，要留部分针身于皮肤之外。

⑤及时处理滞针、弯针。

5. 血肿 血肿是指针刺部位出现皮下出血并引起肿痛的现象。

（1）原因

①针刺时刺伤小血管，或针尖弯曲带钩，碰伤血管或刺伤皮下组织。

②有出血倾向的患者，针刺后易发生血肿。

（2）临床表现 起针后，针刺部位肿胀疼痛，继而皮肤呈现青紫色。

（3）处理

①微量皮下出血而致小块青紫者，一般不必处理，可自行消退。

②局部肿胀疼痛剧烈、青紫面积较大者，可先冷敷止血，再做热敷或在局部轻轻揉按，以促进局部瘀血消散吸收。

（4）预防

①仔细检查针具，锈针、带钩的针弃之不用。

②熟悉人体解剖部位，避开血管针刺。

③出针时立即用消毒干棉球按压针孔1~2分钟。

6. 气胸 气胸是指针刺时误伤肺脏，空气进入胸腔而引起的现象。

（1）原因 针刺胸背部和锁骨附近腧穴时，因针刺角度、深度不当或患者突然咳嗽，误伤肺脏，引起气胸。

（2）临床表现 轻者突然胸闷、胸痛、咳嗽、心悸，重者可出现呼吸困难、唇甲发绀、气促、出汗等。患侧听诊呼吸音明显减弱或消失，心率增快，脉搏细弱，血压下降，X线胸部透视或摄片可发现气管向健侧移位。

（3）处理

①发现气胸要立即报告医生，让患者平卧或半坐卧位，避免咳嗽。

②轻者经卧床休息、镇咳、消炎等处理，可自行吸收而痊愈。

③重者立即采取抢救措施，如胸腔减压术、给氧、抗休克等。

（4）预防 凡对胸背部及锁骨附近腧穴进行针刺治疗时，要严格掌握针刺的角度、深度，可采用斜刺、横刺等手法，不宜直刺、深刺，留针时间不宜过长。

毫针刺法操作流程见图6-25。

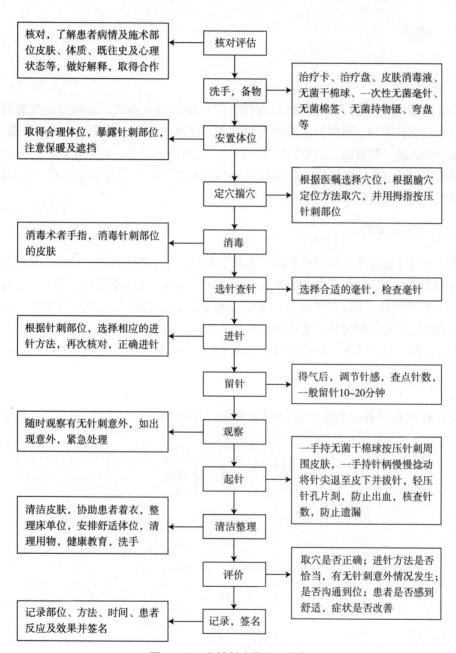

核对，了解患者病情及施术部位皮肤、体质、既往史及心理状态等，做好解释，取得合作 ← 核对评估

洗手，备物 → 治疗卡、治疗盘、皮肤消毒液、无菌干棉球、一次性无菌毫针、无菌棉签、无菌持物镊、弯盘等

取得合理体位，暴露针刺部位，注意保暖及遮挡 ← 安置体位

定穴揣穴 → 根据医嘱选择穴位，根据腧穴定位方法取穴，并用拇指按压针刺部位

消毒术者手指，消毒针刺部位的皮肤 ← 消毒

选针查针 → 选择合适的毫针，检查毫针

根据针刺部位，选择相应的进针方法，再次核对，正确进针 ← 进针

留针 → 得气后，调节针感，查点针数，一般留针10~20分钟

随时观察有无针刺意外，如出现意外，紧急处理 ← 观察

起针 → 一手持无菌干棉球按压针刺周围皮肤，一手持针柄慢慢捻动将针尖退至皮下并拔针，轻压针孔片刻，防止出血，核查针数，防止遗漏

清洁皮肤，协助患者着衣，整理床单位，安排舒适体位，清理用物，健康教育，洗手 ← 清洁整理

评价 → 取穴是否正确；进针方法是否恰当，有无针刺意外情况发生；是否沟通到位；患者是否感到舒适，症状是否改善

记录部位、方法、时间、患者反应及效果并签名 ← 记录，签名

图 6-25 毫针刺法操作流程图

第三节 灸 法

一、概述

（一）概念

灸法是指将某些燃烧材料点燃后在体表的一定部位或腧穴，通过悬置或放置的方法，对局部进行熏灼、温熨，借助灸火的热力，通过经络腧穴的作用，调整脏腑功能，达到防治疾病的一种方法。《医学入门》曰："凡病药之不及，针之不到，必须灸之。"说明灸法不仅具有独特的疗效，还能弥补针刺的不足。灸法具有温经散寒、扶阳固脱、消瘀散结、防病保健的功效。

（二）灸用材料

灸用材料主要是艾叶制成的艾绒。选用干燥的艾叶，捣碎后除去杂质，即可制成纯净细软的艾绒，便于制作艾卷和搓捏成大小不同的艾炷。《本草纲目》说："艾叶能灸百病。"《名医别录》载："艾味苦，微温，无毒，主灸百病。"艾叶气味芳香，味辛微苦，性温热，具有纯阳之性。艾火燃烧时热力温和，能穿透皮肤，直达体表深部，并且艾的产地广泛，易于采集，价格低廉，一直为临床所采用。

（三）常用灸法（图6-26）

灸法的种类很多，本节主要介绍艾灸法，常用的艾灸法有艾条灸、艾炷灸和温针灸。

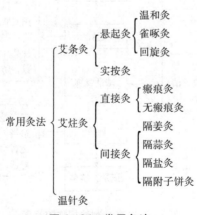

图6-26 常用灸法

1. 艾条灸　艾条灸又称艾卷灸，是用桑皮纸将艾绒制成圆柱形条（卷）（图6 - 27），将其一端点燃，对准腧穴或患处施灸的一种方法。艾条灸又分为悬起灸和实按灸两大类。

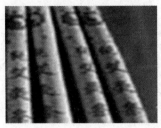

图6 - 27　艾条（卷）

（1）悬起灸　将艾条悬放在距离施术部位一定高度上进行熏烤，而不使艾条点燃端直接接触皮肤。悬起灸又有温和灸、雀啄灸和回旋灸之分。

①温和灸（图6 - 28）：将艾条燃着的一端与施灸处的皮肤保持2～3cm的距离，使患者局部温热而无灼痛，每穴灸10～15分钟，以皮肤出现红晕为度。

②雀啄灸（图6 - 29）：将艾条点燃的一端对准穴位2～5cm处，似鸟雀啄米状，一上一下地进行艾灸，一般可灸10～15分钟。

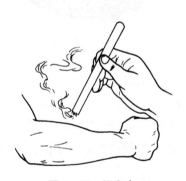

图6 - 28　温和灸

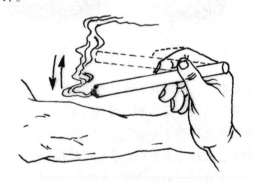

图6 - 29　雀啄灸

③回旋灸（图6 - 30）：将点燃的艾条一端接近施灸部位，距皮肤3cm左右，平行往复回旋施灸，一般灸20～30分钟。

（2）实按灸（图6 - 31）　将点燃的艾条隔布或棉纸数层实按在穴位上，使热气透入皮肉深部，火灭热减后重新点火按灸，称为实按灸。

2. 艾炷灸　艾炷灸是将纯净的艾绒放在平板上，用手搓捏成大小不等的圆锥形（图6 - 32）。艾炷每燃烧完一炷称为一壮。

（1）直接灸　又称明灸、着肤灸，即将艾炷直接放置在腧穴部位的皮肤上施灸的一种方法。根据灸后对皮肤刺激的程度不同，又分为无瘢痕灸和瘢痕灸两种。

①无瘢痕灸：又称非化脓灸，施灸前在应灸穴位涂少量凡士林，以利于艾炷的黏附。然后将大小适宜的艾炷置于应灸部位，点燃施灸。当艾炷燃剩2/5左右，患者感到灼痛时，换炷再灸。一般灸3～7壮，以局部皮肤红晕、充血为度。此法因施灸后的皮

肤无灼伤，灸后不化脓、不留瘢痕，故称无瘢痕灸。临床常用于慢性虚寒性疾病。

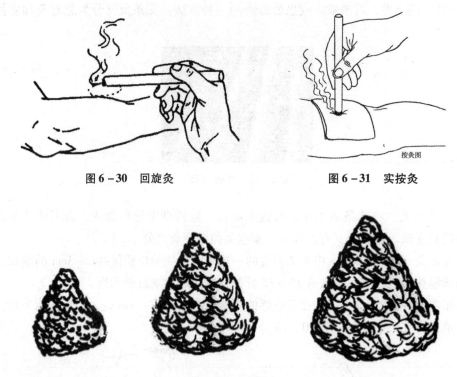

图6-30 回旋灸　　　　　　　　　图6-31 实按灸

图6-32 艾炷灸

②瘢痕灸：又称化脓灸，施灸前在应灸的穴位涂少量大蒜汁，以增强黏附性和刺激作用。然后将大小适宜的艾炷置于应灸部位，点燃施灸。每壮艾炷必须燃尽，除去灰烬，方可换炷再灸。一般灸7～9壮，灸后1周左右所灸部位会化脓形成灸疮，愈合后留有瘢痕，故称为瘢痕灸。实施瘢痕灸前必须征求患者及家属的同意与合作，方能使用此法。临床常用于治疗哮喘、肺痨、瘰疬。

（2）间接灸（图6-33）　又称隔物灸、间隔灸，即在艾炷与腧穴皮肤之间隔垫某种物品而施灸的一种方法。本法既发挥了艾灸的作用，又有药物的功能，具有特殊效果。常用的间接灸有隔姜灸、隔蒜灸、隔盐灸和隔附子饼灸。

①隔姜灸：将鲜姜切成直径3～4cm、厚0.3～0.4cm的薄片，中间以针刺数孔，将姜片置于应灸的穴位或患处，艾炷置于姜片上，点燃。艾炷燃尽，易炷再灸，一般灸5～10壮，以皮肤红润不起泡为度。多用于治疗因感寒而致的呕吐、腹痛、痛经及风寒痹痛等。

②隔蒜灸：将鲜大蒜切成厚0.3～0.5cm的薄片，中间以针刺数孔，将蒜片置于应灸穴位或患处，艾炷置于蒜片上，点燃。艾炷燃尽，易炷再灸，一般灸5～10壮，以皮肤红润不起泡为度。多用于治疗淋巴结核、肺结核、初起的肿疡（未溃疮疖、乳痈），以及虫、蛇、蝎、蜂蜇咬伤等。

③隔盐灸：又称"神阙灸"，是将纯净干燥的食盐填敷于脐部，在盐上再置一薄姜

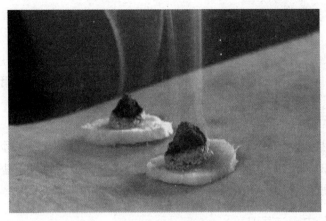

图6-33 间接灸

片，上置大艾炷施灸，艾炷燃尽，易炷再灸，连续施灸，不拘壮数，以期脉复、肢温、证候改善。多用于治疗急性寒性腹痛、吐泻并作、中风脱证、四肢发凉等。

④隔附子饼灸：是将附子片、饼（将附子研成细末，以黄酒调和制成3cm×0.8cm的饼状）中间穿孔，置于应灸的穴位或患处，将艾炷置于其上点燃，艾炷燃尽，易炷再灸，一般灸5~10壮。多用于治疗命门火衰而致的阳痿、早泄或疮疡久溃不敛等。

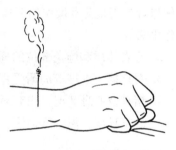

图6-34 温针灸

3. 温针灸（图6-34） 温针灸是针刺与艾灸结合使用的一种方法，其使热力沿针身传至穴位及组织深部，而达到治疗效果。一般灸2~5壮。适用于既需要针刺留针又须施灸的疾病。

（四）适应证

1. 经络闭阻所引起的风寒湿痹证、寒凝血滞的胃脘痛、痛经、闭经、寒疝、腹痛、痢疾等。

2. 阳气下陷而引起的遗尿、脱肛、崩漏、带下、阴挺、久泻、虚寒证、虚脱证、寒厥证和中气不足等。

3. 乳痈初起、瘿瘤、瘰疬等。

4. 防病保健。无病施灸可以激发人体正气，增强抗病能力，使人精力充沛，长寿不衰；可调节亚健康状态。《扁鹊心书·须识扶阳》说："人于无病时，常灸关元、气海、命门、中脘，虽未得长生，亦可保百年寿也。"

（五）禁忌证

1. 状态 极度疲劳、空腹、过饱、酗酒、大渴或对灸法恐惧者慎灸。

2. 体质 体弱者刺激量不宜过强，以防晕灸。

3. 疾病 实热证、阴虚发热者慎用灸法；中暑、高血压危象、肺结核晚期大量咯血不宜用灸法。

4. 部位 颜面、心前区、五官、大血管部、关节和肌腱处，不可用瘢痕灸；乳头、外生殖器不宜直接灸；孕妇下腹部、腰骶部及能引起宫缩的部位不宜用灸法。

二、用物准备

治疗卡、治疗盘、艾条或艾炷、火柴或打火机、弯盘、小口瓶、纱布、凡士林、棉签、镊子，必要时备浴巾、屏风等。间接灸按需备姜片、蒜片或细生盐等。温针灸按需备无菌毫针、皮肤消毒液、无菌棉签、厚纸片等。

三、操作方法与注意事项

（一）评估

1. 患者主要症状及证型、临床表现、既往史、女性患者的经带产史。通过评估，了解患者是否是艾灸操作的适应证、有无操作禁忌证，从而确定施灸部位、患者体位、操作手法等。

2. 患者体质和施灸部位的局部皮肤情况。

3. 对疼痛、温度等的耐受程度。

4. 精神及心理状况，患者对此项操作的认识（提前做好告知）。

5. 病室环境，温湿度适宜，注意遮挡患者，保护隐私。

（二）告知

1. 治疗过程中局部皮肤可能出现烫伤或水疱。

2. 艾绒点燃后可出现较淡的中药燃烧气味。

3. 治疗过程中局部皮肤产生烧灼、热烫的感觉，要立即停止治疗。

（三）操作步骤

操作步骤见表6-4。

表6-4 灸法操作步骤

操作步骤	要点与说明
1. 核对，评估 衣帽整齐，核对医嘱，查看病历及化验单，到患者床旁进行双向核对，做好解释，取得合作	·了解患者有无操作禁忌证，便于确定施术部位、体位、手法，选择合适的灸法 ·嘱患者排空二便
2. 洗手备物 修剪指甲，洗手，戴口罩，携用物至患者床旁	
3. 再次核对 核对患者床号、姓名，核对腕带	·确认患者

续表

操作步骤	要点与说明
4. 安置体位 关闭门窗，屏风遮挡，协助患者取舒适、合理体位，充分暴露施术部位	·注意保护隐私，注意保暖 ·根据施术部位取体位，使患者保持平稳舒适、持久的姿势，便于医者操作
5. 确定部位 遵医嘱或病情确定施灸部位及采取的施灸方法	·可以选用艾条灸或艾炷灸
6. 施灸 再次核对施灸部位 (1) 艾条灸 手持艾条，将艾条的一端点燃，对准施灸部位，以患者局部皮肤有温热感而无灼痛为宜，灸至局部皮肤出现红晕为度	·对昏迷或局部知觉减退者，术者食指、中指分开后置于施灸部位两侧，通过术者的手指感受局部温度，以便随时调节施灸距离 ·弯盘置施术部位旁，随时弹去艾灰 ·一般灸 10~15 分钟
(2) 艾炷灸 施灸部位的皮肤涂少许凡士林或大蒜汁，将艾炷直接或间接置于相应部位，点燃艾炷	·无瘢痕灸燃剩 2/5~3/5，患者有灼痛感时取下，易炷再灸，以皮肤充血红晕不起泡为度 ·瘢痕灸燃尽除炭，易炷再灸。施灸时艾火烧灼皮肤会产生疼痛，可用手在施灸腧穴部位或患处皮肤周围轻轻拍打，以减轻疼痛
(3) 温针灸 消毒取穴部位的皮肤，选择毫针，正确持针，实施针刺，行针留针，将艾绒搓团裹于针柄上点燃施灸，也可将一段长 2cm 的艾条穿插在针柄上点燃施灸。待艾绒或艾条燃尽，除去艾灰，换炷再灸	·通过提插捻转手法调节针感 ·针刺部位垫厚纸片，防止灰火脱落灼伤皮肤
7. 观察 施灸过程中随时观察局部皮肤及病情变化，询问患者有无不适	·艾条灸时要保持注意力集中，防止偏离穴位或艾灰脱落 ·温针灸时要观察有无针刺意外
8. 灸毕 使艾绒彻底熄灭，清洁局部皮肤	
9. 清洁整理 协助患者着衣，整理床单位，安排舒适体位，清理用物，健康教育	·用过的物品按消毒隔离要求处理 ·告知注意事项
10. 洗手，记录，签名 根据医嘱，详细记录实施灸疗后的客观情况并签名	

（四）注意事项

1. 施灸的先后顺序 部位先灸头部、背腰部；后灸胸腹、四肢；艾炷先小后大；壮数先少后多。

2. 施灸过程中要密切观察患者的病情及对施灸的反应。

3. 施灸后若局部皮肤出现灼热微红，属正常现象；若局部出现小水疱，注意勿擦破，可自行吸收；若水疱较大，可用消毒的毫针刺破水疱，放出水液，或用无菌注射器抽出水液后再涂红花油，覆盖消毒纱布，保持干燥，防止感染。

4. 瘢痕灸者，在灸疮化脓期间要加强营养，注意休息，并保持灸疮局部清洁，防止感染；也可用无菌敷料保护灸疮，待其自然愈合。

5. 使用温针灸时，针柄上的艾绒团必须捻紧，防止艾灰脱落灼伤皮肤或烧坏衣物。艾条灸、艾炷灸施灸过程中还要防止艾火灼伤皮肤或烧坏衣物。

6. 及时熄灭艾火，防止复燃，注意安全。

艾灸法操作流程见图 6 – 35。

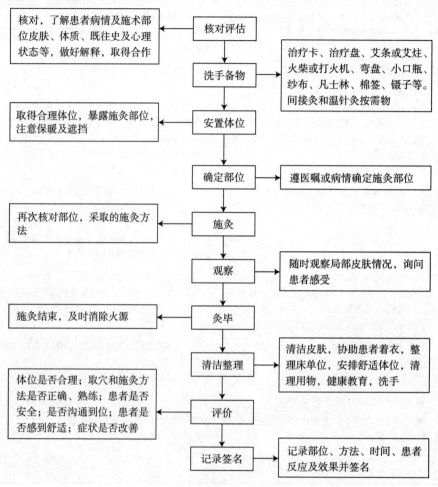

图 6 – 35 艾灸法操作流程图

第四节 耳穴贴压法

一、概述

(一) 概念

耳穴贴压法是指选用质硬而光滑的小粒药丸、种子等贴压耳穴以达到防治疾病目的的一种治疗方法，又称压豆法、压丸法。此法是在耳毫针、埋针治病的基础上产生的一种简易方法，不仅能收到毫针、埋针同样的疗效，而且安全、无创、无痛，且能起到持续刺激的作用，易被患者接受。

耳穴贴压法具有以下功效：

1. 一退、两补、三健 退热；补肾、补血；健脑、健脾、健肝血。

2. 三抗、三调、利五官 抗过敏、抗感染、抗风湿；调节自主神经功能、内分泌功能、月经周期和经量；利咽、明目、助听、通鼻、美容。

3. 六对双向调节、十止作用强 具有镇静与兴奋、降压与升压、降率与强心、止血与活血、利尿与止遗、通便与止泻功效；能够止痛、止晕、止鸣、止惊、止痒、止咳、止喘、止带、止吐、止酸。

（二）耳郭的表面解剖（图 6 - 36）

耳轮：耳郭外缘向前卷曲的部分。

对耳轮：与耳轮相对的隆起处。

耳轮脚：耳轮深入到耳甲腔的横行突起。

对耳轮上脚：对耳轮向上的分支。

对耳轮下脚：对耳轮向下的分支。

三角窝：对耳轮上下脚之间构成的三角形凹窝。

耳舟：对耳轮与耳轮之间的凹沟。

耳甲艇：耳轮脚以上的耳甲部。

耳甲腔：耳轮脚以下的耳甲部。

耳屏：耳郭前面的瓣状突起，又称耳珠。

对耳屏：耳垂上部与耳屏相对的隆起。

屏上切迹：耳屏上缘与耳轮脚之间的凹陷。

屏间切迹：耳屏与对耳屏之间的凹陷。

屏轮切迹：对耳屏与对耳轮之间的凹陷。

耳轮结节：耳轮外上方稍肥厚的结节状突起。

外耳道口：耳轮下缘与耳垂交界处。

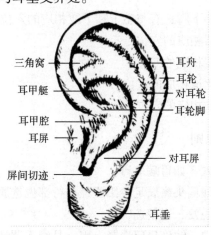

图 6 - 36 耳郭表面解剖结构

耳垂：耳郭最下部无软骨的皮垂。

（三）耳穴的分布（图5－37）

当人体发生疾病时，往往会在耳郭的相应部位出现"阳性反应"点，如压痛、变形、变色、结节、电阻降低等，这些反应点就是防治疾病的刺激点，又称耳穴。耳穴在耳郭的分布有一定的规律，一般来说，耳郭形如一个倒置的胎儿，头部朝下，臀部朝上。

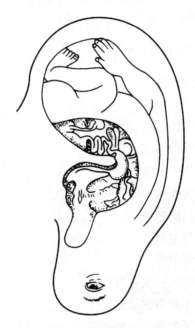

图6－37　耳穴的分布

耳垂：有与头面部相应的穴位。

对耳屏：有与脑部和神经系统相应的穴位。

耳舟：有与上肢相应的穴位。

对耳轮体和对耳轮上、下脚：有与躯干和下肢相应的穴位。

耳甲艇：有与腹腔脏器相应的穴位。

耳甲腔：有与胸腔脏器相应的穴位。

耳轮脚周围：有与消化道相应的穴位。

耳屏四周：有与耳鼻喉相应的穴位。

（四）耳穴的取穴原则

1. 按疾病相应部位选穴　如胃病取胃。

2. 按循经辨证选穴　如偏头痛属足少阳胆经循行部位选胆。

3. 按脏腑辨证选穴　脱发、遗精选肾。

4. 按现代医学理论选穴　输液反应选肾上腺，月经不调选内分泌。

5. 按临床经验选穴　如神门有镇静、镇痛作用，可治疗失眠、痛经等。

（五）耳穴的探查方法

1. 观察法 即用肉眼或借助放大镜在自然光线下，直接观察耳郭局部有无变形、变色等征象，如凹陷、脱屑、水泡、丘疹、硬结、软骨增生、充血、色素沉着等。这些反应处一般有较明显的压痛或电阻变低。

2. 探查法 即用探针、毫针针柄或火柴棒，在与疾病相应的耳区从周围逐渐向中心探压，或对肉眼观察所发现的阳性反应点进行探压。压到敏感点时，患者会出现皱眉、呼痛、躲闪等反应，挑选压痛最明显的一点作为耳穴贴压的治疗点。

3. 电阻测定法 用电子仪器测定耳穴皮肤电阻、电位、电容等变化。患者可在与疾病的相应耳穴处出现电阻下降、导电量增高现象，这些反应点称为"良导点"，可作为耳穴贴压的刺激点。

（六）适应证

耳穴治病操作简便，无副作用，临床常用于内、外、妇、儿、五官、伤科等疾病，各种疼痛性、内分泌代谢疾病，亦可用于失眠、老年便秘、预防感冒、晕车、预防和处理输血、输液反应等。

（七）禁忌证

1. 体质 年老体弱者慎用耳穴贴压法。

2. 疾病 严重心脏病、严重器质性病变、外耳有疾患者禁用此法；习惯性流产的孕妇、妊娠期、经期慎用耳穴贴压，尤其不宜刺激子宫、卵巢、内分泌、肾等穴。

3. 部位 耳郭有湿疹、炎症、溃疡、冻疮破溃者不宜压籽。

二、用物准备

治疗卡、治疗盘、皮肤消毒液、无菌棉签、镊子、探棒、治疗碗、胶布、剪刀、王不留行籽、耳压板、弯盘，必要时备耳穴电针仪。

三、操作方法与注意事项

（一）评估

1. 患者主要症状及证型、临床表现、既往史，女性患者的月经情况、妊娠史、生育史、有无流产史。通过评估，了解患者是否为耳穴贴压操作的适应证、有无操作禁忌证，从而选择穴位、患者体位、操作手法等。

2. 患者体质及耳郭部位的皮肤情况，耳穴的阳性反应，有无红晕、压痛点。

3. 对疼痛等的耐受程度。

4. 患者精神及心理状况，对此项操作的认识（提前做好告知）。

5. 病室环境，温湿度适宜，注意遮挡患者，保护隐私。

（二）告知

耳压局部有热、麻、胀、痛感，或感觉循经络放射传导，属正常反应。

（三）操作步骤

操作步骤见表6-5。

表6-5 耳穴贴压法操作步骤

操作步骤	要点与说明
1. 核对，评估 衣帽整齐，核对医嘱，查看病历及化验单，到患者床旁进行双向核对，做好解释，取得合作	·了解患者有无操作禁忌证，便于确定部位、手法 ·嘱患者排空二便
2. 洗手备物 修剪指甲，洗手，戴口罩，携用物至患者床旁	·检查压籽材料是否光滑
3. 再次核对 核对患者床号、姓名，核对腕带	·确认患者
4. 安置体位 关门窗，协助患者取合理体位	
5. 定穴 遵医嘱所列耳穴，探查阳性反应点 （1）观察法 拇指、食指往后上方拉住耳轮。由上至下、从内到外，分区观察	·在相应病变区有变形、变色、结节、充血、丘疹、凹陷、脱屑、水疱等阳性反应即为治疗点
（2）按压法 耳郭相应部位用探针轻轻按压，寻找压痛点，询问患者感觉	·压到敏感点时，患者会出现皱眉、呼痛、躲闪等反应，选压痛最明显点为治疗点
（3）电阻测定法 用耳穴探测仪测定到的反应点即耳压部位	
6. 消毒 消毒取穴部位的皮肤	·由上而下、由内到外、从前到后消毒两次
7. 埋籽按压 一手固定耳郭，另一手压贴，用镊子取王不留行小方块胶布，将其固定在所选耳穴部位，用手反复按压以刺激局部腧穴	·按压力度根据患者病情和耐受程度 ·拇指、食指相对用力按压，不可揉搓
8. 观察 压籽过程中密切观察有无不适，观察患者自行按压的方法是否正确，询问患者有无痛感、发热感	
9. 清洁整理 协助患者着衣，整理床单位，安排舒适体位，清理用物，健康教育	·用过的物品按消毒隔离要求处理 ·告知注意事项
10. 洗手，记录，签名 根据医嘱，详细记录实施治疗后的客观情况，并签名	

（四）注意事项

1. 注意局部消毒，预防感染。

2. 贴压材料选用表面光滑、大小和硬度适宜、无毒、无致敏的种子或中成药丸剂。

3. 按压力不可过大，以按压为主，切勿揉搓，以免搓破皮肤造成耳穴感染。

4. 局部皮肤不得沾水，潮湿脱落后及时更换胶布固定。

5. 留籽时间视季节气候而定，夏季留置埋籽1~3天，春秋季2~3天，冬季5~7

天；每日按压3~5次，每次每穴按压1~2分钟。

6. 留籽期间密切观察患者有无不适等情况。如胶布过敏，局部出现丘疹、瘙痒感，停3~5天再贴。

耳穴贴压法操作流程见图6-38。

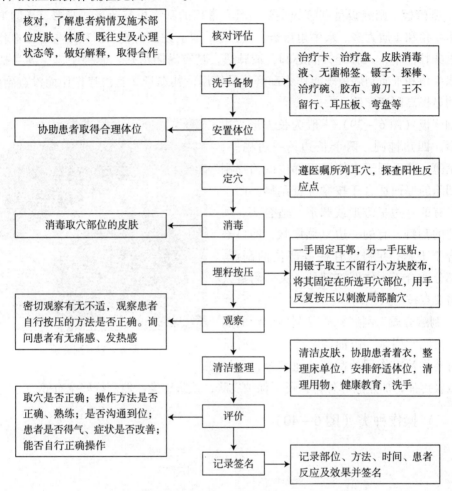

图6-38 耳穴贴压法操作流程图

第五节 刮痧法

一、概述

（一）概念

刮痧法是在中医基础理论的指导下，应用牛角、玉石等边缘钝滑的器具，蘸上具有一定治疗作用的刮痧介质，在人体体表相关部位刮拭，以达到疏通络、防治疾病的一种治疗方法。刮痧具有疏通腠理、驱邪外出的功效。

（二）刮痧的工具

刮痧工具包括刮痧板和刮痧介质。

1. 刮痧板　刮痧板是刮痧的主要工具。常用的刮痧板有鱼形、肾形、椭圆形，材质以水牛角和玉质为多。水牛角味辛、咸、寒，具有发散行气、清热解毒、活血化瘀作用。玉味甘性平，入肺经，润心肺，清肺热，具有滋阴清热、养神宁志、健身祛病作用。水牛角和玉质刮痧板既能作为刮痧工具使用，其本身又有治疗作用而没有副作用，可以明显提高刮痧疗效。

刮痧板（图6-39）一般为长方形，边缘光滑，四角钝圆。两个长边，一边稍厚，一边稍薄，薄面用于人体平坦部位的治疗刮痧，凹陷的厚面适合于按摩保健刮痧。两个短边，有的一边呈方形或圆形，适合头、项等部位的刮痧，有的一边呈燕尾状，凹口部分适合于手指、足趾、脊柱等部位的刮痧，棱角部分适合于人体凹陷部位、关节附近穴位和需要点按的穴位刮痧。

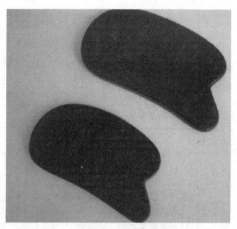

图6-39　刮痧板

2. 刮痧介质　刮痧介质是刮痧治疗的润滑剂，民间常用水、香油、酒等，治疗时常选用有药物治疗作用的刮痧活血剂等，不但能够减轻疼痛，加速病邪外排，还可保护皮肤，预防感染，使刮痧安全有效。

（三）操作种类（图6-40）

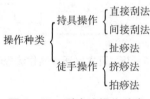

操作种类 $\begin{cases} 持具操作 \begin{cases} 直接刮法 \\ 间接刮法 \end{cases} \\ 徒手操作 \begin{cases} 扯痧法 \\ 挤痧法 \\ 拍痧法 \end{cases} \end{cases}$

图6-40　刮痧法操作种类

刮痧操作一般分为持具操作和徒手操作两类。

1. 持具操作　持具操作是指利用刮痧工具进行操作。根据是否接触皮肤又分为直接刮法和间接刮法。

直接刮法是指刮痧工具直接接触患者皮肤。间接刮法是在刮拭部位放一层薄布，刮痧工具作用在薄布上，而不直接接触患者皮肤，一般用于保健刮痧或患者皮肤容易过敏时。

2. 徒手操作　徒手操作是指操作过程中不使用刮痧工具，包括扯痧法、挤痧法、拍痧法等。

（1）**扯痧法**　是用单手拇指和食指或食指和中指提扯施术部位皮肤，用力较重，扯出痧痕为止，用于咽喉疼痛不舒、心胸胀闷等。

（2）**挤痧法**　是用两手拇指和食指相对，在施术部位用力挤压，多用于头痛、脑胀等。

（3）**拍痧法**　用手蘸上清水、香油、药液等拍打体表施术部位，至局部的皮肤发红充血，多用于痛痒、麻胀部位。

（四）刮拭方法

1. 面刮法　用刮痧板的 1/3 边缘接触皮肤，刮痧板向刮拭的方向倾斜 30°～60°，以 45°应用最为广泛。利用腕力多次向同一方向刮拭，有一定刮拭长度。该法适用于身体比较平坦部位的经络和穴位。

2. 角刮法　用刮板的棱角部分在穴位上自上而下刮拭，刮板面与刮拭皮肤呈 45°倾斜。该法多用于肩部肩贞穴，胸部中府、云门穴。

3. 点压法　刮板角与穴位呈 90°垂直，由轻到重，逐渐加力，片刻后猛然抬起，使肌内复原，多次重复，手法连贯。该法适用于无骨骼的软组织处和骨骼凹陷部位，如人中穴、膝眼穴。

4. 拍打法　用刮板一端的平面拍打体表部位的经穴。拍打法多在四肢特别是肘窝和膝窝施行，拍打前一定要在拍打部位涂刮痧油。拍打法可治疗四肢疼痛、麻木及心肺疾病。

5. 按揉法　用刮板角部 20°倾斜按压在穴位上，做柔和的旋转运动。刮板角平面始终不离开所接触的皮肤，速度较慢，按揉力度要深透至皮下组织或肌内。常用于对脏腑有强壮作用的穴位，如合谷、足三里、内关穴，以及后颈背腰部痛点的治疗。

6. 立刮法　刮板角部与穴区呈 90°垂直，刮板始终不离皮肤，并施以一定的压力做短距离（约 3cm 左右）前后或左右摩擦。该法适用于头部穴位。

在治疗过程中，根据病情和刮拭部位，几种刮拭方法可选择或结合起来灵活运用。

（五）刮拭要点

1. 五度

角度：刮具与刮拭方向呈 45°～90°。

长度：刮拭时要尽量拉长，背部刮痧每条 6～15cm。

力度：力量适中均匀，循序渐进，轻重结合。

速度：速度适中，以慢为主，每分钟 30 次左右。

程度：一般刮拭 20 次左右，以皮肤出现痧痕为度，如不出痧或出痧少不可强求。

2. 四力

腰力：保持身体平衡。

臂力：带动腕力。

腕力：控制力度强弱。

指力：固定刮板。

3. 方向 从上到下，从内到外，一般以头部、颈部、背部、胸部、腹部、上肢、下肢为顺序，单方向刮拭，不宜来回，刮好一部位（经络），再刮另一部位（经络）。

（六）补泻手法

1. 补法 刮拭按压力小，速度慢，能激发人体正气，使低下的机能恢复旺盛。临床多用于年老、体弱，久病、重病或形体瘦弱之虚证患者。

2. 泻法 刮拭按压力大，速度快，能疏泄病邪，使亢进的机能恢复正常。临床多用于年纪轻、体壮、新病、急病或形体壮实的实证患者。

3. 平补平泻法 亦称平刮法，有三种刮拭手法。第一种为按压力大，速度慢；第二种为按压力小，速度快；第三种为按压力中等，速度适中。具体应用时可根据患者病情和体质而灵活选用。其中按压力中等、速度适中的手法易于被患者接受。平补平泻法介于补法与泻法之间，常用于正常人保健或虚实兼见证的治疗。

补泻手法的原则适用于面刮法、角刮法和拍打法。

（七）刮痧常用部位

头部：眉心、太阳穴等。

颈项部：后项、颈部两侧。

胸部：胸部刮痧要取肋间，不宜在肋骨上刮痧，要避开左右两侧乳头，如各肋间隙、胸骨中线。

肩背部：两肩部、背部脊柱旁两侧。

上下肢：上臂内侧、肘窝，下肢大腿内侧、委中穴上下，足根后跟腱处。

（八）选经配穴原则

1. 局部取经穴 即在疼痛的部位，或表现出不舒适症状的部位，以及病变邻近部位取经穴，因为腧穴对所在部位的局部和邻近部位的病证有治疗作用，能疏通经脉，行气止痛，活血化瘀。经络脏腑病变引起的局部疼痛、胀满、麻木或其他不适症状均可选用局部经穴治疗，如偏头痛取头部两侧的太阳穴、头维穴等。

2. 背部取经穴 即取脊背部督脉和膀胱经的腧穴。因督脉总督一身阳经，对调节全身气机至关重要。靠近督脉的膀胱经上有五脏六腑的俞穴，也就是五脏六腑及其经脉在膀胱经上气血输注的部位。经络或脏腑发生病变，背部膀胱经和督脉上相应腧穴都会有明显的反应。对这些腧穴施以适当刺激，有良好的调理经脉、脏腑作用。如心脏病变，取膀胱经上的心俞及与之平行的督脉部位。

3. 随症取经穴 即对症取经穴，这种取穴方法不以病变部位的远近为依据，而是根据中医理论结合腧穴的功能主治，又针对全身性的某些疾病或证候取穴的一种方法。如外感发热取督脉的大椎、大肠经的合谷、曲池穴清热解表。

（九）刮痧治疗后的反应

刮痧治疗，因病情不同，治疗局部可出现不同颜色、不同形态的痧。皮肤表面的痧有鲜红色、暗红色、紫色和青黑色。痧的形态有散在、密集或斑块状，湿邪重者皮肤表面可见水疱样痧。皮肤下面深层部位的痧多为大小不一的包块状或结节状。深层痧表面皮肤隐约可见青紫色。刮痧治疗时，出痧局部皮肤有明显发热的感觉。

刮痧后 24～48 小时内，出痧表面的皮肤触摸时会有疼痛感，出痧严重者局部皮肤表面会微微发热。如刮拭手法过重或刮拭时间过长，体质虚弱者会出现短时间的疲劳反应，严重者 24 小时内会出现低烧，休息后即可恢复正常。

刮出的痧一般 5～7 天可消退。痧消退时间与出痧部位、痧的颜色和深浅有密切关系。胸背部的痧、上肢的痧、颜色浅的痧和皮肤表面的痧消退较快，下肢的痧、腹部的痧、颜色深的痧和皮下深部的痧消退较慢。阴经所出的痧较阳经所出的痧消退得慢，慢者一般延迟至两周左右消退。

（十）适应证

1. 内科病证 感受风寒、暑湿之邪引起的感冒发热、头痛、咳嗽、呕吐、腹泻和高温中暑等。

2. 外科病证 以疼痛为主要症状的各种外科病证，如急性扭伤；感受风寒湿邪导致的各种软组织疼痛，如肩周炎、落枕等。

3. 儿科病证 营养不良、食欲不振、小儿感冒发热、腹泻等。

4. 五官科病证 牙痛、咽喉肿痛等。

5. 妇科病证 痛经、月经不调等。

6. 保健 预防疾病、强身健体、减肥、美容等。

（十一）禁忌证

1. 状态 过于饥饿、疲劳、精神过度紧张、醉酒后神志不清者，不宜刮痧。

2. 体质 身体虚弱、久病卧床、体质瘦弱者不可用刺激过强的手法。

3. 疾病 有自发性出血性疾病，如血小板减少性紫癜、白血病等禁刮；内科危重症，如心力衰竭、心绞痛、心肌梗死、肝硬化腹水、肾功能衰竭、急性十二指肠溃疡、急腹症及不明诊断者严禁刮痧，以免贻误病情。

4. 部位 皮肤感染、破损部位，如湿疹、疱疹、烫伤、烧伤等处禁刮；肿瘤部位禁刮；术后创口未愈和骨折处禁刮；孕妇的腹部、腰骶部及妇女的乳头禁刮；小儿囟门未闭合，严禁在头顶部刮痧。

二、用物准备

治疗卡、治疗盘、刮具、治疗碗、刮痧介质、弯盘、治疗巾、纱布、水杯，必要时备大毛巾、屏风等。

选择适宜的刮具并检查，刮具边缘要光滑无破损、无缺口。

三、操作方法与注意事项

（一）评估

1. 患者主要症状及证型、临床表现、既往史、女性患者的经带产史。通过评估，了解患者是否是刮痧操作的适应证、有无操作禁忌证，从而确定刮痧部位、患者体位、操作手法等。

2. 患者体质和刮痧部位的局部皮肤情况。

3. 对疼痛的耐受程度。

4. 心理状况，患者对此项操作的认识（提前做好告知）。

5. 病室环境，温湿度适宜，保护隐私。

（二）告知

1. 刮痧部位会出现红紫色瘀点或瘀斑，数日后可消失。

2. 刮痧部位的皮肤有疼痛、灼热的感觉。

（三）操作步骤

操作步骤见表6-6。

表6-6　刮痧法操作步骤

操作步骤	要点与说明
1. 核对，评估　衣帽整齐，核对医嘱，查看病历及化验单，到患者床旁进行双向核对，向患者做好解释，取得合作	·了解患者有无操作禁忌证，便于确定刮痧部位、患者体位、操作手法，选择合适的刮具 ·嘱患者排空二便
2. 洗手备物　修剪指甲，洗手，戴口罩，携用物至患者床旁	·检查刮具边缘，可用手指或手掌沿刮具四边顺序检查
3. 再次核对　核对患者床号、姓名，核对腕带	·确认患者
4. 安置体位　关门窗，屏风遮挡，协助患者取合理体位，充分暴露刮痧部位，放垫巾保护衣物	·注意保护隐私，注意保暖 ·刮痧常用体位：胸腹、下肢内侧、前侧部位多选用仰卧位或仰靠坐位；头部、颈部、背部、上肢和下肢外侧部多选用俯卧位或俯伏坐位及坐位 ·施术部位下方放垫巾，防止污染衣物和床单位
5. 确定部位　遵医嘱选择刮痧的部位及刮痧的方法	·刮痧常用部位：头部、颈项部、胸部、肩背部及四肢部等 ·注意避开凸起的大血管所在部位
6. 选择刮具并再次检查　根据具体情况选择合适的刮具，用手指或手掌沿刮具四边进行检查	·刮具边缘光滑无破损、无缺口，防止损伤患者
7. 持板　一手持刮具，将一边紧贴掌心，拇指和其余四指分别放于刮具的两侧，尽量靠近另一边的边缘	·握板时手臂放松，蓄力于腕部，用腕力控制力度强弱，用指力固定刮具

续表

操作步骤	要点与说明
8. 涂介质 刮具蘸刮痧油，或将刮痧油滴在施术部位后均匀涂开	
9. 刮拭 根据病情和部位，采取正确的刮痧手法。一手持刮具蘸刮痧油，另一手持纱布，绷紧皮肤，在选定部位刮拭。感觉刮具涩滞要及时蘸湿再刮，至皮肤出现痧痕	·注意"五度四力一方向"，不要来回刮动 ·不出痧不可强求出痧 ·如刮背部，则要在脊柱两侧沿肋间隙呈弧线由内向外刮，每次刮 8～10 条，每条刮 6～15cm
10. 观察 刮痧过程中要随时观察患者局部皮肤情况，询问患者感受，及时调整手法和力度	·如有不适，要立即停刮，取平卧位，报告医师，配合处理
11. 刮毕 清洁局部皮肤，擦干	·用点按的方法擦拭 ·用手掌根部轻轻按摩出痧部位
12. 清洁整理 协助患者着衣，整理床单位，安排舒适体位，清理用物，健康教育	·使用后的刮具消毒后备用 ·告知注意事项
13. 洗手，记录，签名 根据医嘱，详细记录实施刮痧后的客观情况并签名	

（四）注意事项

1. 刮痧时要注意避风和室内保暖。

2. 刮痧后嘱患者注意休息，保持情绪安定；饮食宜清淡，忌食生冷油腻之品。刮痧后饮温开水一杯，以补充消耗的水分，促进新陈代谢。

3. 不可强求出痧。出痧多少受多方面因素影响，不可片面追求出痧而采用重手法或延长刮痧时间。

4. 刮痧治疗后，为避免风寒之邪侵袭，须待皮肤毛孔闭合恢复原状后方可洗浴，一般约 3 小时左右。

5. 刮痧时所用的力度要适中，以患者能耐受为度，体弱年迈、儿童、特别紧张怕痛者宜用轻手法刮拭。

6. 随时注意观察患者面色表情及全身情况，及时调整力度，如出现疼痛异常、冷汗不止、胸闷烦躁等要停止刮拭，让患者平卧或头低脚高位，饮糖水，并报告医师，及时处理。

7. 掌握刮痧间隔时间。前一次刮痧部位的痧斑未退之前，不宜在原处再次刮痧，两次刮痧时间间隔 5～7 天，以皮肤上痧退为标准。

8. 用过的刮具须清洁消毒，涂刮痧油后，置塑料袋中阴凉保存，备用。

刮痧法操作流程见图 6-41。

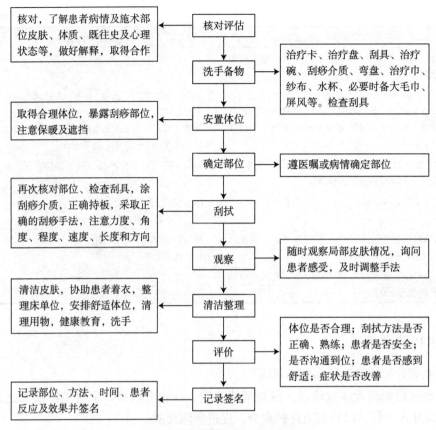

图6-41 刮痧法操作流程图

第六节 熏洗疗法

一、概述

(一) 概念

熏洗疗法是以中药性味功能和脏腑经络学说理论为依据,辨证组方后,经过不同的加热方法,先用蒸汽熏疗,待温后再用药液淋洗、浸浴全身或局部患处,利用中草药的热力或蒸汽作用于皮肤、腠理,以达到治疗作用的一种方法。

熏洗疗法具有开泄腠理、清热解毒、消肿止痛、杀虫止痒、温经通络、活血化瘀、疏风散寒、祛风除湿、调节脏腑的功效。

(二) 常用熏洗疗法分类

根据熏洗部位的不同,熏洗法可分为全身熏洗法和局部熏洗法两大类。

1. 全身熏洗法 全身熏洗法又可分为常规熏洗法和熏洗机熏洗法。

（1）常规熏洗法 常规熏洗法是将煎好的中药液500~1500mL趁热倒入盆内，加适量开水。盆内放活动支架或小木凳，高出水面约10cm。患者入浴盆，坐在活动架上或小木凳上，用布单或毯子从上面盖住，勿使热气外泄，露出头面部，借药物蒸汽进行熏疗。待药液不烫时，让患者将躯体和四肢浸泡于药液中，当药液温度继续下降时，要添加热水，使药液温度始终保持在38~41℃，熏洗时间不宜超过40分钟，以免患者疲劳。主要用于内科疾病、广泛性皮肤病等疾患。

（2）熏洗机熏洗法 熏洗机熏洗法是用冷水浸泡辨证方剂20~60分钟后，放入熏蒸机贮药罐内，接通电源预热机身，然后调好机身温度（夏季32℃，秋冬季32~35℃）。协助患者至熏洗室，嘱患者更换衣裤，安排舒适卧位，进行熏洗。治疗时头露在舱外，有自动控温、自动计时、音响提示、异常报警等功能，有的兼有按摩水疗作用。熏洗中随时观察患者反应，以免出现虚脱现象。适用于骨科疾病、慢性疲劳综合征、亚健康人群等。

2. 局部熏洗法 局部熏洗法又可分为肢体熏洗法、眼部熏洗法和坐浴熏洗法等。

（1）肢体熏洗法 肢体熏洗法是将药液趁热倒入盆中并置于橡胶单上。将患肢架于盆上，用浴巾围盖住患肢和盆，使药液蒸汽熏蒸患肢。待药液温度适宜时（38~41℃），嘱患者将患肢放入药液中浸泡约10分钟。主要适用于肢体关节、肌内的疾病。

（2）眼部熏洗法 眼部熏洗法是将煎好的药液（50~70℃为宜）倒入治疗碗，盖上带孔的多层纱布，患者取端坐姿势，头部向前倾，将患眼贴至带孔的纱布上熏疗。待药液温度适宜时（38~41℃），用镊子夹取纱布蘸药液淋洗眼部，稍凉即换，每次15~30分钟。主要适用于外眼疾患。

（3）坐浴熏洗法 坐浴熏洗法是将煎好的中药液趁热倒入盆内，放在坐浴架上。患者暴露臀部，坐在坐浴架上熏蒸。待药液38~41℃时，让患者将臀部坐于盆内浸泡。药液偏凉时，要及时添加热药液，每次熏洗20~30分钟。适用于肛肠疾患、妇科外阴疾患和男性外阴疾患。

局部熏洗的现代熏蒸仪器包括各种熏蒸床、熏蒸治疗仪等。治疗时将病变局部置于蒸汽孔，或将四肢伸入治疗仪内，有温控及显示功能，有的兼有熏洗、红外线或磁疗等作用。

（三）适应证

熏洗疗法的应用范围很广，涉及内、外、妇、儿、骨伤、五官、皮肤科的多种疾病。

1. 内科疾患 感冒、咳嗽、哮喘、肺痈、中风、头痛、腹胀、便秘、淋证等。

2. 外科疾患 疮疡、痈疽、乳痈、丹毒、软组织损伤、脱疽、烧伤后遗症等。

3. 妇科疾患 闭经、痛经、阴部瘙痒、外阴溃疡、带下病、外阴白斑、阴肿、阴疮、宫颈糜烂、盆腔炎、子宫脱垂、会阴部手术等。

4. 儿科疾患 湿疹、腹泻、疟腮、麻疹、遗尿、小儿麻痹症等。

5. 骨科疾患 筋骨疼痛、跌打损伤、关节肿痛、大偻、骨折恢复期等。

6. 五官科疾患 睑缘炎、巩膜炎、泪囊炎、鼻衄、鼻窦炎、唇炎、耳疮等。

7. 皮肤科疾患 皮肤疮疡、银屑病、湿疹、手足癣、瘙痒症等。

8. 肛肠科疾患 痔疮、肛裂、肛周脓肿、痔切除或瘘管手术后等。

9. 美肤美容 痤疮、头疮、斑秃、增白悦颜、祛斑等。

10. 其他 瘫痪、痿证、痹证、慢性疲劳综合征、亚健康人群等。

（四）禁忌证

1. 状态 大汗、饥饿、过饱及过度疲劳者、昏迷者不宜进行熏洗。

2. 体质 体质虚弱者不宜熏洗。

3. 疾病 急性传染病、恶性肿瘤、严重心脏病、重症高血压病、呼吸困难及有出血倾向者禁用熏洗法；眼部肿瘤、眼出血、急性结膜炎等不宜用熏眼法治疗。

4. 部位 有大范围感染性病灶并已化脓破溃时，禁用局部熏洗法。女性月经期、孕妇禁用局部熏洗法。

二、用物准备

1. 四肢部位熏洗 治疗卡、治疗盘、熏洗盆（内盛煎好的中药滤液）、橡胶单、治疗巾、浴巾、镊子、毛巾、垫枕、水温表、弯盘、纱布、绷带、胶布。

2. 眼部熏洗 治疗卡、治疗盘、治疗碗（内盛煎好的中药滤液）、纱布、镊子、水温表、弯盘、胶布、眼罩。

3. 会阴部熏洗 治疗卡、坐浴盆内盛煎好的中药滤液、坐浴架、毛巾、纱布、水温表、绷带、胶布，必要时备屏风。

4. 全身熏洗 治疗卡、药液、开水、水温计、活动支架或小木凳、毛巾、浴巾、拖鞋、衣裤。

以上可按条件和需要备中草药熏洗治疗机。

中药熏洗剂配制：将每副中药煎 3 次，合并煎液加入浴水中，浓度比为 1∶10，即每副中药 3 次煎液合并 3000mL，加入 30000mL 浴水中。

三、操作方法与注意事项

（一）评估

1. 患者主要症状及证型、临床表现、既往史、药物过敏史、女性患者的经带产史。通过评估，了解患者是否是熏洗操作的适应证、有无操作禁忌证，从而确定熏洗部位、患者体位、操作方法等。

2. 患者体质和熏洗部位的局部皮肤情况。

3. 对温度的耐受程度。

4. 心理状况，患者对此项操作的认识（提前做好告知）。

5. 病室环境，温湿度适宜，保护隐私。

6. 患者进餐时间。

（二）告知

注意药液温度，防止烫伤。

（三）操作步骤

1. 局部熏洗法 操作步骤见表6-7。

表6-7 局部熏洗法操作步骤

操作步骤	要点与说明
1. 核对，评估 衣帽整齐，核对医嘱，查看病历及化验单，到患者床旁进行双向核对。向患者做好解释，取得合作	·了解患者有无操作禁忌证，便于确定熏洗部位、患者体位、操作手法 ·嘱患者排空二便
2. 洗手备物 护士修剪指甲，洗手，戴口罩，携用物至患者床旁	
3. 再次核对 核对患者床号、姓名，核对腕带	·确认患者
4. 安置体位 关门窗，屏风遮挡，协助患者取合理体位，充分暴露熏洗部位	·注意保护隐私，注意保暖
5. 确定部位、铺单 遵医嘱选择熏洗部位，铺橡胶单、中单	·保持衣物和床单位清洁
6. 选择容器，倒液 根据熏洗部位选用不同的容器，将药液倒入盆内加热水至所需容量	·注意测量药液温度
7. 熏洗一般先熏后洗 （1）上肢熏洗 将患处置于熏洗盆上，接触处垫以软枕，用浴巾或大毛巾围盖住患处和治疗器具，用药液的蒸汽熏蒸患部。待药温降至38～41℃时揭去浴巾，将患肢浸泡于药液中	·熏蒸时如感到过热，可适当抬高患肢 ·熏蒸温度50～70℃，熏蒸10～15分钟 ·浴巾围盖，以防止蒸汽外泄 ·浸泡10～15分钟
（2）下肢熏洗 将煎好的药液趁热倾入木桶或铁桶中，桶内置1只小木凳，略高出药液面。患者坐在椅子上，将患足放在桶内小木凳上，用布单将桶口和腿盖严，进行熏蒸。待药液温度适宜时，取出小木凳，将患足浸泡在药液中，时间10～20分钟	·根据病情需要，药液可浸至踝关节或膝关节部位
（3）眼部熏洗 将煎好的药液倒入治疗碗，盖上带孔的多层纱布，将患眼贴至带孔的纱布上熏蒸。待药液温度适宜时，用镊子夹取纱布蘸药液频频擦洗眼部，稍凉即换，每次15～30分钟	·协助患者取端坐姿势，头部向前倾
（4）坐浴法 将煎好的药液趁热倒入盆内，上盖一带孔的木盖。如创面有覆盖，则揭去敷料，将患处对准盖孔，坐于木盖上熏蒸。待药液温度适宜时，撤去木盖，让患者坐于盆内浸泡臀部；药液偏凉时，重新加温或添加热药液，每次熏洗20～30分钟	·协助患者脱去内裤，暴露臀部 ·一般每天熏洗1～2次，每次20～30分钟
8. 观察 观察患者情况，随时询问患者感受，活动局部筋骨，保持药液温度	·定时测试药温，药液偏凉时，随时添加热药液或更换 ·如有不适，及时妥善处理
9. 清洁整理 擦干熏洗局部的药液，协助患者着衣，整理床单位，安排舒适体位，清理用物，健康教育	·眼部熏洗后闭目休息5～10分钟。用无菌纱布覆盖患眼，胶布固定或戴上眼罩 ·坐浴后如需换药，则上药后覆盖无菌敷料，更换干净的内裤，安置舒适卧位 ·用过的物品按消毒隔离要求处理 ·告知患者30分钟后方可外出

续表

操作步骤	要点与说明
10. 洗手，记录，签名　根据医嘱，详细记录实施熏洗后的客观情况并签名	

2. 全身熏洗法　操作步骤见表 6 – 8。

表 6 – 8　全身熏洗法操作步骤

操作步骤	要点与说明
1. 核对，评估　护士衣帽整齐，核对医嘱，查看病历及化验单，到患者床旁进行双向核对。向患者做好解释，取得合作	·了解患者有无操作禁忌证，便于确定熏洗部位、患者体位、操作手法 ·嘱患者排空二便
2. 洗手备物　护士修剪指甲，洗手，戴口罩，携用物至患者床旁	
3. 再次核对　核对患者床号、姓名，核对腕带	·确认患者
4. 调节温度　关门窗，屏风遮挡，根据患者的具体情况调节浴室的温度，协助患者脱去衣裤，用浴巾裹身	·注意保护隐私，注意保暖
5. 熏洗　将煎好的药液趁热倒入盆内，解去浴巾，扶患者坐于浴盆坐架上，用罩单围住全身和浴盆，仅露出头面，使药液蒸汽熏蒸全身。待药液温度适宜时，将四肢及躯干浸泡于药液中，用软毛巾协助患者浸洗，活动四肢关节	·一般为 20～40 分钟
6. 观察　密切观察患者的面色、呼吸、脉搏，询问患者有无不适感，及时调节药液温度	·定时测试药温，药液偏凉时，随时添加热药液或更换 ·如有不适及时妥善处理
7. 清洁整理　药浴结束后，用温水冲去皮肤上的药液，擦干药液，协助患者着衣，送回病房，安排舒适体位休息，清理用物，健康教育	·用过的物品按消毒隔离要求处理 ·告知患者 30 分钟后方可外出
8. 洗手，记录，签名　根据医嘱，详细记录实施熏洗后的客观情况并签名	

（四）注意事项

1. 暴露部位尽量加盖衣被，洗毕要及时擦干。室温保持在 20～22℃。

2. 熏蒸时以 50～70℃为宜，年老体弱、儿童及反应较差者不宜超过 50℃，并且身体要与药液保持适当距离，防止烫伤；浸泡时以 38～41℃为宜，忌过凉起不到治疗作用。

3. 头面部及某些敏感部位不宜选用刺激性太强的药物，孕妇忌用麝香等药物。治疗中如发现患者过敏或治疗无效时，要及时与医生联系，调整治疗方案。

4. 局部熏蒸时，以温热舒适、不烫伤皮肤为度；颜面部熏蒸 30 分钟后方可外出，以防感冒；局部有伤口者，按无菌操作进行；包扎部位熏洗时要揭去敷料，熏洗完毕后，更换消毒敷料后重新包扎。

5. 全身熏洗前适量饮水，以防汗出过度而虚脱，时间不宜超过 40 分钟，如患者出现心慌、气促、面色赤热或苍白、出大汗等情况要立即停止该操作，并进行相应的对症处理；用中草药熏蒸机要先检查机器的性能，有无漏电现象，以防发生意外；熏洗下肢时防止摔倒意外的发生。

6. 患者进餐前后半个小时内不宜熏洗。熏洗后宜静卧休息半小时。熏洗一般为每日 1 次，每次 20 ~ 30 分钟。根据病情也可 1 日 2 次。

7. 注意观察，随时询问感觉，活动局部筋骨，定时测试药温，如感不适，立即停止。

8. 所用物品必须清洁消毒，用具一人一份一消毒，避免交叉感染。

熏洗疗法操作流程见图 6 - 42。

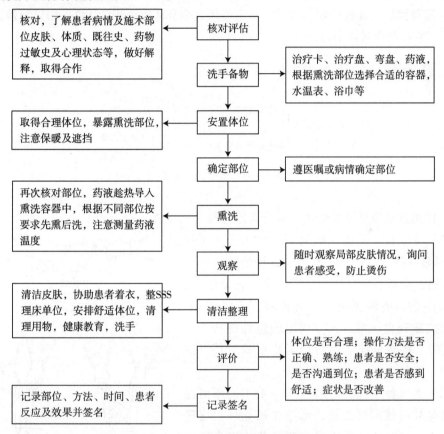

图 6 - 42 熏洗疗法操作流程图

第七节 湿敷法

一、概述

(一) 概念

湿敷法又称溻渍法，是指将中药煎汤或用其他溶媒浸泡，根据治疗需要选择常温或加热，将中药浸泡的敷料敷于患处，以达到防病治病目的的一种治疗方法。与熏蒸法相比，治疗的有效部位相对更为局限、具体。湿敷具有清热解毒、消肿止痛、收敛止痒的功效。

（二）湿敷敷布与湿敷面积

1. 湿敷敷布 湿敷敷布要有足够的厚度，一般由 4～6 层无菌纱布制成。大小根据皮损面积大小而定，以能覆盖皮损部位为宜。渗出液多时，要勤更换敷布，避免吸满渗出液的敷布长时间停留于创面上，刺激周围的正常皮肤，致使创面扩大。

2. 湿敷面积 湿敷面积不可过大，不能超过全身体表面积的 1/3；如果湿敷面积过大，还要警惕药物吸收中毒。

（三）湿敷法的分类（图 6－43）

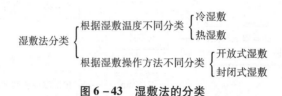

图 6－43　湿敷法的分类

1. 根据湿敷温度不同分类 可分为冷湿敷和热湿敷。

（1）冷湿敷　温度一般为 18～22℃，不可过低。冷湿敷可使皮肤扩张的毛细血管收缩，血液运行减慢，降低新陈代谢，消除红斑，抑制渗出，吸收分泌物，清洁创面，并有镇静、止痒作用。多用于皮肤充血、潮红、有渗出的急性湿疹、二度烫伤等。疾病早期应用可以阻止疾病发展，减轻痛苦，早期治愈。

（2）热湿敷　温度一般为 38～43℃，不可过高。热湿敷可使局部温热，加速血液循环，促进炎症吸收，或促进疖肿成熟，有显著的消炎和镇痛作用。多用于较深的一些浸润性炎症，如疖肿、蜂窝织炎、丹毒等。

2. 根据湿敷操作方法不同分类 可分为开放式湿敷和封闭式湿敷。

（1）开放式湿敷　将湿敷敷布浸透药液，取出拧干（图 6－44），以不滴水为度，覆盖于患处，每隔 3～5 分钟用镊子夹取纱布浸药液淋在敷布上，每 5～10 分钟更换敷布 1 次，每次 20～40 分钟。

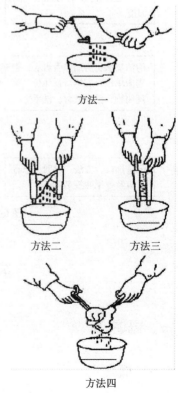

图 6－44　拧干敷布的方法

（2）封闭式湿敷 将湿敷敷布浸透药液，取出拧干，以不滴水为度，覆盖于患处，在湿敷敷布上加厚棉垫保温，用油纸、塑料薄膜等包裹，再用绷带包扎，或外用热源以维持湿敷的温度，每2小时更换湿敷敷布和湿敷液。适用于夜间、有较多渗液时和需要活动的情况。

（四）适应证

适用于软组织损伤，骨折愈合后肢体功能障碍，肩、颈、腰腿痛，膝关节痛，类风湿性关节炎，强直性脊柱炎，皮损渗出液较多或脓性分泌物较多的急慢性皮肤炎症。

（五）禁忌证

疮疡脓肿迅速扩散者、大疱性皮肤病、表皮剥脱松懈症、对温度不敏感及对湿敷药物过敏者。

二、用物准备

治疗卡、治疗盘、药液及容器（大小以能容纳2000~5000mL液体为宜）、水温表、敷布数块（4~6层无菌纱布制成）、凡士林、0.9%生理盐水棉球、镊子两把、弯盘、橡胶单、中单、纱布、绷带、棉签等。

三、操作方法

（一）评估

1. 患者主要症状及证型、临床表现、既往史、药物过敏史、女性患者的经带产史。通过评估，了解患者是否是湿敷操作的适应证、有无操作禁忌证，从而确定湿敷部位、患者体位、操作方法等。
2. 患者体质和湿敷部位的局部皮肤情况。
3. 对温度的耐受程度。
4. 心理状况，患者对此项操作的认识（提前做好告知）。
5. 病室环境，温湿度适宜，保护隐私。

（二）告知

注意药液温度，防止烫伤。

（三）操作步骤

操作步骤见表6-9。

表 6-9　湿敷法操作步骤

操作步骤	要点与说明
1. 核对，评估　护士衣帽整齐，核对医嘱，查看病历及化验单，到患者床旁进行双向核对。解释，取得合作	·了解患者有无操作禁忌证，便于确定湿敷部位、患者体位、操作手法 ·嘱患者排空二便
2. 洗手备物　护士修剪指甲，洗手，戴口罩，携用物至患者床旁	
3. 再次核对　核对患者床号、姓名，核对腕带	·确认患者
4. 安置体位　关门窗，屏风遮挡，协助患者取合理体位，充分暴露湿敷部位	·注意保护隐私，注意保暖 ·常用体位"三卧三坐"，即仰卧位、俯卧位、侧卧位、仰靠坐位、俯伏坐位和侧伏坐位
5. 确定部位，铺单　遵医嘱选择湿敷的部位，铺橡胶单、中单，弯盘置于施术部位旁	·保持衣物和床单位清洁
6. 涂凡士林　再次核对部位，用 0.9% 生理盐水棉球清洁局部皮肤，局部涂凡士林	·范围要大于湿敷面积
7. 湿敷，淋药　遵医嘱配制药液，敷布在药液中浸湿后，用镊子取出稍加拧干至不滴水为度，试温后敷患处，敷布大小宜与患处相当，使敷布与患处接触密紧　每隔 3~5 分钟用镊子夹取纱布浸湿药液淋在敷布上，每 5~10 分钟更换敷布 1 次，以保持湿度和温度　如为封闭式湿敷，用塑料薄膜包裹，加厚棉垫或外置热源保温	·操作时可先在前臂内侧或手背试温，再在施术部位试温 ·药液温度适宜：冷湿敷 18~22℃，热湿敷 38~43℃ ·一般每日湿敷 2~3 次，每次 20~40 分钟 ·如患处为四肢远端，则将四肢远端浸泡于药液中
8. 观察　观察患者局部皮肤反应，随时询问患者感受	·如有不适，及时妥善处理
9. 清洁整理　协助患者着衣，整理床单位，安排舒适体位，清理用物，健康教育	·用物按消毒隔离要求进行处理 ·告知患者 30 分钟后方可外出
10. 洗手，记录，签名　根据医嘱，详细记录实施湿敷后的客观情况并签名	

（四）注意事项

1. 注意保护患者隐私，保暖，防止受凉。

2. 注意消毒隔离，避免交叉感染。

3. 药液温度适宜，敷药前要辨证。寒证热敷，热湿敷一般 38~43℃，老人、儿童药液温度不可过高，避免烫伤；热证凉敷，一般 18~22℃，低于体温，以患者可耐受为宜。

4. 治疗过程中观察局部皮肤反应，如出现苍白、红斑、水疱、痒痛或破溃等情况，要立即停止治疗，并进行适当处理。

5. 湿敷药液要现配现用。

6. 敷布面积要大于患处面积，保持一定湿度，注意勿污染床单位。

7. 伤口部位进行湿敷前要揭去敷料，湿敷完后按照换药法重新包扎伤口。

8. 意外情况处理及预防。如出现局部瘙痒、红肿、水疱等皮肤过敏反应，要立即停止敷药，并遵医嘱进行抗过敏处理；如大面积使用湿敷中药出现头晕、口麻、恶心呕吐等中毒反应，要立即停药，报告医生，动态观察，随时处理。

湿敷法操作流程见图6-45。

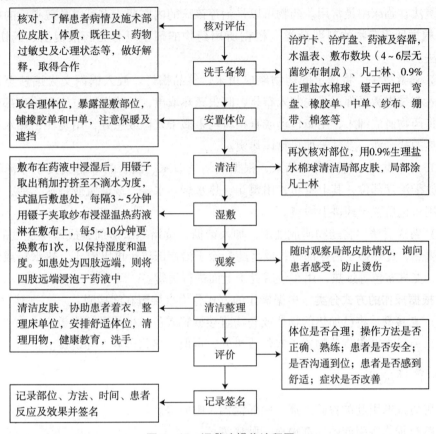

核对，了解患者病情及施术部位皮肤，体质，既往史、药物过敏史和心理状态等，做好解释，取得合作 ← 核对评估

洗手备物 → 治疗卡、治疗盘、药液及容器，水温表、敷布数块（4~6层无菌纱布制成）、凡士林、0.9%生理盐水棉球、镊子两把、弯盘、橡胶单、中单、纱布、绷带、棉签等

取合理体位，暴露湿敷部位，铺橡胶单和中单，注意保暖及遮挡 ← 安置体位

清洁 → 再次核对部位，用0.9%生理盐水棉球清洁局部皮肤，局部涂凡士林

敷布在药液中浸湿后，用镊子取出稍加拧挤至不滴水为度，试温后敷患处，每隔3~5分钟用镊子夹取纱布浸湿温热药液淋在敷布上，每5~10分钟更换敷布1次，以保持湿度和温度。如患处为四肢远端，则将四肢远端浸泡于药液中 ← 湿敷

观察 → 随时观察局部皮肤情况，询问患者感受，防止烫伤

清洁皮肤，协助患者着衣，整理床单位，安排舒适体位，清理用物，健康教育，洗手 ← 清洁整理

评价 → 体位是否合理；操作方法是否正确、熟练；患者是否安全；是否沟通到位；患者是否感到舒适；症状是否改善

记录部位、方法、时间、患者反应及效果并签名 ← 记录签名

图6-45 湿敷法操作流程图

第八节 热熨法

一、概述

（一）概念

热熨法是将水、药物或其他物品加热后，在人体局部或一定穴位适时来回移动或回旋运转，利用热力、药物和运动手法的综合作用，达到防病治病目的的一种操作方法。

常用热熨法有药熨法、坎离砂法、葱熨法、盐熨法、大豆熨法和热砖熨法等。本节重点介绍药熨法。

热熨具有温经通络、活血行气、散寒止痛、祛瘀消肿的功效。

（三）分类

药熨法在临床中最常用。药物可以是治疗该病的内服药，也可以是煎煮后的药渣。

1. 根据所用药物的剂型分类 根据所用药物的剂型可分为药散熨法、药饼熨法、药膏熨法。

（1）药散熨法 将选定的药物碾成粗末，鲜品捣烂。放入锅内文火煸炒至烫手取出，装入布袋熨烫局部；或先装入布袋，旺火蒸热取出，趁热把药包放在治疗部位上熨烫；或将药物研成细末，用布包裹或直接将药末撒于穴位或患处，用熨斗、热水袋、烫壶或炒热的盐、沙、麦麸等加热物体热熨。

（2）药饼熨法 将药研为细末，根据病情选取水、酒、醋等制成大小厚薄不等的药饼，放于治疗部位，其上覆布，用熨斗、热水袋、水壶、玻璃瓶或将盐、沙、麦麸等炒热，用布包后置于药饼上烫熨。

（3）药膏熨法 将药物研成细末，加入饴糖、黄蜡等赋形剂调成厚薄适度的药膏，于火上烘热，趁热贴于治疗部位；或将药膏涂于治疗部位，再以熨斗、热水袋或炒热的盐、沙、麦麸布包等炒热，用布包后置于上面进行烫熨。

2. 根据操作的方式分类 根据操作的方式分为直接熨和间接熨。

（1）直接熨 将已加热的物体或药物直接放置穴位或患处进行熨烫。

（2）间接熨 先将药物置于穴位或患处，再取加热物体放上面熨烫。

（四）适应证

1. 脾胃虚寒引起的胃脘疼痛、腹痛泄泻、呕吐等。

2. 跌打损伤等引起的局部瘀血、肿痛等。

3. 扭伤引起的腰背不适、行动不便等。

4. 风湿痹证引起的关节冷痛、麻木、沉重、酸胀等。

（五）禁忌证

1. 部位 腹部包块性质不明、孕妇腹部和骶部、身体大血管处、皮肤有破损处、病变部位感觉障碍、金属移植物等部位不宜热熨。

2. 疾病 各种实热证、急性软组织损伤、恶性肿瘤、疼痛不明原因者不宜热熨。

3. 状态 麻醉未清醒者不宜热熨。

二、用物准备

治疗卡、治疗盘、遵医嘱准备药物、凡士林、棉签、弯盘、白酒或醋、双层纱布袋或布袋两个、炒具（竹铲或竹筷）、炒锅、电磁炉、热水袋、大毛巾，必要时备屏风。

药熨袋制作：将药物用少许白酒或食醋搅拌后放入炒锅内，用文火炒，炒时用竹铲或竹筷翻拌，至药物温度达 $60 \sim 70℃$ 时，将其装入双层纱布袋或布袋中，用大毛巾包裹后备用。

三、操作方法注意事项

（一）评估

1. 患者主要症状及证型、临床表现、既往史、药物过敏史、女性患者的经带产史。通过评估，了解患者是否是本次操作的适应证、有无操作禁忌证，从而确定热熨部位、患者体位、操作手法等。

2. 患者体质和热熨局部皮肤情况。

3. 对温度、疼痛的感知和耐受程度。

4. 精神及心理状况，患者对此项操作的认识（提前做好告知）。

5. 病室环境，温湿度适宜，保护隐私。

（二）告知

治疗过程中局部皮肤可能出现烫伤、水疱或局部皮肤有红肿、奇痒、丘疹。

（三）操作步骤

操作步骤见表6-10。

表6-10　热熨法操作步骤

操作步骤	要点与说明
1. 核对，评估　护士衣帽整齐，核对医嘱，查看病历和化验单，到患者床旁进行双向核对，向患者做好解释，取得合作	·了解患者有无操作禁忌证，便于确定热熨部位、患者体位、操作手法 ·嘱患者排空小便
2. 洗手备物　护士修剪指甲，洗手，戴口罩，携用物至患者床旁	
3. 再次核对　核对患者床号、姓名，核对腕带	·确认患者
4. 安置体位　关门窗，协助患者取合理体位，暴露局部皮肤，用垫巾保护衣物	·注意保护隐私，注意保暖 ·体位选择以患者舒适并能持久、术者便于操作为原则，常用体位"三卧三坐"，即仰卧位、俯卧位、侧卧位、仰靠坐位、俯伏坐位和侧伏坐位
5. 试温，推熨　先于患处涂少量凡士林，将加热至50～60℃的药物加入药熨袋后，先试温，再将药熨袋放到患处或相应穴位上，用力来回推熨。力量要均匀，以患者能耐受为宜	·先在护士前臂内侧或手背试温，再在施术部位试温 ·开始时用力要轻，速度可稍快，随着药袋温度的降低，力量可增大，同时速度减慢。药袋温度过低时，可更换药袋或加温 ·每次15～30分钟，每日1～2次
6. 观察　热熨过程中随时观察局部皮肤情况，及时询问患者对温度的感受，检查熨包有无破损，防止烫伤	·如发现熨包破损，要立即停止操作，更换后再继续推熨
7. 清洁　操作毕，用消毒纱布清洁局部皮肤，观察有无烫伤，并及时妥善处理	·清洁皮肤要采用点式擦拭，防止损伤皮肤
8. 整理　协助着衣，安置舒适体位，整理床单位，清理用物，健康教育	·用过的物品按消毒隔离要求进行处理 ·告知需注意的事项

续表

操作步骤	要点与说明
9. 洗手，记录，签名　根据医嘱，详细记录实施热熨 后的客观情况并签名	

（四）注意事项

1. 热熨过程中要随时观察熨包是否破漏，患者的皮肤是否烫伤、擦伤等。

2. 热熨中保持药袋温度，冷却后要及时更换或加热，热熨温度一般在 50～60℃，不宜超过 70℃；老年人、婴幼儿和感觉障碍者，不宜超过 50℃。

3. 热熨中若患者感到疼痛或局部皮肤出现红疹、瘙痒、水疱，立即停止操作，并进行适当处理。

4. 布袋用后清洗消毒备用，以免交叉感染，中药可连续使用 1 周。

5. 炒药过程中要注意安全，中途加入白酒时要将炒锅离开热源，以免发生危险。

附：
坎离砂熨法、葱熨法和盐熨法

1. 坎离砂熨法　坎离砂熨法是将坎离砂放入治疗碗内加适量陈醋，搅拌均匀，装入布袋内，利用铁和醋酸之化学反应产生的热在患处进行热熨的一种方法。其适用范围、操作程序同药熨法，注意加入陈醋的量以坎离砂湿润为宜。

2. 葱熨法　葱熨法是将新鲜大葱白 200～300g（切成 2～3cm 长）加入白酒 30mL 炒热，装入布袋中，在患者腹部热熨，达到升清降浊之功效。临床可用于消除腹水、通利小便、解除癃闭和缓解痿证瘫痪等。在患者腹部涂凡士林后，用葱段袋从脐周右侧向左进行滚熨，以达到右升左降，排出腹内腹水、积气，达到通利大小便的作用。葱熨袋内温度降低后，可重新加热后再用。每次葱熨时间 20 分钟左右，1 日 2 次。操作结束后，腹部要注意保暖，防止受凉。

3. 盐熨法　盐熨法是将颗粒大小均匀的大青盐或海盐 500～1000g，炒热装入纱布袋内，待温度适宜时，在患处或特定部位适时或来回运转的一种方法。慢性虚寒性胃痛、腹泻者可在胃脘部或腹部滚熨；痿证、瘫痪、筋骨疼痛者直接熨患处；头晕、耳鸣者可将盐熨袋枕于头下熨；肾阳不足者熨足心。每次熨 20～30 分钟，每日 2 次。

热熨法操作流程见图 6-46。

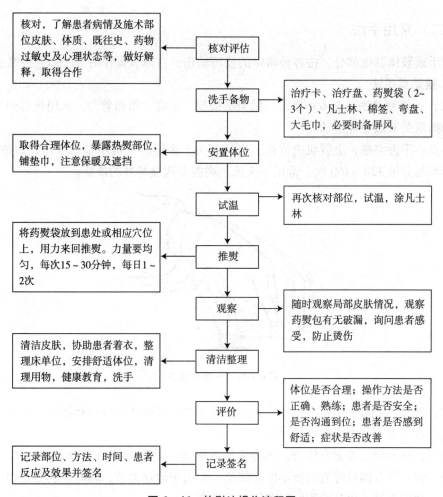

图 6-46 热熨法操作流程图

第九节 穴位按摩法

一、概述

（一）概念

穴位按摩法又称推拿疗法，是在中医基本理论指导下，通过术者的手法，作用于人体体表的特定部位或穴位而产生刺激作用，疏通经络，调动机体抗病能力，从而达到防病治病、保健强身目的的一种治疗方法。

穴位按摩具有疏通经络、舒筋整复、滑利关节、活血祛瘀、调整脏腑气血、增强人体抗病能力的功效。

（二）常用手法

用手或肢体其他部分，按各种特定的技巧动作，在体表操作的方法称为按摩手法。

1. 摆动类手法

（1）一指禅推法（图6-47）　用拇指指端、偏峰、指面着力，运用腕部的来回摆动带动拇指关节做屈伸运动。

要点：手握空拳，上肢肌内放松，自然着力，吸定，不可用蛮力下压，紧推慢移，手法频率每分钟120～160次。常用于头面、胸腹及四肢等处的痛症。

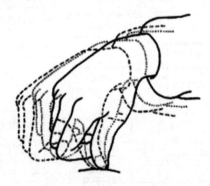

图6-47　一指禅推法

（2）㨰法（图6-48）　靠近小鱼际的指掌关节背侧及部分小鱼际着力，通过前臂的旋转，带动腕关节做屈伸外旋运动。

要点：施术部位要紧贴体表，不能拖动或跳动，手法频率每分钟120～160次。适用于肩、背、臀及四肢等肌内较丰厚的部位。常用于治疗关节、肌内等软组织损伤、肢体瘫痪、肩周炎等，也是常用的保健推拿手法之一。

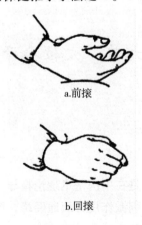

a.前㨰

b.回㨰

图6-48　㨰法

（3）揉法（图6-49）　分掌揉法和指揉法。以大鱼际、小鱼际、掌根、手指着力于施术部位，做轻柔有节律的左右或回旋运动。

要点：施术部位要固定于一定的穴位或部位，相对位置不变，压力要轻柔适中，揉动时要带动皮下组织一起运动，手法频率每分钟 120～160 次。适用于全身各部。常用于脘腹痛、便秘、腰肌劳损和外伤引起的红肿疼痛等。

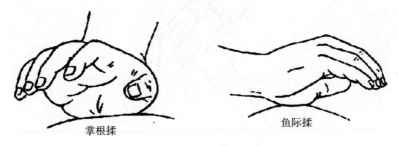

掌根揉　　　　　　　　　　　鱼际揉

图 6 - 49　揉法

2. 摩擦类手法

（1）**摩法**　分掌摩和指摩。以掌或指着力于一定部位做回旋运动。

要点：肘关节自然屈曲，腕部放松，指掌自然伸直，施术部位要紧贴受术部位。适于胸腹、胁肋部。常用于脘腹痛、食积胀满、气滞等。

（2）**擦法**　以掌或大、小鱼际着力于施术部位做快速的直线往返摩擦运动。

要点：着力部分要紧贴皮肤，稍用力下压并做上下或左右直线往返摩擦，用力要稳实、均匀、连续，使热量逐渐透达肌肤。适用于胸肋、腹、肩背腰臀及下肢。常用于治疗内脏虚损及气血功能失常的病证（操作时，治疗部位要充分暴露，并涂适量的润滑油）。

（3）**推法**（图 6 - 50）　以掌、指、拳、肘等部位着力，在施术部位做单方向直线推压运动。

要点：着力部紧贴皮肤，动作要稳、匀速、匀力；直线单向，进实退虚。常用于治疗肌内损伤、术后肠粘连、颈椎病等。

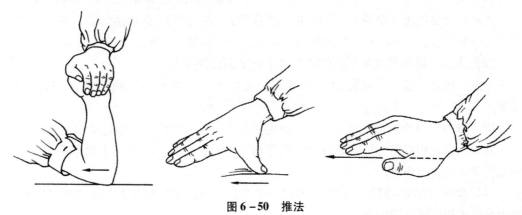

图 6 - 50　推法

（4）**搓法**（图 6 - 51）　以双手掌面对称地夹住一定部位，使腕部做快速盘旋搓揉。

要点：前臂和上臂主动施力，两手掌做反方向快速搓动，同时由上向下缓慢移动，嘱患者肢体放松。多用于四肢部，一般作为结束手法。

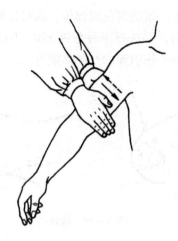

图 6-51　搓法

（5）**抹法**　用单手或双手拇指罗纹面紧贴皮肤，做上下或左右往返移动。

要点：用力要轻而不浮，重而不滞。适用于头面及颈项部。常用于配合治疗头晕、头痛及颈项强痛等。

3. 振动类手法

（1）**振法**　以掌或指着力于施术部位，静止用力产生振动。

要点：操作时力量要集中于指端或手掌上，振动的频率较高，着力稍重。多用于头痛、失眠、咳嗽、胃脘痛、腰痛、痛经等。

（2）**抖法**　以双手或单手握住患者的肢体远端，做小幅度快频率的连续抖动。

要点：操作时颤动幅度要小，频率要快。适用于四肢，多作为治疗的结束手法。

4. 挤压类手法

（1）**按法**　以掌、指、肘着力于施术部位，逐渐用力，按而留之，有节律往复。

要点：分指按法（全身）、掌按法（腰背部）。着力部位要紧贴体表，不可移动，用力要由轻而重，不可用暴力猛然按压。常用于治疗胃脘痛、头痛、肢体酸痛麻木等。

（2）**点法**　以指端或关节凸起处着力于施术部位持续点压。

要点：用力要稳，不可前后左右移动，力量要由轻到重。适用于肌内较薄的骨缝处。

（3）**捏法**　以拇指与其余手指指腹面夹住并着力于施术部位，相对用力挤压。

要点：在做相对用力挤压动作时要循序而下，均匀而有节律性。常用于伤风感冒、伤筋错骨、跌打损伤等。

（4）**拿法**（图 6-52）　以拇指与其余手指的罗纹面夹住并着力于施术部位，相对用力捏提。捏而提起谓之拿。

要点：以拇指与其余手指相对用力挤压，同时提拽，循序进行，连续不断，轻重交替。用以治疗颈椎病、肩周炎、失眠、感冒等。

（5）**捻法**　以拇、食指夹住并着力于施术部位进行捏揉捻动。

要点：动作要灵活、快速，用劲不可呆滞。适用于四肢小关节。常配合治疗小关节

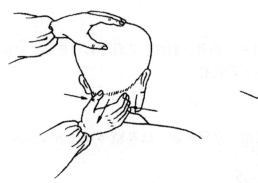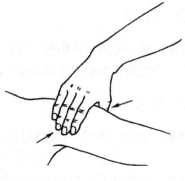

图 6-52 拿法

疼痛、肿胀或屈伸不利等。

5. 叩击类手法

（1）**拍法** 手指自然并拢，掌指关节微屈，以虚掌着力，对施术部位进行拍打。用于肌内痉挛、风湿痹痛、关节麻木等。

（2）**击法** 以拳背、掌根、小鱼际、指尖等着力于施术部位进行击打。用劲要快速而短暂，垂直叩击体表。用于肌内痉挛、风湿痹痛、闪腰或头痛等

（3）**弹法** 以一手指的指腹紧压另一手指的指甲，用力把按压的手指弹出，连续弹击施术部位。操作时弹击力要均匀，每分钟弹 120~160 次。配合治疗项强、头痛、面神经麻痹等。

（三）手法要求

手法要求持久、有力、均匀、柔和，从而达到深透，其中持久、有力、均匀、柔和是手段，深透才是目的。

1. 持久 要求一种手法在正确操作的前提下持续一定的时间，保持动作和力量的连贯性。

2. 有力 要求每种手法操作要有一定的力度，并根据具体情况做适当调整。

3. 均匀 要求手法动作要掌握一定的节奏，频率、压力要稳定、有序。

4. 柔和 要求手法动作虽然要保持一定的压力，但要让患者基本上感觉舒适，不能用蛮力，变换动作要自然。

5. 深透 是指"力"达到所要治疗的部位，"适达病所"。

按摩要循序渐进，手法次数要由少到多，力量由轻逐渐加重，穴位逐渐增加。

（四）介质

介质的作用能加强手法操作，提高治疗效果，还可以润滑和保护皮肤。临床常用的介质有葱姜水、滑石粉、麻油、红花油、葱姜汁、白酒、薄荷水、冬青膏等，选用时要根据具体病证，如寒证，可用温经散寒作用的葱姜水；热证，可选用清凉退热作用的凉水；软组织损伤，可选用活血化瘀、消肿止痛、舒筋活络的红花油、冬青膏等。

（五）适应证

适应证广泛，可用于骨伤科、外科、内科、妇科、儿科等各科疾病，对运动系统、神经系统、消化系统为主的疾病有独特的优势。

（六）禁忌证

1. 状态 疲劳、醉酒、饥饿过饱、剧烈运动，以及精神病患者发作期禁用手法治疗。

2. 体质 年老体衰者慎用手法治疗。

3. 疾病 各种骨折、骨质疏松、骨结核；严重心、肺、脑、肝、肾疾病；急性传染病、化脓性疾病、皮肤疾病、恶性肿瘤、出血性疾病等禁用手法治疗。

4. 部位 局部皮肤有破损、烫伤、瘢痕不宜行手法治疗；妇女月经期、孕妇、产后未恢复者禁止在腰、臀、腹部行手法治疗。

二、用物准备

治疗卡、治疗盘、按摩床、高低不等的凳子、靠背椅、各种规格的软垫或大小不等的枕头、治疗巾、大毛巾等。根据实际情况准备推拿介质（如滑石粉、葱姜水、红花油、麻油等）。

三、操作方法与注意事项

（一）评估

1. 患者主要症状及证型、临床表现、既往史、女性患者的经带产史。通过评估，了解患者是否是按摩操作的适应证、有无操作禁忌证，从而确定按摩部位、患者体位、操作手法等。

2. 患者体质及局部皮肤情况。

3. 对疼痛等的耐受程度。

4. 精神及心理状况，患者对此项操作的认识（提前做好告知）。

5. 病室环境，温湿度适宜，保护隐私。

（二）告知

1. 按摩时局部出现酸胀感觉属于正常现象。

2. 局部皮肤可能会出现青紫。

（三）操作步骤

操作步骤见表 6 – 11。

表 6 – 11 穴位按摩法操作步骤

操作步骤	要点与说明
1. 核对，评估 护士衣帽整齐，核对医嘱，查看病历及化验单，到患者床旁进行双向核对，向患者做好解释，取得合作	·了解患者有无操作禁忌证，以便确定按摩的部位、患者体位、操作手法 ·嘱患者排空二便
2. 洗手备物 护士修剪指甲，洗手，戴口罩，携用物至患者床旁	·修剪指甲，防止损伤患者皮肤
3. 再次核对 核对患者床号、姓名，核对腕带	·确认患者
4. 安置体位 关门窗，协助患者取合理体位，暴露局部皮肤	·注意保护隐私，注意保暖 ·体位要有利于患者放松，并有利于术者发力和持久操作 ·常用体位"三卧三坐"，即仰卧位、俯卧位、侧卧位、仰靠坐位、俯伏坐位和侧伏坐位
5. 定位 根据医嘱，确定按摩穴位或部位	·根据腧穴定位方法（骨度分寸定位法、体表解剖标志定位法、手指同身寸法和简便取穴法）正确定位或选取部位
6. 按摩 根据患者的症状、发病部位、年龄和耐受程度，正确采用各种按摩手法，并灵活运用，力量及摆动幅度均匀，时间符合要求，操作时根据具体情况应用介质	·一般先从轻柔的手法开始，如揉法、摩法等；再用针对主症或相应穴位的手法，如点法、按法、推法等；整理结束用些揉法、抖法、搓法等
7. 观察 按摩过程中要注意询问患者对手法的反应，及时调整手法力度，或停止操作	
8. 清洁整理 协助患者着衣，整理床单位，安排舒适体位，清理用物，健康教育	·用过的物品按消毒隔离要求进行处理 ·告知注意事项
9. 洗手，记录，签名 根据医嘱，详细记录操作过程、穴位、患者的反应等，并签名	

（四）注意事项

1. 操作前修剪指甲，以免划破患者皮肤。

2. 按摩须在诊断明确的情况下方可实施。

3. 根据个体情况选择最适当的体位，既让患者感到舒适，便于放松肌内，同时又便于术者操作。

4. 进行腰、腹部按摩前嘱患者排尿。

5. 操作时术者精力要集中，能随时观察患者的反应，以便根据实际情况及时调整手法、强度及持续时间。如出现头晕目眩、恶心、自汗等反应，立即停止操作，扶患者平卧床上休息，做相应的处理。

6. 个别患者进行 1~3 次按摩后可出现局部疼痛、青紫或破损现象，一般可用轻手法继续按摩，严重时停止操作，待局部情况好转后再进行治疗。

附

颈肩部穴位按摩法

取穴：风池穴、颈部夹脊穴、肩井穴、肩胛提肌。

手法：滚法、点法、拿法、击法、揉法。

操作：患者坐位，用滚法放松颈肩部肌肉，每侧按摩 3~5 分钟；点法按摩风池穴，逐次按颈部夹脊穴，按摩时间 5 分钟；点法按摩两侧肩井穴，按摩时间 3 分钟；运用拿法拿捏肩胛提肌，按摩时间 3 分钟；运用击法，由肩峰叩击至风池穴，每侧叩击 2 分钟；运用揉法使颈肩部肌肉放松，每侧按摩 3~5 分钟。

穴位按摩法操作流程见图 6-53。

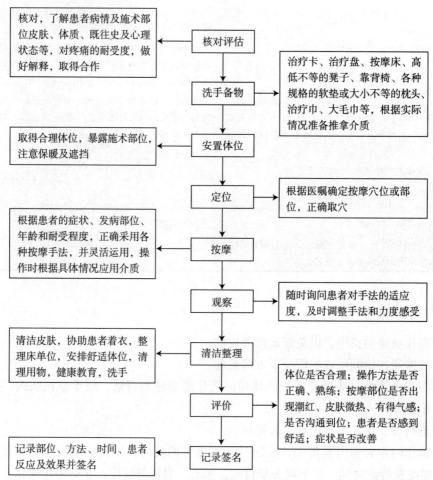

图 6-53 穴位按摩法操作流程图

第十节　穴位注射法

一、概述

（一）概念

穴位注射法又称水针疗法，是针刺法与肌内注射法相结合的一种操作方法，是根据病证的不同，选用相应的穴位和药物，并将一定剂量的药液注入穴位，以充分发挥穴位和药物对疾病的综合作用，从而达到治疗疾病目的的一种方法。

该疗法以中医基本理论为指导，是结合近代医药学中药物药理作用和注射方法而形成的独特疗法，能起到穴位、针刺、药物三者结合的综合作用，可改善局部血运，利于组织修复。

（二）常用药液与注射剂量

1. 常用药液的原则　易于吸收，刺激性弱，可用作肌内注射的药液都可根据病情需要选用。

（1）常用的中药注射液　当归注射液、红花注射液、复方丹参注射液、生脉注射液、黄芪注射液、板蓝根注射液、鱼腥草注射液、川芎注射液等。

（2）常用的西药注射液　5%～10%葡萄糖注射液、0.9%生理盐水、25%硫酸镁、维生素 B_1、维生素 B_{12}、维生素 C 注射液、阿托品等。

2. 注射剂量　注射剂量要根据药物说明书规定的剂量，不能过量。一般以穴位部位来分，可用原药物剂量的 1/5～1/2，耳穴注射 0.1mL，头面部注射 0.3～0.5mL，四肢部注射 1～2mL，胸背部注射 0.5～1mL，腰臀部注射 2～5mL 或 5%～10%葡萄糖注射液 10～20mL。

（三）用具

1. 常用的无菌注射器　1mL 注射器、2mL 注射器、5mL 注射器、10mL 注射器、20mL 注射器。

2. 常用的针头　5～7 号，以 5 号长针头最常用。

可根据需要选用不同型号的注射器和针头。

（四）穴位选择与注射角度

1. 穴位选择　临床常结合经络、穴位的确诊法，选取阳性反应点进行治疗，即用拇指或食指指腹以均匀力量在患者体表进行按压、触摸、滑动，以检查有无压痛、条索状或结节等阳性反应物，以及皮肤的凹陷、隆起、色泽等变化。软组织损伤可选择最明显的压痛点。选穴宜少而精，1～2 穴为宜。

2. 注射角度与深度 一般根据穴位所在部位与病情需要决定，皮肉浅薄部位宜浅刺，肌肉丰厚的部位可深刺。注射药量较多时，由深至浅，边推边退并转换角度，使药液向多方向推进。

3. 疗程 通常急症每日 1~2 次，慢性病一般每日或隔日 1 次，6~10 次为 1 个疗程。反应强烈者可隔 2~3 日 1 次，穴位左右交替使用。每个疗程间休息 3~5 日。

（五）适应证

1. 各种痛证 如风湿关节痛、腰腿痛、坐骨神经痛、肩背痛、三叉神经痛、泌尿系结石及软组织扭伤、挫伤等。

2. 各种慢性病 如胃下垂、溃疡病、神经衰弱、哮喘等。

（六）禁忌证（同毫针刺法）

1. 疲乏、饥饿或精神紧张者不宜穴位注射。

2. 局部皮肤有感染、瘢痕或有肿瘤的部位不宜穴位注射。

3. 有出血倾向的疾病及高度水肿的患者不宜穴位注射。

4. 孕妇的腰骶部或子宫敏感部位不宜穴位注射。

二、用物准备

治疗卡、治疗盘、注射药物、一次性无菌注射器及针头、皮肤消毒液、无菌棉签或棉球、砂轮、脉枕、弯盘、锐器盒等。

三、操作方法与注意事项

（一）评估

1. 患者主要症状及证型、临床表现、既往史、药物过敏史、女性患者的经带产史。通过评估，了解患者是否是穴位注射操作的适应证、有无操作禁忌证，从而确定穴位注射部位、患者体位、操作手法等。

2. 患者体质及局部皮肤情况。

3. 对疼痛的耐受程度。

4. 精神及心理状况，患者对此项操作的认识（提前做好告知）。

5. 病室环境，温湿度适宜，保护隐私。

（二）告知

1. 注射部位出现疼痛、酸胀感觉属于正常现象。

2. 注射后避免着水，以免感染。

（三）操作步骤

操作步骤见表 6-12。

表 6 – 12 穴位注射操作步骤

操作步骤	要点与说明
1. 核对，评估 护士衣帽整齐，核对医嘱，查看病历及化验单，到患者床旁进行双向核对，做好解释，取得合作	· 了解患者有无操作禁忌证、药物过敏史，确定施术部位、患者体位、操作手法 · 嘱患者排空二便
2. 洗手备物 护士修剪指甲，洗手，戴口罩，携用物至患者床旁	· 严格执行无菌操作原则，认真执行查对制度 · 按要求抽吸适量的药液
3. 再次核对 核对患者床号、姓名，核对腕带	· 确认患者
4. 安置体位 关门窗，协助患者取合理体位，暴露局部皮肤	· 注意保护隐私，注意保暖 · 根据注射部位取舒适体位，便于操作
5. 定穴揣穴 三次核对，用拇指或食指指腹以均匀力量在患者体表进行按压、触摸、滑动，测试患者感觉及反应，探查阳性点	· 在相应病变区有压痛、条索状或结节，以及皮肤的凹陷、隆起、色泽等变化
6. 抽药消毒 按操作规程抽吸药液，常规消毒取穴部位的皮肤	· 消毒方法正确：以所取穴中心由内向外消毒，范围大于5cm
7. 针刺注药 右手持注射器，排尽空气，左手绷紧皮肤、针尖对准穴位迅速刺入皮下，然后用针刺手法将针推进一定深度，并上下提插，询问患者感受，得气后要回抽注射器，若无回血等，即可将药液注入	· 若所注药液较多，可注射部分后，将针头稍提起，边退边注药，适当转换角度 · 急性病、体壮者可快推药；慢性病、体弱者易慢推药；一般疾病要中等速度推药
8. 观察 注射过程中要注意观察有无针刺意外，或药物过敏反应等情况	· 如有异常，立即报告医生，并配合处理
9. 拔针 药物注射结束，快速拔针，用无菌棉签按压针孔，以防出血	· 按压针孔1分钟
10. 清洁整理 协助患者着衣，整理床单位，安排舒适体位，清理用物，健康教育	· 用过的物品按消毒隔离要求进行处理 · 告知注射部位24小时不能着水，防止感染，以及其他需注意的事项
11. 洗手，记录，签名 根据医嘱，详细记录操作过程、穴位、药名、剂量、病人的反应等，并签名	

（四）注意事项

1. 严格执行无菌操作规程、查对制度。

2. 操作前按要求检查注射器，检查药液的有效期、是否变质等。

3. 注意药物的性能、药理作用、剂量、配伍禁忌、副作用及过敏反应等，容易引起过敏的药物要先做皮试，不良反应较重者不宜采用。

4. 选穴要准确，深浅度适宜，注药前要回抽，以免注入关节腔、脊髓腔及血管内，注射时避开神经干，如患者有触电感，要稍后退再推药，以免损伤神经。

5. 颈项、胸背部腧穴注射时不宜过深，孕妇不宜进行穴位注射；年老、体弱者选穴宜少，且药量要酌减，以免晕针。

穴位注射法操作流程见图 6 – 54。

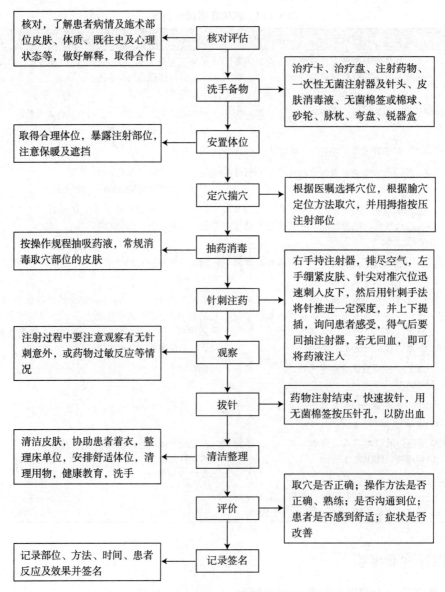

图6-54 穴位注射法操作流程图

核对评估	核对，了解患者病情及施术部位皮肤、体质、既往史及心理状态等，做好解释，取得合作
洗手备物	治疗卡、治疗盘、注射药物、一次性无菌注射器及针头、皮肤消毒液、无菌棉签或棉球、砂轮、脉枕、弯盘、锐器盒
安置体位	取得合理体位，暴露注射部位，注意保暖及遮挡
定穴揣穴	根据医嘱选择穴位，根据腧穴定位方法取穴，并用拇指按压注射部位
抽药消毒	按操作规程抽吸药液，常规消毒取穴部位的皮肤
针刺注药	右手持注射器，排尽空气，左手绷紧皮肤、针尖对准穴位迅速刺入皮下，然后用针刺手法将针推进一定深度，并上下提插，询问患者感受，得气后要回抽注射器，若无回血，即可将药液注入
观察	注射过程中要注意观察有无针刺意外，或药物过敏反应等情况
拔针	药物注射结束，快速拔针，用无菌棉签按压针孔，以防出血
清洁整理	清洁皮肤，协助患者着衣，整理床单位，安排舒适体位，清理用物，健康教育，洗手
评价	取穴是否正确；操作方法是否正确、熟练；是否沟通到位；患者是否感到舒适；症状是否改善
记录签名	记录部位、方法、时间、患者反应及效果并签名

第十一节 皮肤针法

一、概述

（一）概念

皮肤针法是针刺法的一种，是在中医理论指导下，以皮肤针叩刺人体一定部位（穴位），从而达到防治疾病目的的一种治疗方法。该操作具有多针浅刺、刺激面广、刺皮不伤肉、疼痛较轻微等特点，可疏通经络，调节脏腑功能，激发经络之气。

（二）针具

1. 皮肤针的材料 针头由数量不等的不锈钢针制成，针柄由塑料、胶木等富有弹性的材料制成。

2. 皮肤针的结构（图6-55）

（1）一般皮肤针 由针头、针束、针柄构成。其中针头是嵌装针束的部分，如小锤状，一端呈莲蓬状；针束是数量不等的短针集成一束，垂直固定前端，针尖外露0.2cm，根据针数不同，又有梅花针（五枚针组成）、七星针（七枚针组成）、罗汉针（十八枚针组成）之分；针柄是手握的部分，根据针柄的材料不同，又有硬柄和软柄之分，一般针柄长15~19cm。

（2）滚筒式皮肤针 外形呈滚筒样，由金属制成，筒上固定有若干排短针，针尖外露0.2cm，有一个针柄。

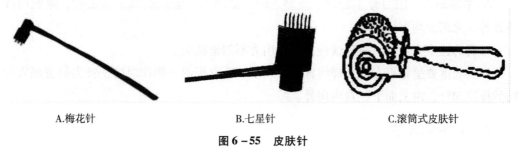

| A.梅花针 | B.七星针 | C.滚筒式皮肤针 |

图6-55 皮肤针

3. 皮肤针的检修 针尖不宜太锐，要呈松针形。针柄要坚固具有弹性，全束针尖要平齐，防止偏斜、钩曲、锈蚀和缺损。

（三）持针方法

1. 一般皮肤针持针（图6-56） 术者一手握针柄，以无名指、小指将针柄下端固定于小鱼际，针柄末端露出手掌后2~5cm，以拇指和中指夹持针柄中下段，食指置于针柄中段上面。

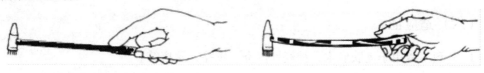

A.硬柄皮肤针持针法 　　　　　　　　B.软柄皮肤针持针法

图6-56 硬柄、软柄皮肤针持针方法

2. 滚筒式皮肤针持针 术者以拇、食指捏住针柄中段，其余三指握于针柄末端，在皮肤一定部位上推行、滚动。

（四）针刺力度与方向

手持针柄，运用腕部弹力进行弹叩，即使针尖刺到皮肤后，因反作用力而使针弹起，以减轻针刺部位的疼痛，或运用滚筒来回滚动，先轻后重，着力均匀，直至皮肤潮红充血或有微量出血为止。本操作与毫针刺法不同，毫针刺法主要运用指力，皮肤针刺法主要运用腕部弹力，并且不能随意增加臂力和肘力。

根据刺激强度分为三种：轻刺、重刺和中等刺法。

1. 轻刺　用力较小，落针时间短，患者无感觉，或仅仅有轻微痛感，皮肤潮红，适用于妇女、老人、小儿、体质虚弱、虚证的患者和头面部、五官、肌内浅薄处。

2. 重刺　用力稍大，针具高抬，节奏略慢，落弹皮肤时间长，即针尖接触皮肤有一个相对略长的停顿，患者感到疼痛，但能忍受，皮肤出现细小出血点，表面潮红，适用于身体强壮、实证的患者和肩、背、腰、臀部等肌内丰厚处。

3. 中等刺法　用力介于轻刺、重刺之间，适用于一般疾病和多数患者，除肌内浅薄处外，大部分均可用此法。

针刺的速度要均匀，避免快慢不一，用力不匀地乱刺。

针尖起落要呈垂直方向，即将针垂直刺下，垂直提起，操作时防止针尖斜着刺入和向后拖拉起针，由上而下，自内向外。

（五）针刺部位

1. 局部叩刺　即在病变局部叩刺，主要包括发病部位、压痛点、感觉异常区域等。

2. 穴位叩刺　选取与疾病相关的穴位进行叩刺，主要用于背俞穴、夹脊穴、某些特定穴和阳性反应点。

3. 循经叩刺　根据辨证，选取与疾病有关的经脉循行部位进行叩刺。常用于项、背、腰骶部的督脉和足太阳膀胱经，也用于四肢肘、膝以下的三阴经、三阳经。

上述三法可单独应用，也可结合应用。一般各部位叩刺顺序如下：头部、项部、颈部、肩胛部、脊背部、骶部、上肢、面部、眼部、鼻部和耳部。

（六）适应证

1. 外科　常用于皮肤麻木、神经性皮炎、斑秃、顽癣等。

2. 内科　常用于头痛、咳嗽、痹病、胁痛、眩晕、消化不良、神经衰弱等。

3. 儿科　常用于小儿消化不良、遗尿等。

4. 妇科　常用于痛经、月经不调。

5. 五官科　常用于鼻炎、牙疼、近视等。

6. 骨科　常用于上下肢痛、腰痛、落枕等。

（七）禁忌证

局部皮肤有感染、溃疡、烧伤、瘢痕及有出血性疾病者等不宜使用本法。

二、用物准备

治疗卡、治疗盘、皮肤消毒液、无菌皮肤针、无菌棉签或棉球、弯盘、大毛巾等，必要时备屏风。

选择适宜的针具并检查，皮肤针针柄要衔接牢固，有弹性，全束针尖要平齐，无偏斜，无钩曲，无锈蚀，无缺损。

三、操作方法与注意事项

（一）评估

1. 患者主要症状及证型、临床表现、既往史、女性患者的经带产史。通过评估，了解患者是否是皮肤针操作的适应证、有无操作禁忌证，从而确定施术部位、患者体位、操作手法等。

2. 患者体质及针刺部位的局部皮肤情况。

3. 对疼痛等的耐受程度。

4. 精神及心理状况，患者对此项操作的认识（提前做好告知）。

5. 病室环境，温湿度适宜，保护隐私。

（二）告知

治疗局部会出现疼痛，伴少量出血点。

（三）操作步骤

操作步骤见表6-13。

表6-13　皮肤针操作步骤

操作步骤	要点与说明
1. 核对，评估　护士衣帽整齐，核对医嘱，查看病历及化验单，到患者床旁进行双向核对。向患者做好解释，取得合作	·了解患者有无操作禁忌证，便于确定叩刺的部位、采取的体位 ·嘱患者排空二便
2. 洗手备物　护士修剪指甲，洗手，戴口罩，携用物至患者床旁，检查针具，如有异常，及时更换	·严格执行无菌操作原则，认真执行查对制度 ·检查针柄是否牢固有弹性，全束针尖是否平齐，有无偏斜、钩曲、锈蚀、缺损等
3. 再次核对　核对患者床号、姓名，核对腕带	·确认患者

操作步骤	要点与说明
4. 安置体位　关门窗，协助患者取合理体位，暴露局部皮肤	·注意保护隐私，注意保暖 ·根据针刺部位取舒适体位，便于操作
5. 确定部位　遵医嘱选择合适的施术部位，先用拇指按压局部，并询问患者感觉，寻找穴位或阳性点	
6. 消毒　常规消毒取穴部位的皮肤	·消毒方法正确：以所取穴中心由内向外消毒，范围大于治疗范围
7. 选取皮肤针并再次检查　按部位，选取合适的皮肤针，同时再次检查	·检查针柄是否牢固有弹性，全束针尖是否平齐，有无偏斜、钩曲、锈蚀、缺损等
8. 叩刺或滚刺　正确持针，一般皮肤针，手握针柄后段，食指压在针柄中段，用手腕之力进行弹刺，使针尖垂直叩打在消毒后的皮肤上，并立即提起，用力均匀，握针要稳，反复进行 　　滚筒式皮肤针，以拇、食指捏住针柄中段，其余三指握于针柄末端，在消毒后的皮肤上推行、滚动	·一般由上至下、由内向外进行 ·每分钟叩刺100次左右
9. 观察　注射过程中要注意观察患者反应和局部皮肤情况，观察有无针刺意外	·如有异常，立即报告医生，并配合处理
10. 清洁整理　协助患者着衣，整理床单位，安排舒适体位，清理用物，健康教育	·用皮肤消毒液消毒局部皮肤 ·用过的物品按消毒隔离要求进行处理 ·告知需注意的事项
11. 洗手，记录，签名　根据医嘱，详细记录操作过程、部位、药名、剂量、患者的反应等，并签名	

（四）注意事项

1. 治疗前要检查针具，凡针面不平整、针尖有钩、锈钝、针束衔接部位不牢固者均不可用。

2. 叩刺时针尖要垂直，避免斜、钩、挑、拖等，以减少患者疼痛。初次治疗患者宜轻叩刺。

3. 针后如皮肤有过敏样丘疹，要向患者解释清楚，消退后可继续治疗。

4. 注意无菌操作，针具和针刺局部皮肤均要消毒。重刺有出血者，先用无菌干棉球将渗血擦净，随后再用消毒，刺后局部皮肤瘙痒，可用75%酒精棉球轻轻涂擦，不可用手搔抓，以防止感染。

5. 治疗时按预定要刺部位下针，每一针之间的距离一般在1.0~1.5cm之间，每日或隔日1次，一般10~16次为1个疗程。

皮肤针法操作流程见图6-57。

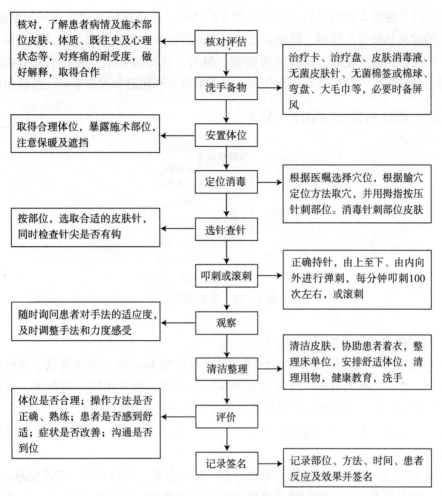

图 6-57 皮肤针法操作流程图

第十二节 蜡疗法

一、概述

(一) 概念

蜡疗法是一种温热疗法，是将加热熔化的医用蜡涂抹、贴敷于人体体表或穴位上，以产生机械刺激和温热作用，从而达到防止疾病目的的一种治疗方法。蜡疗具有温中散寒、消肿止痛的功效。

蜡具有较强的可塑性、柔韧性，可随意贴敷身体各个部位，尤其是关节部位。蜡加热溶化，在常温下逐渐冷却成固体，有较大的蓄热性，且导热系数低，保热时间长，能对局部产生持久的温热作用。蜡疗时皮肤血管扩张，血流加速，可使组织水肿吸收，致痛介质排除，使炎症浸润吸收，从而达到止痛目的。热蜡在冷却过程中体积渐渐缩小，所产生的柔和机械挤压作用，既能防止组织内的淋巴液和血液渗出，又能促进渗出液的吸收，从而达到消肿止痛，松弛关节韧带、肌内、肌腱的作用，有利于关节功能的康复。蜡含油性物质，对皮肤有润滑作用，对瘢痕组织和肌腱挛缩等有软化松解作用。

（二）蜡疗的种类（图 6 - 58）

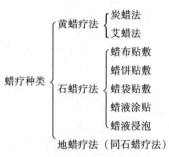

图 6 - 58　蜡疗的种类

1. 黄蜡疗法　包括炭蜡法和艾蜡法。

（1）炭蜡法　用白面和水揉成面泥，搓成直径为 1cm 左右的细条状，围放在施术部位四周，面圈内撒上黄蜡末或贴敷黄蜡饼约 1cm 厚，然后用铜勺盛炭火，置蜡上烘烤，随化随添蜡末，直至蜡与所围面圈高度平满为止，蜡冷后去掉。

（2）艾蜡法　基本同炭蜡法。只是在熔化黄蜡时，蜡末上铺撒艾绒，以点燃的艾绒使蜡融化。

2. 石蜡疗法　包括蜡布贴敷、蜡饼贴敷、蜡袋贴敷、蜡液涂贴、蜡液浸泡。

（1）蜡饼贴敷　将已熔化的石蜡倒入准备好的盘中，其厚度为 2~3cm，待冷却成饼状以后，用刀轻轻地把石蜡与盘边分开，将柔软的石蜡（45~50℃）从盘中迅速取出放在油布上，包好蜡的周边放于治疗部位。另外，也可将溶化的石蜡倒入铺有胶布的盘中，待表层石蜡冷却凝固后（表层温度为 50~53℃，内层温度为 54~58℃），连同胶布一起取出，敷在治疗部位。然后盖上油布，再用棉垫毛毯包好保温。该方法操作简单，迅速，蜡温恒定，适用于大面积治疗。

（2）蜡袋贴敷　是用塑料袋装蜡代替蜡饼的一种方法。用厚 0.3~0.5mm 的透明聚乙烯薄膜压制成大小不同的口袋，装入占塑料容积 1/3 的熔解石蜡，排除空气封口备用。治疗时将蜡袋放入热水中加热，使蜡吸热至 60℃ 熔解（一般水温不超过 80~99℃）取后放于治疗部位，可代替蜡饼。制作过程中要防止蜡液外流。

（3）蜡液涂贴　将熔化的石蜡冷却至 55~60℃ 时，用平毛刷将蜡液迅速均匀地涂于治疗部位，反复几次，薄蜡冷却后，凝结成紧缩的软蜡壳，形成导热性低的保护层。保护层形成后，嘱咐患者不要乱动，以免保护层破裂后外面热蜡液进入蜡壳内烫伤皮肤。然后再在保护层外涂刷 0.5~1.0cm 厚的石蜡壳，外面用蜡纸或油布盖好，再依次用床单和棉被裹保温。

（4）**蜡液浸泡** 将熔化的石蜡冷却至 55～60℃时，按蜡液涂贴法在需治疗的部位局部涂敷一层薄蜡，然后迅速浸入盛有 55～60℃石蜡特制的浴槽，并立即取出，反复数次，形成蜡套，厚度达 1.0cm，再浸入特制蜡槽中治疗，浸蜡时间不超过 10 分钟。

（5）**蜡布贴敷** 是石蜡的综合治疗法。将浸有熔解蜡的纱布垫冷却到皮肤能耐受的温度，放在治疗部位上，然后再用较小的纱布垫浸有 60～65℃高温石蜡放在第一层纱布上，再放上油布棉垫保温。

此外还有蜡绷带法、蜡喷洒法、特制石蜡治疗法等。

3. 地蜡疗法 同石蜡疗法。

（三）石蜡的选择与加热

选择外观洁白、无杂质，溶点在 50～60℃（蜡浴时用的石蜡溶点可低些），pH 值为中性，不含有水溶性酸碱，含油量不大于 0.9%，黏稠性良好的医用石蜡。

石蜡加热时温度不宜过高，如石蜡的熔点为 52～55℃的医用石蜡可加温至 60～65℃。如果加温过高或超过 100℃均能使石蜡氧化变质，并影响石蜡的可塑性与黏滞性，还能刺激皮肤产生皮炎。

加热石蜡不能用炉火直接加热，这样做除氧化变质外可使锅底层石蜡烧焦，发出气味，故需要用间接加热——即用双层锅，较大的外层锅内放适量的水，内层锅放蜡，借水温间接加热使蜡熔化。

（四）适应证

1. 各种损伤及劳损，如肌肉、肌腱、韧带的扭挫伤，肌肉劳损，以及长期伏案工作引起的颈肩腰腿疲劳疼痛等。

2. 关节病变，如关节强直、挛缩、各种关节炎、肩周炎、腱鞘炎、滑囊炎等。

3. 外伤或手术后遗症，瘢痕、手术粘连等；愈合不良的伤口或慢性溃疡等。

4. 神经炎、周围性面神经麻痹、神经痛、神经性皮炎、皮肤硬化症、湿疹、疥疮、肌炎、骨髓炎等。

5. 脘腹胀痛、虚寒泄泻、胃肠神经官能症、胃炎、胆囊炎、慢性盆腔炎、宫寒不孕等。

（五）禁忌证

感觉障碍、心肾功能衰竭、恶性肿瘤、有出血倾向、结核、化脓性感染、创面渗出未停止者、婴幼儿禁用此法。

二、用物准备

黄蜡疗法：治疗卡、治疗盘、蜡末或蜡饼、白面粉、水、消毒湿毛巾、铜勺、炭及炭炉或艾绒、火源等。

石蜡和地蜡疗法：治疗卡、治疗盘、热蜡液、无菌纱布、无菌小刷、无菌钳、镊各

1 把、小棉被或大毛巾、橡皮袋或瓷盘、小刀、绷带和大棉垫、温度计、小面盆等。

蜡疗室的设备：治疗室，熔蜡室（要单设熔蜡室，以免石蜡气味刺激患者，室内要有通风设备，地板应是水泥，熔蜡炉旁应设隔热垫），熔蜡热源（可有煤气、电热或蒸气等），熔蜡套锅 1 对（大、小锅各 1 个），搪瓷盘或木制蜡盘数个（依患者多少决定），浸蜡用的浴盆或瓷盆，医用石蜡若干斤，油布数块，棉垫数个（保温包裹用），纱布数块，6～8 层纱布垫数块，毛巾 3～5 条，白色板刷或刷墙排笔 2～3 支，长柄外科钳两把（拧蜡纱布用），铝舀水勺 1 只，其他用具（水温计，铲污刀两把、剃毛刀 1 把，凡士林油若干）。

溶蜡：将石蜡放入溶蜡槽内，使石蜡溶化，盛放入准备好的不同大小的石蜡模板内，待其冷却凝固备用（常温下放置约 20 分钟，蜡面触之无波动感即可）。

三、操作方法与注意事项

（一）评估

1. 患者主要症状及证型、临床表现、既往史、是否对蜡过敏、女性患者的经带产史。通过评估，了解患者是否是蜡疗操作的适应证、有无操作禁忌证，从而确定蜡疗部位、患者体位、蜡疗法的种类、操作手法等。

2. 患者体质及蜡疗部位局部皮肤情况。

3. 对疼痛、温度的耐受程度。

4. 心理状况，患者对此项操作的认识（提前做好告知）。

5. 病室环境，温湿度适宜，保护隐私。

（二）告知

治疗局部有温热感和紧致感属于正常现象；注意蜡液温度，防止烫伤。

（三）操作步骤

操作步骤见表 6－14。

表 6－14　蜡疗法操作步骤

操作步骤	要点与说明
1. 核对，评估　护士衣帽整齐，核对医嘱，查看病历及化验单，到患者床旁进行双向核对。向患者做好解释，取得合作	·了解患者有无操作禁忌证，便于确定蜡疗部位、患者体位、蜡疗种类、操作手法 ·嘱患者排空二便
2. 洗手备物　护士修剪指甲，洗手，戴口罩，携用物至患者床旁	·检查蜡液温度
3. 再次核对　核对患者床号、姓名，核对腕带	·确认患者
4. 安置体位　关门窗，屏风遮挡，协助患者取合理体位，充分暴露蜡疗部位	·注意保护隐私，注意保暖

操作步骤	要点与说明
5. 确定部位，清洁　遵医嘱选择湿敷的部位，再次核对部位，清洁治疗部位的皮肤	·局部部位如有汗液、污秽要除去，有毛发处可涂凡士林，毛发较多可剃去
6. 试温，敷蜡　试温，防止烫伤。遵医嘱选择合适的蜡疗种类和方法，将热蜡敷在治疗部位，然后盖上油布，再用棉垫毛毯包裹保温	·操作时先在自身前臂内侧或手背处试温，然后再在施术部位试温 ·每日或隔日治疗 1 次，每次治疗 30 ~ 60 分钟，每日 1次，15 ~ 20 次为 1 个疗程
7. 观察　观察患者局部皮肤反应，随时询问患者感受，防止烫伤	·如有不适及时妥善处理
8. 取蜡补水　治疗结束后，除去石蜡，擦除汗液，对于出汗多者可给予水分补充	
9. 清洁整理　协助患者着衣，整理床单位，安排舒适体位，清理用物，健康教育	·用过的物品按消毒隔离要求进行处理 ·告知患者 30 分钟后方可外出
10. 洗手，记录，签名　根据医嘱，详细记录实施蜡疗后的客观情况，并签名	

（四）注意事项

1. 治疗室内温度适宜，注意避风保暖。

2. 密切观察，蜡疗过程中出现过敏情况要立即停止。

3. 加热医用蜡时要采用隔水加热法，以防变质或燃烧。

4. 蜡疗地面及时清洁，蜡疗过程中注意防滑。

5. 用过的蜡每次要加入 15% ~ 25% 的新蜡才可重复使用，重复使用不要超过 5 ~ 7次。用于创面、体腔部位的蜡不能重复再用。

6. 治疗后休息片刻再离开治疗室。关节部位蜡疗，要在结束治疗后帮助患者进行关节屈伸旋转运动，幅度由小到大，循序渐进，对僵硬的掌指关节、指间关节做屈曲运动。

7. 防止水进入蜡液中，以免因水的导热性强而引起烫伤。

8. 蜡饼使用后要擦去蜡饼表面的汗水、毛发等杂质，以免混入蜡液内，蜡疗时要保持治疗位置静止不动，防止蜡块、蜡膜破裂而致热蜡液接触皮肤，引起烫伤。

9. 蜡疗部位每次不宜超过 3 个。

附
石蜡的清洁

清洁石蜡的方法很多，常用的有以下几种：

1. 沉淀法　将石蜡加热熔化后，加入相当于石蜡量的 1/3 或 1/2 的热水，搅拌混合后静置，石蜡上浮，水与杂质下沉，取出石蜡即可清除底部杂质，或由蜡槽底部将水与杂质排出。

2. 水煮清洁法 加等量水于石蜡内，煮沸 30 分钟以上，使蜡中杂物溶于水中沉淀于蜡底层，待冷却后将沉淀于蜡底层的污蜡除去。

3. 清洗过滤法 每次治疗的石蜡取下后要立即用急流水冲洗汗液和皮屑杂物。每隔 2~5 天用几层纱布或细孔筛滤过熔化石蜡。

蜡疗法操作流程见图 6-59。

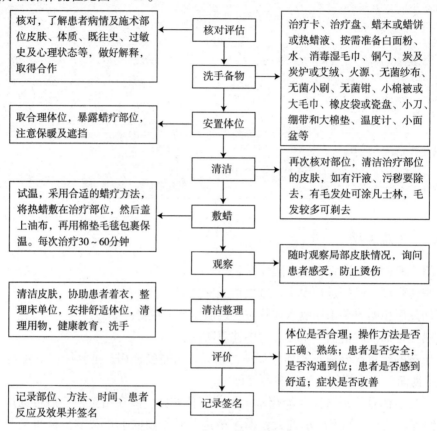

图 6-59 蜡疗法操作流程图

主要参考书目

[1] 黄勋. 医务人员医院感染的预防与控制. 长沙：湖南科学技术出版社，2003.

[2] 李武平. 医院感染管理与技术规范. 西安：第四军医大学出版社，2008.

[3] 郝少君，刘德煦，王灵. 现代医院管理与控制. 北京：人民军医出版社，2010.

[4] 李六亿，刘玉村. 医院感染管理学. 北京：北京大学医学出版社，2010.

[5] 左大鹏. 感染性疾病医疗护理手册. 北京：人民军医出版社，2009.

[6] 刘运喜，曹晋桂，邢玉斌. 医院感染预防控制工作指南. 北京：人民军医出版社，2013.

[7] 陈安民，徐永健. 医院感染预防与控制指南. 北京：科学技术出版社，2013.

[8] 姜安丽. 新编护理学基础. 北京：人民卫生出版社，2006.

[9] 高晓梅. 护理学基础. 西安：第四军医大学出版社，2008.

[10] 张少羽. 基础护理技术. 北京：人民卫生出版社，2010.

[11] 周春美. 护理学基础. 上海：上海科学技术出版社，2010.

[12] 吴玉芬. 静脉输液实用手册. 北京：人民卫生出版社，2011.

[13] 徐筱萍，赵慧华. 基础护理. 上海：复旦大学出版社，2015.

[14] 马玉萍. 基础护理学. 北京：人民卫生出版社，2012.

[15] 李小寒，尚少梅. 基础护理学. 北京：人民卫生出版社，2013.

[17] 周秀华. 急救护理学. 北京：人民卫生出版社，2001.

[18] 吕青，刘珊，霍丽莉. 现代急重症护理学. 北京：人民卫生出版社，2007.

[19] 王志红，周兰姝. 危重症护理学. 第2版. 北京：人民军医出版社，2007.

[20] 周秀华，张静. 急危重症护理学. 北京：人民卫生出版社，2007.

[21] 关青. 急危重症护理学. 北京：人民卫生出版社，2009.

[22] 许虹. 急救护理学. 北京：人民卫生出版社，2012.

[23] 杨丽丽，陈小杭. 危重症护理学. 第2版. 北京：人民卫生出版社，2012.

[24] 张波，桂莉. 急危重症护理学. 第3版. 北京：人民卫生出版社，2012.

[25] 韩丽沙. 中医护理学基础. 北京：北京大学医学出版社，2007.

[26] 郝玉芳，陈锋. 中医护理学基础. 北京：人民卫生出版社，2009.

［27］段亚平．中医护理学基础．贵阳：贵州科技出版社，2013.

［28］徐桂华．中医护理学基础．北京：中国中医药出版社，2016.

［29］吴霞．实用中医护理学．北京：中国中医药出版社，2005.

［30］王红伟．耳穴疗法．南京：江苏科学技术出版社，2012.